JN301551

脈診 基礎知識と実践ガイド

何金森 ──[監修]・山田勝則 ──[著]

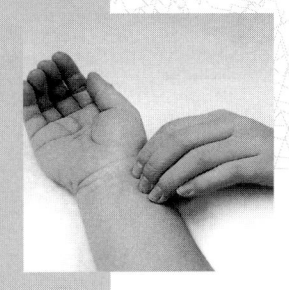

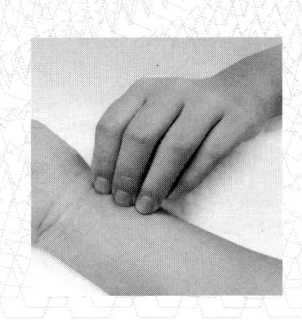

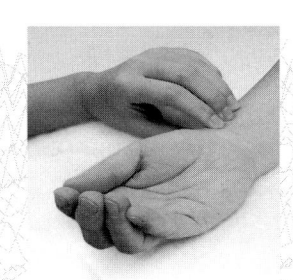

東洋学術出版社

序

　脈診は，切診とも称し中医臨床の四診（望・聞・問・切）の最後に位置するものである。これは中医臨床における疾病の診察・病状の分析・病機変化の検討・弁証論治方案を制定するための重要な診察法の1つであり，古（いにしえ）より長きにわたり臨床医家が重視してきたものである。歴代の多くの著名な医家は生涯にわたりその道を研究し，脈診の体験を書物に著し説を立て，後世の人に学習しやすいように残した。しかし，脈学診法の内容は広くて深く，流派は数多くあり，その源は深くその流れは長い。そのため脈診の文献や書籍は各種あり，学習の参考を提供しているが，初学者にはその要領を掌握することは容易ではなく，はなはだしくは入門しようにもできない。そのため，はじめて脈診を学びその難しさを知りあきらめたり，あるいは生半可な知識を求めるだけの者は数知れない。たとえ長期間臨床に従事している医家でもその道に精通している者の数は多くない。

　このたび山田勝則氏が執筆した本書『脈診──基礎知識と実践ガイド──』は，「脈理」「脈診」「病脈」の3篇で構成されている。本書の編集過程では努めて追求探索を行い，収集された古代脈診学の精華を基礎として，一家に偏ることなくまた一流派の見解を支持することなく，数年を経て幾度となく原稿を改変し，合わせて個人の臨床体験や脈診方法を集約し，それを結合させて本書となった。本書全体は厳格に中医学の伝統的な理論を遵守しており，また古いもののなかから新しいものを作り出している。そして脈診の学習中に多くの初学者が入門途上で感じる戸惑いやわかりにくい問題を，わかりやすく内容のある表現で解釈している。本書はとりわけ各種脈象の形成医理（脈理）および脈診過程での細部にわたる要点を分けて論述しており，そこでは精密周到であり，筋道をはっきりさせ，帰納を首尾一貫させ，一目瞭然とし，読んでイメージを生み，比喩も妥当であるように努めている。つまり本書全体は「簡明扼要，易学易記」（簡単明瞭で要点をおさえ，学びやすく記憶しやすい）ということができ，実に初学者の参考にするには得難いものである。

　そのほかに本書最後の付録篇では，初学者の臨床応用を強化するため，

特別に臨床でよくみられる「相兼脈」の主症と主病を例としてあげている。これは本書でおのおの分けて論述した脈象を有機的に関連させて一体と成ったもので，この「相兼脈」を使うことでさらに実際の臨床に近くなるよう，ここでは臨床で実用的な価値のある代表的な例をあげて説明している。もしきちんと本書を閲読し，書中で述べている各種脈象および「相兼脈」形成の医理を仔細に会得し，臨床での脈診を反復して体験すれば，やがて脈診を自在に運用できる境地に進むことができるであろう。脈診を学ぶことは，疾病の診療技術を向上させることに対してとても大きな助けとなる。

何　金森
2007年11月　中国上海中医薬大学にて

本書の内容

　本書の構成は,「**第 1 部　脈理篇**」「**第 2 部　脈診篇**」「**第 3 部　病脈篇**」の 3 部からなっています。この構成は,みなさんが複雑な脈診を理解しやすく,そして容易に記憶し,知識をまとめられるように工夫されています。また,中医学の基礎理論を繰り返し利用し,図や表を豊富に用いることでみなさんの学習の一助になっています。さらに,本書の内容を臨床実践に早く取り入れられるようにするため付録として代表的な脈象「**相兼脈**」を例にあげて説明しました。

● 「**第 1 部　脈理篇**」は,「第 1 章　脈の基礎知識」と「第 2 章　基本病脈」からなります。

　　第 1 章では,「第 1 節　平脈とは何か」で正常な脈を理解し,「第 2 節　脈診の基礎となる脈」で複雑な脈象を簡潔にし,「第 3 節　気血・陰陽・病邪と脈の関係」で病脈の現れる理(ことわり)を気血・陰陽・病邪から説明しています。

　　第 2 章では,脈診で基本となる病脈の現れる理(脈理)を,第 1 章で得た知識で説明しています。

● 「**第 2 部　脈診篇**」は,「第 1 章　脈診の基礎」「第 2 章　基本病脈の基準」「第 3 章　脈診の進め方」からなります。

　　第 1 章では,脈診を行う際の基礎を「第 1 節　患者の個体差」「第 2 節　外部環境」「第 3 節　脈診の基本的な方法」「第 4 節　症候との関係」の 4 節に分けて網羅しています。

　　第 2 章では,脈の深さ・長さ・太さ・速さ・強さ・流れ・停止を決定する基準を説明しています。

　　第 3 章では,実際の脈診手順を脈診表を利用して説明しています。

● 「**第 3 部　病脈篇**」は,「第 1 章　はじめに」「第 2 章　浮綱脈」「第 3 章　沈綱脈」「第 4 章　遅綱脈」「第 5 章　数綱脈」「第 6 章　虚綱脈」「第

7章　実綱脈」からなります。

　第1章では，この部の学習の内容と六綱脈の説明があります。

　第2章から第7章までは，六綱脈を各組に分けて病脈を詳細に紹介しています。

まえがき

「脈診の勉強をしたのになぜか臨床で使えない」と悩んでいる人が多いのではないでしょうか？　実は私もその1人だったのです。しかし，使えない理由はそれほど複雑なことではなく，次の3点だったのです。

その1：さまざまな脈が現れる理由を正確に理解できていない。（脈理の知識不足）
その2：脈象を判断するときの拠りどころがはっきりしていない。（脈象の基準がない）
その3：病脈と病気の関係をすぐに忘れてしまう。（暗記依存型）

いかがでしょうか？　いくつか思い当たるところがあったのではないでしょうか。この理由を解決するのが本書の目的です。解決すべき内容が多すぎるようですが，互いに関係しているところもあるため心配ありません。それでは，その解決法を説明します。

解決法　その1

脈理の知識不足の解決法は，中医学の基礎理論を理解することです。基礎理論さえ理解していれば脈理は簡単です。本書では脈と関係のある基礎理論を利用して説明しているので，基礎理論の復習にも役立つことでしょう。

解決法　その2

脈象の基準がないことの解決法は，基準をはっきりさせることです。本書では，例えば脈の太い細いは何をもって決めるのか，また脈流の滑らかさや渋滞をどのように判断するかなど，それぞれ基準を設けて説明しています。ですから，この基準を把握すれば脈象判断は明確になります。

解決法　その3

　暗記依存型の解決法は，脈理を理解することです。そうすれば暗記する必要はなくなります。例えば，脈が浮いてくる理由を理解していれば，それに対応する病気は自然と選択できます。ですから，ここの解決法は脈理をしっかりと理解することです。

　さて脈診という膨大な内容も，以上の解決法を行えば，難しい脈診の世界も意外と身近なものになることでしょう。
　本書の内容は私の浅い臨床経験によるものですので，どれだけみなさんの参考になるか心配ですが，もし多少ともみなさんの臨床のお役に立てば幸いです。
　最後に，監修していただいた上海中医薬大学・何金森教授に感謝いたします。浅学な私が脈診を語ることができるのは，何金森教授のご助力があったからです。本書の原稿段階で先生から多くのことを学び，本書の内容を豊富にすることができました。

　　　　　　　　　　　　　　　　　　　　　　　　　　　　　（筆者）

目　次

序 ………………………………………………………………………… i
本書の内容 ……………………………………………………………… iii
まえがき ………………………………………………………………… v

第1部　脈理篇

第1章　脈の基礎知識 ………………………………………………… 3
第1節　平脈とは何か ……………………………………………… 4
第2節　脈診の基礎となる脈 ……………………………………… 5
第3節　気血・陰陽・病邪と脈の関係 ……………………………10
　1．気と脈の関係 ………………………………………………10
　　気とは何か／気と脈の関係
　2．陽と脈の関係 ………………………………………………14
　　陽とは何か／陽と脈の関係
　3．血と脈の関係 ………………………………………………15
　　血とは何か／血と脈の関係
　4．陰と脈の関係 ………………………………………………16
　　陰とは何か／陰と脈の関係
　5．病邪と脈の関係 ……………………………………………19
　　病邪とは何か／病邪の性質と脈の関係

第2章　基本病脈 ………………………………………………………34
第1節　浮沈の脈理 …………………………………………………34
　1．脈が浮く場合 ………………………………………………34
　　病邪が表にある場合／陽邪が存在する場合／陰陽の制約関係
　　が失われた場合
　2．脈が沈む場合 ………………………………………………36
　　表邪が裏へ入る，あるいは内生病邪が存在する場合／陽の働
　　きが不十分な場合

第2節　長短の脈理 …………………………………………………38
1. 脈が長くなる場合 ……………………………………………38
   外感陽邪で推動作用が旺盛な場合／内生陽邪で推動作用が旺盛な場合
2. 脈が短くなる場合 ……………………………………………39
   気の推動・温煦作用が低下している場合／血が不足している場合／病邪が推動作用を阻滞している場合

第3節　大小の脈理 …………………………………………………41
1. 脈が太くなる場合 ……………………………………………41
   推動・温煦作用を興奮させる陽邪が存在する場合
2. 脈が細くなる場合 ……………………………………………42
   推動作用が衰えている場合／陰血自身が不足している場合／気血運行を阻滞する病邪が存在する場合

第4節　遅数の脈理 …………………………………………………44
1. 脈が速くなる場合 ……………………………………………44
   外感病邪で心拍機能が亢進する場合／内生の実熱性興奮で心拍機能が亢進する場合／内生の虚熱性興奮で心拍機能が亢進する場合
2. 脈が遅くなる場合 ……………………………………………46
   陽気が不足して気の推動・温煦作用を鼓舞できない／寒邪が陽気の働きを圧迫する／病邪が推動作用を阻滞する

第5節　柔和有力の脈理 ……………………………………………47
1. 脈が緊張する場合 ……………………………………………48
   気の疏泄作用が失調した場合／気血が脈管中に充満する場合／寒邪が存在する場合
2. 脈に抵抗力がある場合 ………………………………………50
   正気が充実している場合／陽邪で各種生理作用が亢進する場合／邪正相争がある場合
3. 脈に抵抗力がない場合 ………………………………………52
   気の推動・温煦作用が低下した場合／陰血自身が不足している場合／気血がともに不足している場合

第6節　滑渋の脈理 …………………………………………54
　1. 脈が滑らかな場合 ………………………………………54
　　推動作用が旺盛になる場合／痰飲，湿邪が存在する場合
　2. 脈が渋滞する場合 ………………………………………55
　　気の推動作用自身が低下している場合／病邪が推動作用を阻滞している場合

第7節　停止の脈理 …………………………………………57
　1. 脈が停止する場合 ………………………………………57
　　気の推動・温煦作用が低下した場合／各種生理作用が過亢進した場合／病邪により推動作用が極端に阻滞される場合

第8節　気血津液弁証から脈象を導く ………………………58
　1. 気の病証 …………………………………………………59
　　気虚／気滞／気逆／気陥／気閉／気脱
　2. 血の病証 …………………………………………………65
　　血虚／血瘀／血熱／血寒／血滞
　3. 気血の病証 ………………………………………………68
　　気滞血瘀／気不統血／気随血脱／気血両虚
　4. 津液の病証 ………………………………………………70
　　津液不足／津液停留

第2部　脈診篇

第1章　脈診の基礎 ………………………………………75
第1節　患者の個体差 ………………………………………76
　　性別／年齢／体格／精神状態／脈の位置／飲食／運動・職業
第2節　外部環境 ……………………………………………79
　　季節／地域
第3節　脈診の基本的な方法 ………………………………83
　　時間／姿勢／指の位置／指の操作／平息／悪い例と良い例
第4節　症候との関係 ………………………………………87
　　脈症順逆／脈症従捨

ix

第2章　基本病脈の基準 …………………………………………91
第1節　脈の深さを決める …………………………………91
基準位置を決定する／浮中沈の取り方／脈位置の補足説明／浮沈判定の方法
第2節　脈の長さを決める …………………………………95
脈の長さを決める基準／長短脈の取り方／長短判定の方法／長短判定時の注意点
第3節　脈の太さを決める …………………………………97
脈の太さを決める基準／大小脈の取り方／大小判定の方法
第4節　脈の速さを決める …………………………………99
脈の速さを決める基準／遅数脈の取り方／遅数の判定方法
第5節　脈の強さを決める ………………………………… 100
脈の強さの内容／緊張した脈と弛緩した脈／有力な脈と無力な脈／脈の硬さを決める基準／脈の軟らかさの基準／脈の有力・無力の基準／脈の強さの取り方／脈の強さを判定する
第6節　脈の流れを決める ………………………………… 103
脈の流れ／脈の流れの内容／脈の流れを決める基準／脈の流れの基準／滑渋脈の取り方／滑渋の判定方法
第7節　停止を決める ……………………………………… 108
停止を決める基準／停止脈の取り方／停止の判定方法

第3章　脈診の進め方 …………………………………………… 110
第1節　脈診表 ……………………………………………… 110
第2節　脈診表の使い方 …………………………………… 110
第3節　最後に ……………………………………………… 112

第3部　病脈篇

第1章　病脈の学び方 …………………………………………… 117
1. 28病脈 ……………………………………………………… 117

2. 各脈の学習内容 …………………………………… 117
　　3. 六綱脈について …………………………………… 118

第2章　浮綱脈 ……………………………………………… 120
　第1節　浮脈 ………………………………………………… 121
　　1. 脈象 ………………………………………………… 121
　　　按じると弱くなる／浮脈の確定／歴代医家の浮脈
　　2. 類似脈 ……………………………………………… 123
　　3. 主病 ………………………………………………… 123
　　　表証／裏虚証／浮脈と主病をつなぐ／表証の脈理／裏虚証の脈理
　　4. 代表例 ……………………………………………… 124
　　　表証の代表例／裏虚証の代表例
　　5. 注意点 ……………………………………………… 126
　　　季節を考慮に入れる／裏証の回復
　　6. 『瀕湖脈学』主病詩 ……………………………… 127
　第2節　芤脈 ………………………………………………… 127
　　1. 脈象 ………………………………………………… 127
　　　芤脈の確定／どのようにして中空な脈と判断するのか／歴代医家の芤脈
　　2. 類似脈 ……………………………………………… 128
　　3. 主病 ………………………………………………… 129
　　　失血／傷陰／芤脈の脈理
　　4. 代表例（傷陰の代表例）………………………… 130
　　5. 『瀕湖脈学』主病詩 ……………………………… 130
　第3節　洪脈 ………………………………………………… 131
　　1. 脈象 ………………………………………………… 131
　　　洪脈の表現／洪脈の虚実／なぜ数脈としないのか／歴代医家の洪脈
　　2. 類似脈 ……………………………………………… 133
　　3. 主病 ………………………………………………… 133

4. 代表例 …………………………………………………… 134
　　　　陽熱亢盛の代表例／陰虚内熱の代表例／その他の代表例
　　5.『瀕湖脈学』主病詩 ……………………………………… 135
　第4節　革脈 …………………………………………………… 136
　　1. 脈象 ……………………………………………………… 136
　　　　浮取で弦／中空／歴代医家の革脈
　　2. 類似脈 …………………………………………………… 138
　　3. 主病 ……………………………………………………… 138
　　　　精血内虚／革脈の脈理
　　4. 代表例 …………………………………………………… 139
　　　　虚寒証の代表例
　　5.『瀕湖脈学』主病詩 ……………………………………… 139
　第5節　濡脈 …………………………………………………… 140
　　1. 脈象 ……………………………………………………… 140
　　2. 類似脈 …………………………………………………… 141
　　3. 主病 ……………………………………………………… 141
　　　　精血虧損／湿証／濡脈の脈理
　　4. 代表例 …………………………………………………… 142
　　5. 注意点 …………………………………………………… 143
　　6.『瀕湖脈学』主病詩 ……………………………………… 144
　第6節　散脈 …………………………………………………… 144
　　1. 脈象 ……………………………………………………… 144
　　　　散・無根／拍動が一定しない／散脈の特徴／歴代医家の散脈
　　2. 類似脈 …………………………………………………… 146
　　3. 主病 ……………………………………………………… 146
　　　　散脈の状況／陰陽離決／散脈の脈理
　　4. 代表例 …………………………………………………… 147
　　5. 注意点 …………………………………………………… 148
　　　　発汗に注意／文献中の散脈の表現に注意
　　6.『瀕湖脈学』主病詩 ……………………………………… 149

第3章　沈綱脈 ………………………………………… 150
第1節　沈脈 …………………………………………… 150
　1. 脈象 ……………………………………………… 150
　　脈が沈むことの復習／沈脈の確定／性差／歴代医家の沈脈
　2. 類似脈 …………………………………………… 152
　3. 主病 ……………………………………………… 152
　　裏証／沈脈の脈理
　4. 代表例 …………………………………………… 153
　5. 注意点 …………………………………………… 155
　　表裏同病の沈脈／無病の沈脈
　6. 『瀕湖脈学』主病詩 …………………………… 156
第2節　伏脈 …………………………………………… 156
　1. 脈象 ……………………………………………… 156
　　脈の位置の確認／歴代医家の伏脈
　2. 類似脈 …………………………………………… 158
　3. 主病 ……………………………………………… 158
　　邪閉／熱厥証／陽衰／伏脈の脈理
　4. 代表例 …………………………………………… 159
　5. 注意点 …………………………………………… 160
　6. 『瀕湖脈学』主病詩 …………………………… 160
第3節　弱脈 …………………………………………… 161
　1. 脈象 ……………………………………………… 161
　　弱脈の確定／歴代医家の弱脈
　2. 類似脈 …………………………………………… 162
　3. 主病 ……………………………………………… 162
　4. 代表例 …………………………………………… 163
　5. 『瀕湖脈学』主病詩 …………………………… 164
第4節　牢脈 …………………………………………… 165
　1. 脈象 ……………………………………………… 165
　　脈象の表現／歴代医家の牢脈
　2. 類似脈 …………………………………………… 166

  3. 主病 …………………………………………………………… 167
   裏実証の内容／牢脈の不一致／牢脈の脈理
  4. 代表例 ………………………………………………………… 168
  5. 注意点 ………………………………………………………… 169
  6.『瀕湖脈学』主病詩 ………………………………………… 169

第4章　遅綱脈 ……………………………………………………… 171

 第1節　遅脈 ……………………………………………………… 171
  1. 脈象 …………………………………………………………… 171
   脈の速さをみる／歴代医家の遅脈
  2. 類似脈 ………………………………………………………… 172
  3. 主病 …………………………………………………………… 173
   寒証／病邪阻滞／遅脈の脈理
  4. 代表例 ………………………………………………………… 173
  5.『瀕湖脈学』主病詩 ………………………………………… 175
 第2節　緩脈 ……………………………………………………… 176
  1. 脈象 …………………………………………………………… 176
   正常な緩脈／病脈の緩脈／歴代医家の緩脈
  2. 類似脈 ………………………………………………………… 177
  3. 主病 …………………………………………………………… 177
   中風／湿証／脾胃虚弱／緩脈の脈理
  4. 代表例 ………………………………………………………… 179
  5. 注意点 ………………………………………………………… 180
  6.『瀕湖脈学』主病詩 ………………………………………… 181
 第3節　渋脈 ……………………………………………………… 181
  1. 脈象 …………………………………………………………… 181
   拍動が不明瞭／「脈診表」／歴代医家の渋脈
  2. 類似脈 ………………………………………………………… 182
  3. 主病 …………………………………………………………… 183
   血行渋滞の虚実／渋脈の虚実弁別／虚証渋脈の脈理／実証渋
   脈の脈理

4. 代表例 ………………………………………… 185
　　5. 注意点 ………………………………………… 185
　　6.『瀕湖脈学』主病詩 …………………………… 186
　第4節　結脈 ……………………………………… 186
　　1. 脈象 …………………………………………… 186
　　　停止する脈／歴代医家の結脈
　　2. 類似脈 ………………………………………… 187
　　3. 主病 …………………………………………… 188
　　　五積とその脈理／七情鬱滞とその脈理／気血衰微とその脈理
　　4. 代表例 ………………………………………… 189
　　5. 注意点 ………………………………………… 190
　　　病の軽重／無病の結脈
　　6.『瀕湖脈学』主病詩 …………………………… 190
　第5節　代脈 ……………………………………… 191
　　1. 脈象 …………………………………………… 191
　　　停止時間が長い／脈拍の遅数／歴代医家の代脈
　　2. 類似脈 ………………………………………… 192
　　3. 主病 …………………………………………… 192
　　　臓気衰微／代脈の脈理
　　4. 代表例 ………………………………………… 193
　　5.『瀕湖脈学』主病詩 …………………………… 194

第5章　数綱脈 ……………………………………… 195

　第1節　数脈 ……………………………………… 195
　　1. 脈象 …………………………………………… 195
　　2. 類似脈 ………………………………………… 196
　　3. 主病 …………………………………………… 196
　　4. 代表例 ………………………………………… 197
　　5. 注意点 ………………………………………… 198
　　6.『瀕湖脈学』主病詩 …………………………… 199
　第2節　動脈 ……………………………………… 199

1. 脈象 …………………………………………………… 199
   豆の如く短い／歴代医家の動脈
2. 類似脈 ………………………………………………… 200
3. 主病 …………………………………………………… 201
4. 代表例 ………………………………………………… 202
5. 注意点 ………………………………………………… 202
6. 『瀕湖脈学』主病詩 ………………………………… 202

第3節　促脈 ……………………………………………… 203
1. 脈象 …………………………………………………… 203
   脈の速さ／歴代医家の促脈
2. 類似脈 ………………………………………………… 203
3. 主病 …………………………………………………… 204
4. 代表例 ………………………………………………… 205
5. 注意点 ………………………………………………… 205
6. 『瀕湖脈学』主病詩 ………………………………… 205

第6章　虚綱脈 …………………………………………… 207

第1節　虚脈 ……………………………………………… 208
1. 脈象 …………………………………………………… 208
   浮・中・沈いずれも無力／虚脈の脈象／歴代医家の虚脈
2. 類似脈 ………………………………………………… 209
3. 主病 …………………………………………………… 209
4. 代表例 ………………………………………………… 210
5. 注意点 ………………………………………………… 210
6. 『瀕湖脈学』主病詩 ………………………………… 211

第2節　短脈 ……………………………………………… 211
1. 脈象 …………………………………………………… 211
   短脈の決め方／歴代医家の短脈
2. 類似脈 ………………………………………………… 212
3. 主病 …………………………………………………… 212
4. 代表例 ………………………………………………… 214

5．注意点 …………………………………………… 214
　　6．『瀕湖脈学』主病詩 ……………………………… 214
　第3節　細脈 ………………………………………………… 215
　　1．脈象 ……………………………………………… 215
　　　はっきりと指に応じる／歴代医家の細脈
　　2．類似脈 …………………………………………… 216
　　3．主病 ……………………………………………… 216
　　　気血両虚・陰血不足・精血不足の場合／病邪阻滞の場合
　　4．代表例 …………………………………………… 217
　　5．『瀕湖脈学』主病詩 ……………………………… 218
　第4節　微脈 ………………………………………………… 218
　　1．脈象 ……………………………………………… 218
　　　細脈と微脈の区別／脈の位置／歴代医家の微脈
　　2．類似脈 …………………………………………… 220
　　3．主病 ……………………………………………… 220
　　4．代表例 …………………………………………… 220
　　5．注意点 …………………………………………… 221
　　6．『瀕湖脈学』主病詩 ……………………………… 222

第7章　実綱脈 ……………………………………………… 223
　第1節　実脈 ………………………………………………… 224
　　1．脈象 ……………………………………………… 224
　　　実脈の脈象／歴代医家の実脈
　　2．類似脈 …………………………………………… 225
　　3．主病 ……………………………………………… 226
　　4．代表例 …………………………………………… 226
　　5．注意点 …………………………………………… 227
　　6．『瀕湖脈学』主病詩 ……………………………… 227
　第2節　長脈 ………………………………………………… 227
　　1．脈象 ……………………………………………… 227
　　　無病脈と病脈の鑑別／歴代医家の長脈

xvii

2. 類似脈 ………………………………………………………… 229
　　3. 主病 …………………………………………………………… 229
　　　　具体的には／長脈の脈理
　　4. 代表例 ………………………………………………………… 229
　　5. 注意点 ………………………………………………………… 230
　　6. 『瀕湖脈学』主病詩 ………………………………………… 230
第3節　弦脈 ………………………………………………………… 230
　　1. 脈象 …………………………………………………………… 230
　　　　脈象／歴代医家の弦脈
　　2. 類似脈 ………………………………………………………… 231
　　3. 主病 …………………………………………………………… 232
　　　　正常な弦脈／肝胆病／疏泄失調の脈理／弦脈の脈理
　　4. 代表例 ………………………………………………………… 233
　　5. 注意点 ………………………………………………………… 234
　　6. 『瀕湖脈学』主病詩 ………………………………………… 235
第4節　緊脈 ………………………………………………………… 235
　　1. 脈象 …………………………………………………………… 235
　　　　脈象／歴代医家の緊脈
　　2. 類似脈 ………………………………………………………… 236
　　3. 主病 …………………………………………………………… 237
　　4. 代表例 ………………………………………………………… 237
　　5. 注意点 ………………………………………………………… 238
　　6. 『瀕湖脈学』主病詩 ………………………………………… 238
第5節　滑脈 ………………………………………………………… 239
　　1. 脈象 …………………………………………………………… 239
　　2. 類似脈 ………………………………………………………… 240
　　3. 主病 …………………………………………………………… 240
　　4. 代表例 ………………………………………………………… 241
　　5. 『瀕湖脈学』主病詩 ………………………………………… 242
第6節　大脈 ………………………………………………………… 243
　　1. 脈象 …………………………………………………………… 243

脈が太い／歴代医家の大脈
　2. 類似脈 …………………………………………… 243
　3. 主病 ……………………………………………… 243
　4. 代表例 …………………………………………… 244
　5. 注意点 …………………………………………… 245
　6.『瀕湖脈学』主病詩 ……………………………… 245

［付録篇］脈診の臨床実践の例「相兼脈」

　1. 病脈の復習 ……………………………………… 247
　　【1】浮綱脈の6脈 ……………………………… 247
　　【2】沈綱脈の4脈 ……………………………… 248
　　【3】遅綱脈の5脈 ……………………………… 248
　　【4】数綱脈の3脈 ……………………………… 248
　　【5】虚綱脈の4脈 ……………………………… 249
　　【6】実綱脈の6脈 ……………………………… 249
　2. 外邪による場合 ………………………………… 250
　　【1】風寒邪 ……………………………………… 250
　　【2】湿邪 ………………………………………… 250
　　【3】熱邪 ………………………………………… 251
　3. 臓腑弁証 ………………………………………… 251
　　【1】心肝火旺 …………………………………… 251
　　【2】肝陽上亢 …………………………………… 251
　　【3】肝腎陰虚 …………………………………… 252
　　【4】肝鬱脾虚 …………………………………… 252

索引 …………………………………………………… 255
あとがき ……………………………………………… 269

第1部
脈理篇

　多くの場合，脈診の学習とは早く脈診技術を身につけることであると思われています。しかし脈診技術が上達しただけでは，病脈は得られても実際の複雑な病証を診断するのは難しいものです。例えば，表証なのに脈が沈んでいる，あるいは寒さを訴えているのに脈が速いなどの場合，どのようにこの病証を診断したらよいのでしょうか？

　「第1部　脈理篇」では，以上のような教科書通りでない場面でも，混乱することなく診断できるための基礎知識を提供しています。ここで紹介している「第1章　脈の基礎知識」と「第2章　基本病脈」を把握すれば，従来の暗記依存型の学習よりも知識の整理がついていることを実感していただけるでしょう。

　脈理がわかれば臨床での脈診の活用が広がり，また以下の「第2部　脈診篇」「第3部　病脈篇」の学習もとてもわかりやすくなります。基礎の学習は面倒ですが，何度も繰り返し読まれ，確実な知識となるよう願っています。

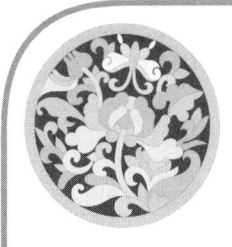

第1章 脈の基礎知識

　脈の基礎知識とは，脈診をするために最低限必要な知識のことです。一般的には，28種類の病脈を覚えることと思われていますが，その前に理解しなければならないものがあります。それが脈の基礎知識です。
　脈の基礎知識を具体的にいうと，**①平脈とは何か**，**②脈診の基礎となる脈**，**③気血・陰陽・病邪と脈の関係**の3点です。

①平脈とは何か
　病脈はもともと正常な脈（平脈）からの変化ですので，病脈を知るにはまず平脈を知らなければなりません。もし平脈を無視すると一般的な病脈探しの脈診となりがちです。臨床で平脈が現れて回復の兆しを呈しているのを見逃したり，どの程度病的なのかという基準もなく脈診することになってしまいます。

②脈診の基礎となる脈
　脈診をするときに注目すべき脈を指します。実際に脈診をするときは，28種類の病脈を1つひとつ診るのではなく，14種類の基礎となる脈を調べれば完了してしまいます。つまりそのほかの脈は基礎となる脈の複合脈なのです。

③気血・陰陽・病邪と脈の関係
　気血・陰陽・病邪が脈とどのような関係にあり，気血・陰陽の偏盛偏衰や病邪の感受によって脈はどのように変化するかを述べたものです。これが「第1部　脈理篇」の根幹をなすものです。ここが把握できると，脈診の結果から病人の気血・陰陽・病邪がどのような状態にあるかを判断する

ことができ，さらに問診の結果と照らし合わせて治療方針の一助とすることができます。

臨床で自信をもって脈診をするために，まずは以上の3点を把握することから始めましょう。

第1節　平脈とは何か

病人の脈である病脈は正常な人の脈の偏差ですから，まずは正常な人の脈である平脈を理解するところから始めましょう。
平脈とは気血が充実し，陰陽に偏りがなく，病邪がないときの脈のことです。具体的には以下の8つの特徴[*1]を備えています。

① **不浮不沈**：脈の位置が浮でも沈でもない。
② **三部有脈**：寸口部で脈が短くなく長すぎない。
③ **不大不小**：脈の太さが太くも細くもない。
④ **不遅不数**：脈拍が遅くも速くもない。
⑤ **柔和有力**：脈管が柔和で按じても力がある（柔和とは脈管壁の緊張に過不足がない脈で，これを「神がある」という）。
⑥ **従容和緩**：脈の流れがゆったりと緩和である（流れが穏やかで渋滞していないことで，これを「胃気がある」という）。
⑦ **節律一致**：脈拍が間歇的あるいは規則的に停止しない。
⑧ **尺脈有根**：尺部で沈取しても有力（これを「根がある」という）。

つまり平脈とは，脈の位置・長さ・太さ・速さ・強さ・流れ・脈拍・尺部の拍動の8要素が偏らず正常なもの[*2]です。

表1　平脈の8要素

〈位置〉	〈長さ〉	〈太さ〉	〈速さ〉
①不浮不沈	②三部有脈	③不大不小	④不遅不数
〈強さ〉	〈流れ〉	〈脈拍〉	〈尺部拍動〉
⑤柔和有力	⑥従容和緩	⑦節律一致	⑧尺脈有根

　注目すべきことは，脈を8つの要素に分けて判断しているという点です。この8つの要素が実際の脈診で得られる脈象の全情報です。

＊1　平脈の8つの特徴：教科書などでは「三部有脈，不遅不数，不浮不沈，不大不小，従容和緩，柔和有力，節律一致，尺脈有根」の順番で表されていますが，本書では説明しやすいように，また臨床上の便宜を考えて順番を変えています。
＊2　脈の位置・長さ・太さ・速さ・強さ・流れ・脈拍・尺部の拍動の8要素が偏らず正常なもの：実際に脈に触れて判断する方法は「第2部　脈診篇」で紹介します。ここでは平脈の内容を理解しましょう。

第2節　脈診の基礎となる脈

　脈診の基礎となる脈は，第1節の平脈で述べた8つの要素から成り立っています。
　それでは8つの要素からどのような脈が基礎となる脈になるか，順番に紹介していきましょう。

8つの要素
①脈の深さ
　脈の深さとは不浮不沈に関する脈で，不浮不沈は脈の位置が浮でも沈でもない脈のことです。つまり中間位置の脈が正常脈ですから，病脈を診断する場合は中間位置からの偏差である浮脈と沈脈が基礎となる脈ということになります。

②脈の長さ

　脈の長さとは三部有脈に関する脈で，三部有脈は寸口部で触れる脈が短くなく，また長すぎない脈のことです。つまり寸部・関部・尺部すべてで拍動が触れる脈が正常脈ですから，その偏差は短くしか触れない短脈と寸口部を超えて触れる長脈が基礎となる脈になります。

③脈の太さ

　脈の太さとは不大不小に関する脈で，不大不小は脈の太さが太くも細くもない脈のことです。つまり正常な太さ（正常な太さの基準は「第2部脈診篇」で紹介します）の偏差で，正常な太さより太い大脈と正常な太さより細い細脈が基礎となる脈になります。

④脈の速さ

　脈の速さとは不遅不数に関する脈で，不遅不数は脈拍が遅くもなく速くもない脈のことです。具体的には1分間の脈拍数が70回前後の脈を不遅不数といいます。その偏差として脈拍数が60回以下／分の脈を遅脈，90回以上／分の脈を数脈とし，これが基礎となる脈になります。

⑤脈の強さ

　脈の強さとは柔和有力と尺脈有根に関する脈で，柔和有力は脈管が柔和で按じると力がある脈のことです。この要素には柔和と有力という2つの内容が含まれています。つまり脈管壁の緊張に過不足がない脈と，脈管を按じて力のある脈です。臨床上で基礎となる脈は脈管壁が硬い緊張脈（弦脈・緊脈）と，按じた際の抵抗力の有無による有力脈・無力脈の脈となります。

　緊張脈のなかで，弦脈は脈管の張力が増して緊張した脈，緊脈は脈管が収縮して緊張している脈として区別しています。

　実脈とは，浮中沈のどこを触れても有力な脈，虚脈とは浮中沈のどこを触れても無力な脈を指します。したがって有力脈・無力脈を基礎とする脈とし，実脈・虚脈は複合脈となります。

⑥脈の流れ

　脈の流れとは従容和緩に関する脈で，従容和緩は脈の流れがゆったりと緩和である脈のことです。この従容和緩な脈の偏差は，脈の流れが滑らかな滑脈と流れが渋滞している渋脈ということになります。

⑦脈のリズム

　脈のリズムとは節律一致に関する脈で，節律一致は脈拍が間歇的あるいは規則的に停止しない脈を指します。その偏差は停止する脈（結脈・代脈・促脈）のことです。

　カッコ内の結脈・代脈・促脈は停止脈で，その脈拍の遅数と停止の規則・不規則の違いにより分類される脈です。要するに結脈・代脈・促脈は停止する脈に属し，それぞれ複合脈になっています。実際の臨床でもこの分類に従って脈診を進めていきます。

⑧尺部拍動

　尺部拍動とは尺脈有根に関する脈で，尺脈有根とは尺部の脈が有力・従容和緩・節律一致の脈を指します。これは元気の盛衰と関係のある脈です。尺脈有根は基礎となる脈の複合した脈です。

　以上紹介した14種類の脈を基礎となる脈として臨床で活用することになります。残りの病脈は基礎となる脈の複合脈ですから，ここで取り上げた基礎となる脈をしっかり理解しておけば心配ありません。

　基礎となる脈である14種類の脈をまとめると**表2**のようになります。

表2 基礎となる脈

項目	分類	基礎となる脈
①脈の深さ	不浮不沈	浮脈
		沈脈
②脈の長さ	三部有脈	長脈
		短脈
③脈の太さ	不大不小	大脈
		細脈
④脈の速さ	不遅不数	遅脈
		数脈
⑤脈の強さ	柔和	緊張脈（弦脈・緊脈）
	有力	有力脈
		無力脈
⑥脈の流れ	従容和緩	滑脈
		渋脈
⑦脈のリズム	節律一致	停止脈（結脈・代脈・促脈）
⑧尺部の拍動	有力 従容和緩 節律一致	

　本書では病脈は28種類に分類しています。参考のために28病脈を表にし，それを基礎となる脈と複合脈に分け**表3**に示しました。各脈の詳細はまだわからなくても大丈夫です。今大切なことは28ある病脈がどのように分類され，何が基礎となる脈になるのかがわかれば結構です。

第1章　脈の基礎知識

表3　28病脈の分類表（複合脈の分類は六綱脈の分類に従う）

項目	基礎となる脈	複合脈
①脈の深さ	浮脈	芤脈（浮大軟中空）・濡脈（浮細軟）・散脈（浮散無根）・洪脈（浮大）・革脈（浮弦，中空）
	沈脈	伏脈（沈よりさらに沈）・弱脈（沈細無力）・牢脈（沈弦有力）
②脈の長さ	長脈	
	短脈	
③脈の太さ	大脈	
	細脈	微脈（細脈より細い）
④脈の速さ	遅脈	緩脈（緩慢な脈）
	数脈	動脈（短数滑有力）
⑤脈の強さ	緊張脈（弦脈・緊脈）	
	有力脈	実脈（浮中沈すべて有力）
	無力脈	虚脈（浮中沈すべて無力）
⑥脈の流れ	滑脈	
	渋脈	
⑦脈のリズム	停止脈	結脈（緩，間歇的に停止）・代脈（規則的に停止）・促脈（数，間歇的に停止）

　基礎となる脈の脈象や脈の取り方については，後述する「第2部　脈診篇」で詳しく紹介します。

第3節　気血・陰陽・病邪と脈の関係

　私たちは寸口部の脈を触れて，整体の正気つまり気血陰陽の状態を知り，かつ病邪の有無そしてどのような病邪が存在するかを診察し，四診の一助としています。

　そのためには正気（気血陰陽）と病邪が，脈とどのように関わっているかを理解しなければなりません。

　そこでまず，気・血・陰・陽の生理作用，さらに病邪の特徴を明らかにして，それらが脈象のどの面と関係しているかを把握しましょう。そうすれば正常な脈（平脈）が現れる理由，さらには気血陰陽の変化と病邪の存在で脈がどのように変化するかも自ずとわかるようになります。これができれば反対のアプローチも可能となります。つまり，脈の変化から気血陰陽・病邪の状態が推測できます。ここまで到達すれば臨床で本当に役立つ知識となります。

1．気と脈の関係

1 …気とは何か

　気には，①**推動作用**，②**温煦作用**，③**防御作用**，④**固摂作用**，⑤**気化作用**の5つの働きがあります。

　①**推動作用**とは，整体の生長発育と各臓腑組織器官の生理活動を推し進め鼓舞する働きを指します。

　②**温煦作用**とは，整体の各臓腑組織器官を温める熱源としての働きを指します。

　③**防御作用**とは，体表を保護し外邪の侵入を防御する働きを指します。

　④**固摂作用**とは，血液・津液・精液などの液状物質が漏れ出さないように制御している働きを指します。

　⑤**気化作用**とは，気の昇降出入運動を通じて気・血・精・津液などの新

陳代謝や相互転化を促進する働きを指します。
　以上に紹介した生理機能はすべて気の働きに依存しています。気が正常な状態であれば，平脈（有根）として現れ，気の働きが異常になるとその気の病理変化と関係する脈象が現れることになります。

2 …気と脈の関係

①推動作用と脈の関係
　もう一度，推動作用と脈の関係を確認しましょう。
　推動作用には，血液の運行を推し進め，心臓の拍動を鼓舞し，気の運行（気機）を推進する働きがあります。
　血液の運行を推し進める働きは，血液を運行する距離と血流の順不順として現れます。ですから推動作用が盛んになれば運行距離はのびて脈は長くなり，血流は順調となり脈流は円滑になります。一方，推動作用が低下すれば運行距離はのびず脈は短くなり，血流は不順となり，脈流は渋滞します。
　心臓の拍動を鼓舞する働きは，心臓の拍動回数と心臓が1回に拍出する血液量として現れます。心臓の拍動回数と推動作用の盛衰は密接に関係していますから，推動作用が強く圧迫されると心臓の拍動も圧迫され拍動回数は減少し，はなはだしくは間歇的停止も起ります。また，この心臓拍動を鼓舞する働きは推動と温煦作用に依存している場合が多く，特に拍動回数は温煦作用と密接な関係があります。このことは臨床上，温煦作用の盛衰が，脈拍回数を決定していることからもわかります。また陽気の低下が進めば，ときに拍動が停止することも起こります。推動・温煦作用が旺盛になれば脈拍は速く，低下すれば脈拍は遅くなり，さらに低下が進めば脈拍の間歇的な停止も起こります。
　もう1つの拍出する血液量は，推動・温煦の共同作用と考えることができます。心臓から吐き出された血液を推し流すことで脈管中の血液量が決定されます。そのことで脈の太さや虚実が決まります。脈の虚実とは，鼓舞する働きと脈管中の気血の充実度によります。もし気血が充実していれ

ば，脈を按じたときの抵抗力は強く有力となり，充実度が低ければ抵抗力は弱く無力となります。結局，推動・温煦作用が旺盛ならば脈管中の血液量は増加して脈は太く，また脈管中の気血が充実していれば脈を按じると有力，反対に低下すれば脈は細く，また無力となります。

　運行（気機）を推進し調節する気の働きについては，主に肝の疏泄作用が中心となって働いているので，肝の疏泄作用と脈の関係として独立して捉える方がよいでしょう。この疏泄失調により脈管が緊張するという具体的な内容については，「第2章　基本病脈」5・柔和有力の脈理のところで紹介します。

　以上をまとめると，推動作用は脈の位置である浮沈を除いたすべての脈象と関係しています。

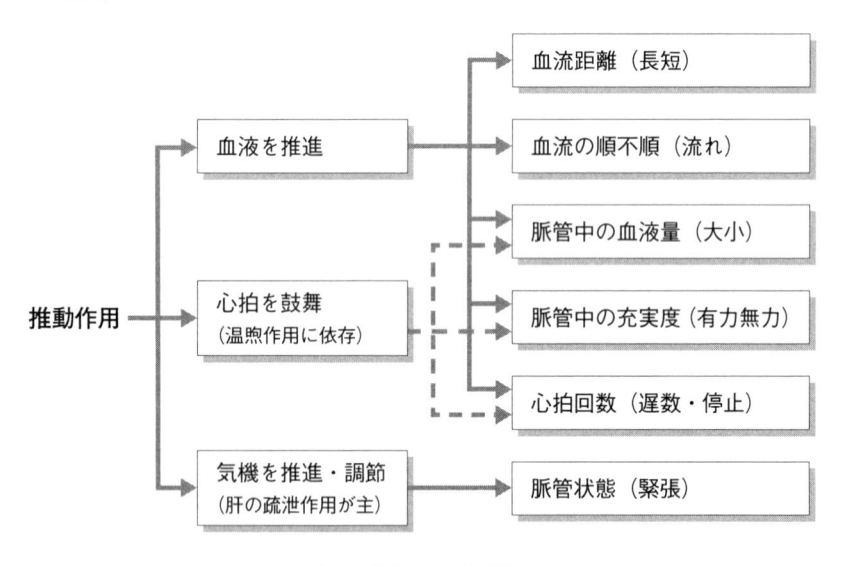

図1　推動作用と脈の関係

②温煦作用と脈の関係

　脈との関係でいえば，温煦作用は陽の働きと同じです。したがって詳しくは次項（14頁）の陽と脈の関係で紹介します。

③防御作用と脈の関係

　防御作用とは，体表を保護し外邪の侵入を防御する働きのことです。もし外邪が体表に侵入すれば正気は病邪へ向かい排除しようと働き，そこで邪正相争が起こります。もし正気が旺盛であれば外邪の侵入を許さないか，侵入を受けても外邪を排除すれば病気は治ります。もし邪正相争に敗れると正気は外邪に押し込まれ，病気はさらに進行することになります。

　この内容を防御作用と脈の関係でみると，正気が表へ向かえば気血も総動員されるので脈も表へ近づき，正気が外邪に押し込まれると脈も裏へ沈んでいくことになります。ですから邪気がなく正気も正常状態であれば，脈は浮いたり沈んだりすることなく中間位置で拍動します。つまり，防御作用と脈の関係とは脈の位置を決定するものなのです。

④固摂作用

　固摂作用とは，血液・津液・精液などの液状物質が漏れ出さないように制御している働きのことです。もし固摂作用が低下すれば，脈管中に陰液成分を留める力が衰えるため，脈管は無力となります。また陰液成分が損傷するため脈管中を満たすことができなくなるので脈管は細くなります。

⑤気化作用

　気化作用とは，気の昇降出入運動を通じて気・血・精・津液などの新陳代謝や相互転化を促進する働きを指します。気化作用が亢進すれば代謝亢進状態が現れ，脈拍は速く拍動は有力となります。一方，気化作用が低下すれば代謝は低下するため，脈拍は遅く拍動は無力となります。また相互転化が低下すれば脈管中の気血は減少して，脈は細く無力となります。

表4　気の生理作用と脈の関係

気の生理作用	内容	脈との主な関係
推動作用	生長発育と各臓腑組織器官の生理活動を推し進め，鼓舞する。	脈の長短・滑渋・緊張 脈の大小・有力無力
温煦作用	各臓腑組織器官を温める。	脈の遅数・停止
防御作用	外邪の侵入を防衛する。	脈の浮沈
固摂作用	精・気・血・津液の流失を防ぐ。	脈の大小・有力無力
気化作用	精・気・血・津液などの新陳代謝や相互転化を促進する。	脈の遅数・有力無力

2. 陽と脈の関係

1 …陽とは何か

　陽とは陰と相対する事物や性質を指し，さまざまな面をもっています。人体について具体的にいうと，人体組織つまり臓腑器官や血液・津液などは陰に属し，人体の機能活動は陽に属します。病理面からいえば，陽は熱を主るため人体の陽が盛んになれば熱証，陰は寒を主るため陰が盛んになれば寒証が現れます。運動面からいえば，陽は上昇・外向・活動性を主り，陰は下降・内向・沈静性を主ります。これらさまざまな陰陽が相互に制約することで，人体の陰陽は平衡状態を保っているのです。

2 …陽と脈の関係

　陽の働きのなかで脈と関係しているものは2つあります。1つめは陽の熱を主る働きです。これは気の温煦作用と同じ働きで主に心臓の拍動と関係しています。つまり陽（熱）の盛衰は心拍の増減と密接に関係しています。2つめは陽の運動面での上昇性・外向性が脈と関係しています。この陽の上昇性や外向性は陰の下降性や内向性と相互に制約して平衡状態を保っているわけです。もし陽が勝れば上昇性・外向性に偏り脈は浮き，陰が勝れば下降性・内向性に偏り脈は沈みます。

表5　陽と脈の関係

陽	陽の働き	内容	脈との関係
陰と相対する事物や性質	人体の生理面	臓腑の機能活動	有根
	病理面	陽は熱を主る	拍動は速くなる
	運動面	上昇性・外向性	脈は浮く

3. 血と脈の関係

1 …血とは何か

血には，人体の物質的基礎としての働きがあります。

この物質的基礎としての働きをもう少し詳しくみてみましょう。それは大きく分けて4つの内容があります。

1つめは，脈管中を循行して内部では五臓六腑へ，外部では皮毛筋肉へ注ぎ栄養と滋潤を行います。つまり生命活動に必要なものを提供しています。

2つめは，精神意識思惟活動を行うために必要なものとして働き，血の過不足で精神意識思惟活動に変調を来します。

3つめは，気の推動作用により脈管中を循行して脈管の形状（主に太い細い）を決定しています。

4つめは，血は気を載せる乗物（気之載体）としての働きがあります。これは血が旺盛なら気を載せて気の働きを十分に発揮させることができ，反対に血が不足していれば気を十分に載せられずその働きを発揮させることができなくなります。血の運行は自力ではなく気の推動作用に依存していますが，気の働きも血の充実度に依存していることがわかります。

2 …血と脈の関係

生理作用からわかるように，血と脈の関係は主に脈管の太さを決めることにあります。つまり脈管中の血量が多ければ脈は太くなり，少なければ細くなります。また乗物としての働きにより，血が不足すれば気はその働きである推動作用が十分に発揮できなくなるため脈は短くなります。

表6 血と脈の関係

生理作用	内容	脈との関係
人体の物質的基礎	臓腑組織器官を栄養・滋潤	柔順滑利
	精神意識思惟活動を維持	従容和緩
	脈管を満たす	脈の大小
	気を載せる乗物	脈の長短

　脈の太さに関しては，単純に体内の血液総量の多少だけで脈の大小は決められません。簡単にいえば，血量が十分でも推動作用が低下していれば脈管中の血量は少ないため脈は細くなります。詳しい内容は「第2章　基本病脈」で述べます。

4. 陰と脈の関係

1 …陰とは何か

　陰とは，陽と相対する事物や性質を指します。その内容は「2. 陽と脈の関係」で紹介した陽の働きに相対するものです。人体について具体的にいうと，人体の組織つまり臓腑器官や血液・津液などは陰に属し，血液や津液は脈管を満たす物質的な面をもっています。また病理面からいえば，陰は寒を主るため陰が盛んになれば寒証が現れます。また陰陽平衡の面からいえば，陰虚により内熱を生じる場合もあります。運動面からいえば，陰は下降・内向・沈静性を主ります。

2 …陰と脈の関係

　陰と脈の関係は，陽と脈の関係のなかで述べているので省略します。
　ここでは陰陽についての注意点を再確認しておきます。それは，陰の下降性・内向性と陽の上昇性・外向性は，単独で脈の位置を決定しているようですが，実際は陰陽の相互関係により決められています。例えば，陽が旺盛になれば上昇性が優位となり脈は浮きます。また特異な例ですが陰陽がともに衰える場合は，互いに上昇と下降を制約している関係が失われ，

虚陽は独り浮き，その結果脈も浮きます。このような場合もあることを忘れないでください。

表7　陰と脈の関係

陰	陰の働き	内容	脈との関係
陽と相対する事物や性質	人体の生理面	人体の組織	有根
	物質面	脈管を満たす	脈の大小
	病理面	寒邪を主る	拍動は遅くなる
		虚火を主る	拍動は速くなる
	運動面	下降性・内向性	脈は沈む

第1部　脈理篇

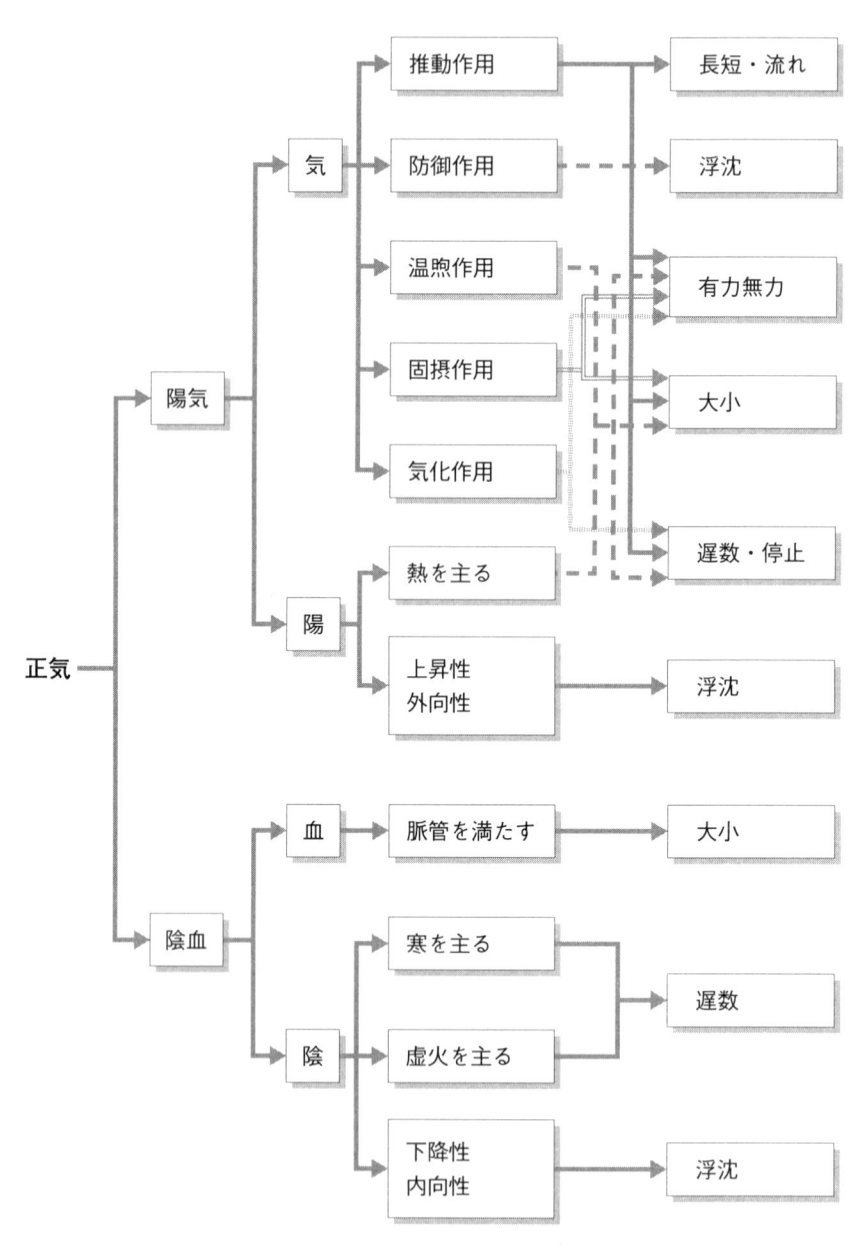

```
正気 ┬─ 陽気 ┬─ 気 ┬─ 推動作用 ──→ 長短・流れ
     │       │     ├─ 防御作用 ---→ 浮沈
     │       │     ├─ 温煦作用 ---→ 有力無力
     │       │     ├─ 固摂作用 ---→ 大小
     │       │     └─ 気化作用 ---→ 遅数・停止
     │       └─ 陽 ┬─ 熱を主る ---→
     │             └─ 上昇性／外向性 ──→ 浮沈
     └─ 陰血 ┬─ 血 ── 脈管を満たす ──→ 大小
             └─ 陰 ┬─ 寒を主る ┐
                   ├─ 虚火を主る ┴→ 遅数
                   └─ 下降性／内向性 ──→ 浮沈
```

図2　正気（気血陰陽）と脈の関係

5. 病邪と脈の関係

1 …病邪とは何か

ここでいう病邪とは六淫外邪と疾病過程で生じた内生五邪や病理産物を指します。それぞれ異なる性質をもち，その性質が脈に影響を及ぼすことでさまざまな脈象が現れることになります。

六淫外邪とは，風・寒・暑・湿・燥・火の6種類の気候現象をいいます。ただし，人体に対して病気を引き起こす原因となったときに，六淫外邪と呼ばれます。その共通した特徴は人体の肌表や口鼻から侵入して病気を引き起こすことです。

内生五邪とは，疾病の過程で生じた風・寒・暑・湿・燥・火の六淫外邪に似た病理現象を指します。人体内部で起きるので内風・内寒・内湿・内燥・内火といわれます。しかしこれらは病気の原因ではありません。病気の過程で生じた病理状態であることが六淫外邪と異なるところです。

病理産物とは，内生五邪と同じく疾病過程で生じたものです。代表的なものとして瘀血・痰飲などがあります。

```
                  ┌─→ 六淫外邪 ──→ 風・寒・暑・湿・燥・火
病邪 ──┼─→ 内生五邪 ──→ 内風・内寒・内湿・内燥・内火
                  └─→ 病理産物 ──→ 瘀血・痰飲
```

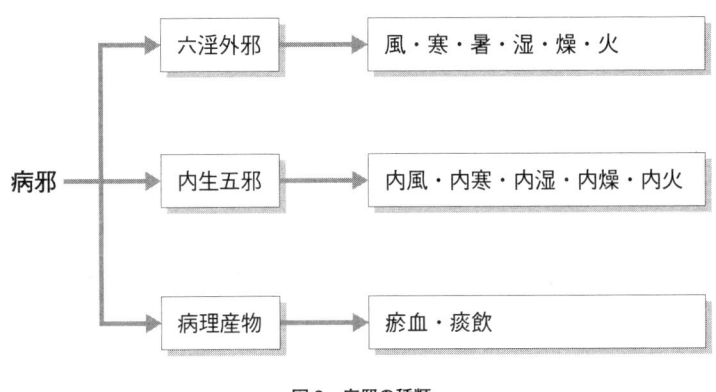

図3　病邪の種類

2 …病邪の性質と脈の関係

1．風
〈六淫外邪の風〉
　六淫外邪の風の性質のうち主なものは次の3つです。

①風は陽邪で，その性質は開泄，陽位を襲いやすい
　風は動き回り上昇する特徴から陽邪に属します。
　開泄とは，風が皮膚の間に侵襲して腠理を開き（ゆるめ）汗を出す性質を指します。
　陽位を襲いやすいとは，風は陽邪であるため人体の陽部つまり頭顔面部や背中そして皮膚を侵襲することを指します。
②風はよく動き，よく変化する
　よく動くとは，風邪により病んだ位置が移動して定まらないことをいいます。よく変化するとは，風邪による病気は変化しやすいことをいいます。
③風は百病の長である
　百病の長とは，外邪が引き起こす病気は風邪が先導していることをいいます。

〈内風〉
　内風の病理的特徴は肝風内動といって，眩暈や痙攣そして震えなどの臨床症状として出現します。

　外風と内風の性質とその内容をまとめると，**表8**のようになります。

表8　風の性質とその内容

風	性質	内容
外風	陽邪に属す	自然界の風と同じく，動き回り・上昇する性質がある。
	開泄	皮膚の間に侵入し腠理をゆるめ開くので汗が出る。例えば太陽中風証。
	陽位を襲う	人体の頭部を襲い頭痛・鼻疾患，背部を襲い頭項痛，皮毛を襲い悪風を生じる。
	よく動き変化する	風痺での疼痛は遊走して定まるところがない，風疹での瘙痒が定まるところなく発疹し，発病に起伏があり変化がある。
	百病の長	寒・熱・湿邪などは風に伴われて，風寒・風熱・風湿などの外感病を引き起こす。
内風	肝風内動	内風が生じる病証には，肝陽化風・熱極生風・陰虚風動・血虚生風などがある。

〈脈との関係〉

　外風・内風が存在することで，身体にいろいろな臨床表現が現れることをみてきました。それでは，風の性質が脈に対してどのように影響を及ぼして，脈象の変化として現れてくるのでしょうか。

　風が人体に存在することで脈に変化が生じるのは，開泄・陽位を襲う・百病の長・内風の性質が関係します。

　開泄とは，風が肌肉の間に侵入し，肌肉をゆるめることで腠理を開き発汗させることです。風により肌肉がゆるめられると，脈管も同じようにゆるめられます。つまり風（外邪）が肌肉の間に侵入すると脈管の緊張もゆるむ[*1]ことになります。

　陽位を襲うことは，特に皮毛を襲うことが脈の変化と関係しています。つまり邪正相争が表で起きているため，気の防御作用でみたように脈は浮いてきます。

　百病の長とは，風がその他の寒・熱・燥・湿邪を伴って侵襲することですから，陽位を襲うことと合わせて脈が浮いてくることに反映します。

　内風とは肝風のことを指します。つまり肝陽化風・熱極生風・陰虚風動・

血虚生風はみな肝と関係していることから，内風とはいっても実はすべて肝風ということができます。したがって現れる脈象は肝の病理を表す弦脈となります。

表9　風の性質と脈の関係

風の性質	内容	脈の変化
開泄	肌肉に侵入して，肌肉をゆるめる。	脈管をゆるめる
陽位を襲う 百病の長	風がその他の寒・熱・燥・湿邪を伴い表部を侵襲する。	脈を浮かせる
内風	肝の病理状態を表現する。	脈は弦となる

＊1　風（外邪）が肌肉の間に侵入すると脈管の緊張度もゆるむ：この文は風が表にあることが前提となっていますから，必ず浮いた脈と組み合わされていなければなりません。したがって，沈んで緊張度の低下した脈の場合は，風の存在を表しているとはいえません。

2. 寒

〈六淫外邪の寒〉

六淫外邪の寒の性質のうち主なものは次の3つです。

①寒は陰邪で，陽気を容易に損傷する

寒は陰気が盛んな状態ですから陰邪に属します。もし陰邪である寒が盛んになると陽気は相対的に不足するため，寒により陽気は損傷したことになります。つまり寒邪が侵襲すると陽気は損傷され，陽気の温煦作用が低下するため冷えなどのさまざまな症状が現れます。

②寒の性質は凝滞

凝滞とは，気血運行を凝結させたり阻滞することを指します。ですから人体が寒に侵されると，気血の流れは悪くなり不通となるため痛みが現れます。

寒の凝滞性は疼痛を代表する性質です。このことは寒邪による痺証を寒

痺あるいは痛痺といわれることからもわかると思います。

③寒の性質は収引

収引とは，気機（気の運行）・腠理・経絡・筋脈を収縮することを指しています。もし寒が肌表に侵襲すれば腠理は収縮して閉じ，血脈に侵入すれば血脈は収縮して緊張します。そのほか筋肉や関節でも収縮状態となり屈伸が不自由になったりします。

代表的な例として，寒邪が肌表に侵襲して無汗・悪寒発熱を引き起こす太陽傷寒証があります。また痛みに関しては，上述の寒の凝滞性と合わさって疼痛を起こします。

〈内寒〉

内寒の病理的特徴は，陽気不足による温煦作用が低下した状態あるいは内寒が引き起こす病理状態です。内寒による寒性症状は虚寒証といわれ，特に腎陽不足や命門火衰と関係が深く，心陽不振や脾陽不足などの症状もよくみられます。

表10　寒の性質とその内容

寒	性質	内容
外寒	陰邪に属す	陰が盛んになれば寒となる。
	陽気を損傷する	陰気が盛んになり陽気は相対的に不足して寒性症状が現れる。
	凝滞	気血運行を阻滞させ不通となれば疼痛を引き起こす。
	収引	侵襲した器官つまり腠理・経絡・筋脈などを収縮させる。
内寒	虚寒証	内寒は陽気不足により生じたもので，必ず虚を基本とした虚寒症状が現れる。

〈脈との関係〉

寒が脈に影響を及ぼす性質には，外寒の「陽気の損傷」と「収引」があり，内寒では「陽気不足」があります。収引の性質とは，侵襲した腠理・

経絡・筋脈などを収縮させることです。つまり寒邪が血脈に侵襲すれば脈管を収縮させるので，脈管の緊張度は増加して緊張した脈が現れます。

外寒の「陽気の損傷」と内寒の「陽気不足」は同じ陽気の温煦作用の不足にみえますが，その相違点はどこにあるのでしょうか。外寒の場合は寒邪が侵襲して陽気の温煦作用がうまく発揮できないことであり，寒邪が主体です。一方，内寒の場合は陽気不足により内寒が生じた病態ですから，陽気不足による虚寒証が主となっています。

寒邪あるいは陽気不足が主となる場合では，脈に対する影響も異なります。寒邪が主体のときは「収引性」が脈に現れ，陽気不足が主体のときは「温煦作用の低下」として脈に影響します。結局，寒邪が主のときは緊張した脈が現れ，陽気不足が主のときは温煦作用の低下により，心拍が減少し脈拍が遅れ，また陽気の上昇性・外向性が衰えることで脈は沈む傾向になります。

表11 寒の性質と脈の関係

寒	寒の性質	内容	脈の変化
外寒	収引	寒の収引性により，脈管は引っ張られ緊張度が増す。	脈管を緊張させる
		侵入した寒邪が主であれば，寒の収引性が発揮される。	
内寒	陽気不足	陽気の上昇性は低下する。	脈は沈む
		温煦作用が低下して心拍機能は減弱する。	脈拍は遅くなる

3. 暑

暑には六淫外邪としての暑邪はありますが，内暑はありません。外邪としての暑邪についてみていきましょう。暑邪の性質のうち主なものは次の3つです。

①**暑は陽邪で，その性質は炎熱**

暑は夏季を主る気で，火熱の気が変化したものですから陽邪に属しま

す。炎熱とは陽熱が盛んな状態を指しています。したがって暑邪の侵襲を受けると，人体の陽気が亢進して陽熱旺盛となり壮熱や顔面紅潮などの症状が出現します。ただし，暑邪は夏季の主気ですから夏季に陽熱旺盛の症状がみられたものに限られます。

②暑の性質は昇散で，気を消耗し津液を損傷する

昇散というのは，暑邪が人体に侵襲すると腠理を開いて汗を発散させることを指します。したがって暑邪により汗が大量に発散されると，汗に従って気も外出し津液も損耗します。その結果，のどが渇いたり・尿量が減少したりします。

③暑は湿を挟むことが多い

夏季は暑熱のほかに多湿も含まれているので，暑邪による症状には壮熱や津液不足のほかに，湿邪による症状（四肢のだるさ・胸悶嘔悪・膩苔など）がみられます。

表12　暑の性質とその内容

暑	性質	内容
六淫外邪のみ	陽邪・炎熱性	夏季に発生し陽熱亢盛となり，壮熱・顔面紅潮が現れる。また，暑熱が心に内応すれば心煩不寧となる。
	昇散・気や津液の損耗	発汗過多により津液不足の症状が現れる。
	湿邪を挟む	暑熱症状のほかに，湿邪による症状も現れる。

〈脈との関係〉

暑邪と脈の関係は陽邪で炎熱性であることが主となります。暑邪を感受すれば陽熱亢盛となるので人体の生理作用は異常に亢進されます。つまり種々の生理作用の亢進で脈気はのびて脈は長くなり，心拍回数と拍出量が増加して脈は速くて太くなり，上昇性も亢進して脈は浮いてきます。

表13 暑の性質と脈の関係

暑邪の性質	内容	脈の変化
陽邪・炎熱性	生理作用亢進で脈気がのびる	脈は長くなる
	生理作用亢進で心拍数が増加する	脈拍が速くなる
	生理作用亢進で血液の拍出量が増加する	脈が太くなる
	陽の上昇性が促進される	脈は浮いてくる

4.湿
〈六淫外邪の湿〉

六淫外邪の湿の性質のうち主なものは次の4つです。

①湿は陰邪で,気機を阻遏し,陽気を損傷する

湿の性質は水に類似しており,水は陰に属するので湿も陰邪となります。

気機とは臓腑経絡の気の運行を指し,阻遏とは気の流れを遮ることです。ですから気機を阻遏するとは,湿邪が気の運行を遮ることをいいます。なぜ湿邪が気の運行を遮ることができるかは,湿の重濁性と粘滞性によるためです。

陽気を損傷するのは,湿邪が陰邪であるため,陰が勝れば陽は病むことになります。これは寒邪と同じですが,湿邪の場合は特に脾陽を損なうという特徴があります。脾は水湿を運化し乾燥を好み湿気を嫌う臓腑ですから,湿邪が侵入すると湿を嫌う脾がまずダメージを受け,脾の陽気が損傷されます。その結果,水湿の運化が失調して水湿が停滞します。

②湿の性質は重濁

重濁というのは,正常な水液よりも重く濁っていることを指します。ですから湿邪が存在すると,身体や四肢が重く感じたり,尿や帯下が混濁します。

③湿の性質は粘滞

粘滞とは,粘り滞ることを指します。この粘滞には2つの側面がありま

す。1つめは湿邪により気化や運化作用が滞り，また脾を損なうことで排泄物や分泌物がスッキリ出ないことです。2つめは湿邪による病気は長引きなかなか治らないことです。

④湿の性質は滑膩

湿邪は水飲邪に属していますから，液体としての性質も備えています。滑膩とはツルツルして滑りやすいことを表しています。この性質は主に脈に反映されています。

〈内湿〉

水穀を運化する脾の機能が失調し，水液が停滞して生じた湿を内湿といいます。ただし，内湿が生じるのは脾の運化機能が失調するためだけではなく，腎陽の温煦と気化作用も密接に関係しています。

外湿と内湿には侵入径路と発生原因の違いはありますが，身体に及ぼす性質には大きな差異はありません。

表14 湿の性質とその内容

湿	性質	内容
外湿・内湿	気機を阻遏する	湿の重濁性・粘滞性により臓腑経絡の気の運行を阻む。
	陰邪・陽気損傷	主に脾陽を損傷し，脾の運化機能を失調させて水湿をさらに停滞させる。
	重濁	湿邪に侵されると身体が重だるくなったり，分泌物が汚濁する。
	粘滞	分泌物がすっきり排出できない。病気が長引き治りにくくなる。
	滑膩	ツルツルと滑りやすい性質が脈象に反映される。

〈脈との関係〉

どのような原因であれ湿邪が存在すれば，主として滑膩の性質が脈象に反映されます。そのほか，湿邪の重濁性・粘滞性の性質により気機が阻遏

され，気血の運行に影響して脈に影響を及ぼしたりする場合もあります。

　湿邪の滑膩の性質によって水飲邪に共通する滑脈が現れます。そのほか，湿邪が気の推動作用を阻遏すると，脈気はのびなかったり，脈の流れが渋滞したりします。ですから脈は短くなったり，流れが渋滞する場合もあります。また推動作用が阻遏されることで，血液の輸送量も減少しますから脈は細くなる場合もあります。

表15　湿の性質と脈の変化

湿邪の性質	内容	脈の変化
滑膩	水飲邪に属し，ツルツル滑りやすい性質が脈に反映される	脈は滑らかになる
重濁性・粘滞性により気機，特に気の推動作用を阻遏する。	脈気がのびない	脈は短くなる場合もある
	脈の流れが渋滞する	脈は渋滞する場合もある
	血の輸送量が減る	脈は細くなる場合もある

　表15の脈の変化の表現で「〜する場合もある」とあります。それはなぜでしょうか？　それは湿邪による病脈で常見するのが滑脈だからです。湿邪の重濁性・粘滞性による脈も理論的には病脈として反映されますが，臨床上は圧倒的に滑脈がよくみられます。重濁性・粘滞性が反映する場合は濡脈がその代表例です。濡脈の脈象は浮・細・無力の複合脈のことです。濡脈が現れる脈理については「第3部　病脈篇」で後述します。

5．燥
〈六淫外邪の燥〉
　六淫外邪の燥の性質のうち主なものは次のものです。

燥の性質は乾燥で，津液を損傷する

　燥邪を外感すると口渇・鼻の乾き・のどの乾燥・皮膚の乾燥など一連の津液不足の症状がみられます。

〈内燥〉

　内燥の病理的特徴は，津液が不足して潤いを失った病理状態を呈することです。したがってどの臓腑器官であっても乾燥し潤いを失った症状となります。

　臨床では内燥の病変は，津液が枯渇した陰虚内熱として表現されることが多いです。

表16　燥の性質とその内容

燥	性質	内容
外燥	乾燥・津液損傷	燥邪を感受すると津液が損傷され潤いを失い，口鼻や皮膚の乾燥症状が現れる。
内燥	津液不足	陰液枯渇による内熱も生じる。

〈脈との関係〉

　上述のとおり内燥の病変では陰虚内熱あるいは陰液不足の脈象として現れます。一般的に燥邪を代表する脈象は，やや細い脈が現れる場合があります。

6. 火

　火は陽が盛んになり生じたもので，普通は火熱といわれています。このように陽の盛んな状態を火熱と併称していますが，ここで火と熱の違いをみておきましょう。

　陽の興盛の程度からいえば，火は熱の極まり，熱は火の発展段階です。火熱の発生からみれば，熱の多くは六淫外邪に属し，火は内から生じます。ですから外邪は火邪とはいわず熱邪といいます。

〈六淫外邪の火熱〉

　六淫外邪の火熱の性質のうち主なものに次のものがあります。

火熱は陽邪で,その性質は炎上

　火熱は陽の盛んな状態ですから陽邪に属します。
　火熱の性質である炎上性は,主に火が燃え盛る様子を表し,火が上昇して上部に熱性症状を引き起こすことをいいます。
　熱は陽の性質である上昇・外向・活動性が興奮した状態です。

〈内火・内熱〉
　内火・内熱の病理的特徴は,陽気有余・陰虚陽亢・気血鬱滞・病邪鬱結により生じた熱性興奮の状態を呈していることです。内火と内熱は程度の違いはありますが,熱性興奮している状態(虚実の区別はあります)は基本的に同じです。

表17　火熱の性質とその内容

火熱	性質	内容
火熱邪	陽邪 炎上性・興奮性	炎上性により火熱が上部を擾乱する。興奮性で陽気の働きが亢進する。
内火・内熱	熱性興奮	病邪が鬱滞あるいは情志刺激で気機鬱滞して実熱や実火が生じる。
		陰液損耗による陰虚陽亢で虚熱が生じる。

〈脈との関係〉
　火熱邪が存在すれば,火邪の炎上性と熱邪の興奮性により種々の生理作用を興奮させて脈に影響を及ぼします。
　具体的にいうと,種々の生理作用の亢進で脈気はのびて脈は長く,脈流も亢進され脈は滑らかに,脈管中の気血も旺盛になり脈は有力,心拍回数と拍出量が増加して脈は速くて太く,上昇性も亢進して脈は浮いてきます。
　ただし脈の太さに関しては,拍出能力が高くても火熱邪により陰血が損耗していれば輸送される血量は少ないため,脈は太くならないことに注意してください。

表18 火熱の性質と脈の変化

火熱邪の性質	内容	脈の変化
熱性興奮により生理作用を異常に亢進させる	脈気が亢進してのびる	脈は長くなる
	脈流が亢進し円滑になる	脈流は滑らかになる
	異常亢進により脈管中の気血が充実する	按じて脈は有力
	心拍機能亢進で心拍数が増加する	脈拍数が速くなる
	拍出能の亢進で血液の拍出量が増加する	脈は太くなる
	熱性興奮により上昇性が亢進する	脈は浮いてくる

7. 痰飲

　痰飲は水液の代謝障害により生じた病理産物のことです。痰飲の病理的特徴は主に2つあります。1つめは，痰の場合は気の昇降に従って流行して全身のいたるところへ達して各種病証を引き起こすことです。飲の場合は胃腸・胸脇・胸膈そして皮膚に局在して痰飲・懸飲・支飲・溢飲（いついん）といわれる病証を引き起こすことです。2つめは，痰も飲も停滞して気血の運行や臓腑気機の昇降を阻滞させることです。

表19 痰飲の性質とその内容

痰飲	性質	内容
痰飲	気血の運行や臓腑気機の昇降を阻滞させる	肺の宣降作用・胃の降濁作用・気の推動作用などを阻滞させる
	局在部位の臓腑経絡の気機を阻滞させる	滞留部位の気機を阻滞する

〈脈との関係〉

　痰は全身のいたるところへ流行します。もし痰が存在すると痰の滑らかな性質が脈象に反映して脈に滑らかさが現れます。これは湿邪のところでも述べたように滑膩の性質を指します。

　痰が気血の運行を阻滞すれば気の推動作用は抵抗を受けるため，脈気の推動力は低下して脈気はのびず脈は短くなる場合もあります。推動作用が

抵抗を受けるため脈の流れは渋滞する場合もあります。

痰はさまざまなところで，飲は局在したところの気機を阻滞させます。ですから痰飲の存在により気機，つまり気の運行が阻滞されれば，肝の疏泄機能は失調しますから脈管は緊張する場合もあります。

表 20　痰飲の性質と脈の変化

痰飲の性質	内容	脈の変化
気の運行に従い全身に流行する（滑膩）	痰の性質が反映される	脈は滑らかになる
痰が気血の運行を阻滞	脈気がのびなければ	脈は短くなる場合もある
	脈の流れが渋滞すれば	脈は渋滞する場合もある
痰が気機を阻滞	疏泄作用が失調すれば	脈管の張力が増す場合もある
飲が気機を阻滞		

湿邪でも紹介したように，痰飲を代表する脈はやはり滑脈で，臨床でよくみられる脈です。

また表 20 の中で脈管の張力が増す場合とありますが，これは緊張した脈の中の弦脈のことを指します。

8. 瘀血

瘀血というのは，血液が停滞してできた病理産物のことです。その病理産物である瘀血は，体内で出血した血液（離経の血という）が凝滞したものや経脈や臓腑内に停滞した血液の凝集したものを指します。

瘀血の性質は血行を阻滞することです。この血行阻滞により，血液の滋養作用が低下し，阻滞部位の気は通じなくなり疼痛が生じ，阻滞が進めば腫塊を生じ癥積となります。

そのほか，瘀血が生じた部位や原因によりさまざまな病症が現れますが，各病症については基礎理論や診断学などの本を参照してください。基本的には，瘀血がある臓腑や経絡そして肢体各部に，疼痛や出血あるいは腫塊症状などがみられるという特徴があります。

表21　瘀血の性質とその内容

瘀血	性質	内容
離経の血や経脈臓腑内の血が凝集したもの	血行を阻滞させる	血行阻滞で血が行き渡らず，血の滋養作用は低下して皮膚の光沢や顔色が悪くなる。
		血行阻滞された部位では気の運行も阻害され，気不通で痛みが生じる。この痛みは固定痛・刺痛・夜間に増悪する特徴がある。
		血行阻滞が長期化すると，血の凝集が蓄積され癥積を形成する。これを按じると塊があり移動しない。

〈脈との関係〉

　有形の病理産物である瘀血が血行を妨げるということは，血を運行させている気の推動作用が圧迫を受けていることにもなります。したがって瘀血が脈とどのように関係するかは気の推動作用から判断します。

　瘀血が血行を妨げているため，脈管中の輸送されてくる血液量は少なくなり脈は細くなります。また瘀血が気の推動作用も圧迫するので脈気はのびず脈は短くなり，さらに推動作用が圧迫されることにより血の流れは悪くなるため脈は渋滞することになります。

表22　瘀血の性質と脈の変化

瘀血の性質	内容	脈の変化
血行を阻滞させる	輸送血液量が減少する	脈が細くなる
	推動作用が圧迫され脈気がのびない	脈が短くなる
	推動作用が圧迫され脈流が渋滞	脈が渋滞する

　以上で気血・陰陽・病邪と脈との関係の紹介が終わりました。この内容が脈理の基本中の基本となります。これを土台として基本病脈がなぜ現れてくるかをみていきましょう。そうすることで，脈理の理解をよりいっそう深めることができるでしょう。

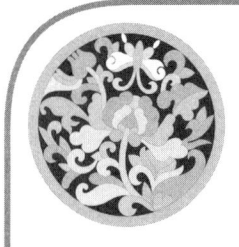

第2章 基本病脈

　基礎となる脈つまり基本病脈とは，脈診に必要な7組の要素である浮沈・長短・大小・遅数・有力無力緊張・滑渋・停止の14種類の脈を指します。この基本病脈を把握することが重要です。そのほかの脈は基本病脈の強調されたものか，あるいは複合したものです。

　それでは，基本病脈が現れる理を前章の「脈の基礎知識」を用いて説明しましょう。

第1節　浮沈の脈理

　浮とは軽く触れた（軽按）だけで脈を感じるもの，沈とは強く按じた（重按）ときだけ脈を感じるものを指します。したがって不浮不沈とは，軽按・重按に偏らず軽按重按の中間で最もハッキリと触れる脈を指します。

1. 脈が浮く場合

　第1章第3節「気血・陰陽・病邪と脈の関係」から脈が浮いてくる場合を確認しておきましょう。

> ①**気と脈の関係**：気の防御作用が関係。
> ②**陽と脈の関係**：陽の上昇性・外向性が関係。
> ③**陰陽と脈の関係**：陰陽の相互制約関係と脈の位置が関係。
> ④**病邪と脈の関係**：病邪が表に侵襲する，あるいは陽邪であることが関係。

①～④の関係を総合すると脈が浮いてくるのは，3つの場合があります。

1つは病邪が表にある場合，2つめは陽邪が存在する場合，3つめは陰陽の制約関係が失われた場合です。この3つをもう少し詳しくみていきましょう。

1…病邪が表にある場合

病邪が表にある場合，表にある病邪を除くために正気が表へ向かい，その反映として脈が浮いてきます。このときの病邪は陰邪でも陽邪でもかまわず，とにかく病邪が表にあれば脈は浮きます。ただし，病邪が表にあっても正気不足ならば，表へ向かう力が不足しているので脈は浮いてきません。ですから正確にいえば，「病邪が表にあり，かつ正気が不足していなければ脈は浮く」となります。

もし脈理を学ばず，「病邪が表にある」イコール「脈は浮く」と暗記だけに頼ると，臨床で表証（外邪が体表に侵襲した病証を指します）なのに脈が沈んでいる場合，どのような治療方針を立てたらよいか迷うことになるでしょう。実際は表邪を除く祛邪法と正気不足を補う補法の双方を考慮に入れて治療方針を立てなければなりません。しかし，教条的な暗記だけでは沈んだ脈の意味を無視して，祛邪法に偏り，さらに正気を損傷させたりする失敗が起こり得ます。

2…陽邪が存在する場合

体内に陽邪が存在し，かつ陽が偏盛していれば，陽の上昇性・外向性により脈は浮いてきます。

陽邪とは，風・暑・燥・火熱邪を指します。このうちの燥邪は陽の偏盛ではなく陰液損傷が主な働きであり，風邪は陽位を襲うことで表証としての浮いた脈を生じさせますので，風邪と燥邪はこの場合に含まれません。

ここでいう陽邪とは暑邪と火熱邪のことです。暑邪には内暑はなく，火熱邪には外感熱邪と内生熱邪，そして内生火邪があります。

つまり，外感暑邪・外感熱邪・内生熱邪・内生火邪により陽が偏盛すれば脈は浮くことになります。ただし，陽の上昇性・外向性を阻むその他の

病邪が存在すると熱性症状がみられても，脈が必ず浮いてくるとは限りません。四診を合算して注意して診断する必要があります。

3 …陰陽の制約関係が失われた場合

陰陽は互いに制約することで脈位の平衡状態を保っています。しかし陰の偏衰あるいは双方の衰えにより制約関係が崩れると，陽は依拠するところを失いひとりでに浮いてくるので脈も浮きます。

ここで陰の偏衰というのは，主に精血や津液の損傷を指します。制約関係が崩れるというのは，精血や津液の損傷が陽気の損傷より先行している場合や陰陽双方の損傷が激しいことを意味しています。

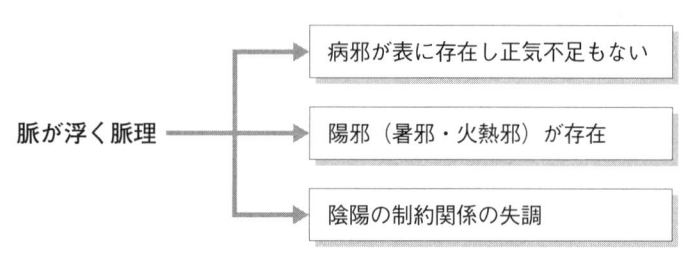

脈が浮く脈理 →　病邪が表に存在し正気不足もない
　　　　　　→　陽邪（暑邪・火熱邪）が存在
　　　　　　→　陰陽の制約関係の失調

図1　脈が浮く脈理

2. 脈が沈む場合

第1章第3節「気血・陰陽・病邪と脈の関係」から脈が沈む場合を確認しておきましょう。

①**気と脈の関係**：気の防御作用が関係。
②**陽と脈の関係**：陽の上昇性・外向性が関係。
③**陰と脈の関係**：陰の下降性・内向性が関係。
④**病邪と脈の関係**：外邪が裏に入るあるいは内生病邪や病理産物の存在が関係。病理産物には痰飲・瘀血・積聚などがある。

①～④の関係を総合すると脈が沈むのは，2つの場合があります。

1つは表邪が正気を押し込んで裏へ入る，あるいは内生病邪や病理産物が存在する場合。2つめは陽の上昇性・外向性が衰える場合です。

1 …表邪が裏へ入る，あるいは内生病邪が存在する場合

脈が沈む1つめは，簡単にいうと裏証となった場合です。裏証とは病邪が裏に存在することで，邪正相争の場が裏にあることを示しています。したがって正気は裏に偏在することになるので，沈んだ脈が現れてきます。

病邪が陰邪でも陽邪でも裏に存在していれば脈は沈みます。陽邪が裏にあっても陽には上昇性・外向性があるので，脈が沈むと考えにくいかも知れません。しかし陽邪といえども裏に偏在あるいは閉じ込められていれば脈は沈みます。

2 …陽の働きが不十分な場合

陽の働きが不十分というのは，陽自身が衰えている場合と，寒邪旺盛で陽の温煦作用が十分に発揮できない場合があります。ともに陽の上昇性・外向性が不十分なために脈は沈みます。しかし同じ沈んだ脈でも違いがあります。陽自身が衰えれば温煦作用の低下も起こるので，推動する力も弱くなり脈管中の充実度が減少して無力な脈が現れます。寒邪旺盛では寒邪の収引性が顕著となり，脈は沈んで脈管は緊張しています。つまり沈んだ脈が緊張しているか無力なのかにより，陽の働きの実態が理解できます。

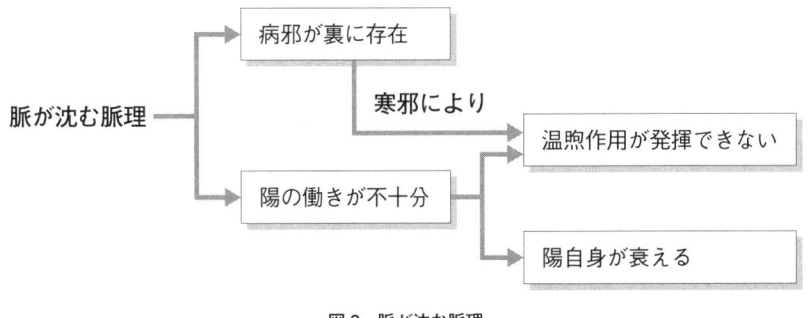

図2 脈が沈む脈理

第2節 長短の脈理

　脈の長短は，患者の寸口部に触れて寸関尺の拍動に加えて，寸部あるいは尺部を超えて拍動する脈を長とし，寸部あるいは尺部に満たない脈を短とします。それでは，脈がどうして長くなったり短くなるのかをみていきましょう。

1. 脈が長くなる場合

　第1章第3節「気血・陰陽・病邪と脈の関係」から，脈が長くなる場合を確認しておきましょう。

> ①**気と脈の関係**：気の推動作用が関係。
> ②**陽と脈の関係**：陽による温煦作用が関係。
> ③**病邪と脈の関係**：陽邪であることが関係。

　脈が長くなるのは，推動作用が旺盛な状態を指していますから，脈が長くなる理由は推動作用の旺盛な場合だけです。
　そこで①〜③の関係を総合すると，推動作用が旺盛になる内外の陽邪がポイントとなります。外感陽邪と内生陽邪に分けて脈が長くなる場合をみていきましょう。

1 …外感陽邪で推動作用が旺盛な場合

　外感陽邪には風邪・燥邪・暑邪・火熱邪があり，このなかで直接陽気の働きを興奮させるのは暑邪と火熱邪です。
　もし暑邪あるいは火熱邪を感受すれば，陽邪が加わり熱性興奮が生じます。この熱性興奮は気の各作用そして陽の働きを興奮させます。そのため気の推動作用は旺盛になり，脈気はのびるので脈は長くなります。

2 …内生陽邪で推動作用が旺盛な場合

内生陽邪には内燥と内熱があり，熱性興奮と関係しています。

内燥の場合は，津液が枯渇した陰虚内熱の状態を指します。この内熱が推動作用を旺盛にします。

内熱の場合は，内燥に比べてもう少しバラエティに富んでいます。

内熱とは，陽気有余・陰虚陽亢・気血鬱滞・病邪鬱結により生じた熱性興奮の病理状態を指します。陽気有余というのは情志失調による陽気亢進や気鬱化火を指し，陰虚陽亢は陰液不足による陽気偏盛の状態を指し，気血鬱滞は気血の運行が滞りその結果熱が生じることを指し，病邪鬱結は侵入した病邪が熱に変化したことを指し，主に陰邪である寒邪や湿邪が熱に変化することをいいます。

脈が長くなる脈理 ─┬─ 暑邪あるいは火熱邪を感受
　　　　　　　　　└─ 内熱・内火の実熱性興奮が生じる

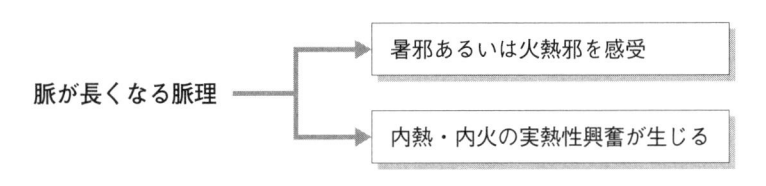

図3　脈が長くなる脈理

2. 脈が短くなる場合

第1章第3節「気血・陰陽・病邪と脈の関係」から脈が短くなる場合を確認しておきましょう。

> ①**気と脈の関係**：気の推動作用が関係。
> ②**陽と脈の関係**：陽の温煦作用低下が関係。
> ③**血と脈の関係**：血の「血は気の乗物」である働きが関係。
> ④**病邪と脈の関係**：気の推動作用を阻滞する病邪（湿邪・痰飲・瘀血）
> 　　　　　　　　　　が関係。

①～④の関係を総合すると脈が短くなるのは，次の3つの場合があります。

1つめは気の推動・温煦作用自身が低下する場合。2つめは血が不足する場合。3つめは病邪によって推動作用が阻滞される場合です。

1 …気の推動・温煦作用が低下している場合

気が不足していれば推動作用も弱くなり，1回の拍動で血液を運行する距離も短くなります。ですから気の不足により脈は短くなります。

気の不足というのは気虚のことで，主に推動・防御・固摂・気化作用の低下を指します。さらに温煦作用の低下を加えると陽気不足となり，この場合も推動作用を鼓舞できず脈は短くなります。

2 …血が不足している場合

気の乗物である血が不足すれば，気は自身の働きを十分に発揮できなくなり，推動作用の低下として現れます。したがって脈は短くなります。

3 …病邪が推動作用を阻滞している場合

ここでいう病邪とは，第1章第3節の「5．病邪と脈の関係」で述べたように，湿邪・痰飲・瘀血などを指します。

各病邪と脈の関係はすでに紹介しましたが，もう一度確認しておきましょう。

湿邪の場合はその重濁性・粘滞性により気の運行が阻遏され，痰飲の場合は痰飲により気血運行や臓腑気機の昇降が阻滞され，瘀血の場合は血行が妨げられることにより，気の推動作用が阻滞されて脈気はのびず，脈は短くなります。

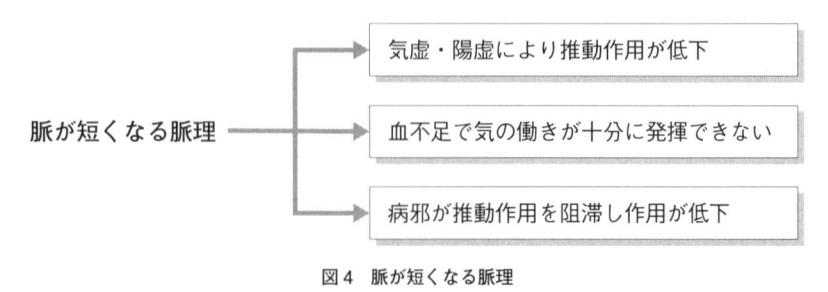

脈が短くなる脈理	→	気虚・陽虚により推動作用が低下
	→	血不足で気の働きが十分に発揮できない
	→	病邪が推動作用を阻滞し作用が低下

図4　脈が短くなる脈理

第3節 大小の脈理

　脈の大小つまり太い細いは，脈管が最も膨張したときの脈を触れて判断します。この脈管を膨張させる力は，主に気の推動作用によって送られた血量に依存しています。何をもって太い細いと判定するかという技術的な説明は「第2部　脈診篇」で紹介するとして，ここではどのようにして脈が太く，または細くなるのかを明らかにしていきましょう。

1. 脈が太くなる場合

　第1章第3節「気血・陰陽・病邪と脈の関係」から脈が太くなる場合を確認しておきましょう。

> ①**気と脈の関係**：気の推動作用と温煦作用が関係。
> ②**陽と脈の関係**：陽による温煦作用が関係。
> ③**血と脈の関係**：血の脈管を満たす働きが関係。
> ④**陰と脈の関係**：陰の働きと脈が太くなることとは直接関係ない。陰の物質的な側面は陰血と表現され血の働きに含める。
> ⑤**病邪と脈の関係**：陽邪の存在することが関係。

　脈が太くなるのは，脈管中の血液量が増加しているときに現れます。ですから①～⑤の関係を総合すると脈が太くなるのは，気の推動・温煦作用を興奮させる陽邪が存在している場合となります。

1 …推動・温煦作用を興奮させる陽邪が存在する場合

　推動・温煦作用を興奮させる陽邪には，暑邪と内外の火熱邪があります。推動・温煦作用が興奮すれば，血液の拍出能力は増加し，輸送能力も向上することから脈管中の血量は増えて脈は太くなります。

　陽邪により脈が太くなる場合，脈管中の気血が旺盛になっているため有

力な脈を兼ねることが多いです。中医学でいう実熱証のことです。

　ただし例外として太く無力な脈が現れることもあります。それは大出血や多汗により陰血の損傷が甚大で，かつ陰血の脱出に伴い気も外泄され気血損耗した場合です。脈管の太さは送られてきた血が過不足なく脈管に納まるよう，気の働きにより太さが決定されています。簡単にいえば気は脈管がゆるまないよう適度に締め付けているのです。ですから，気血損傷がはなはだしくなると締め付けが利かなくなり，脈管は弛緩して太くなってしまいます。このようなケースは極端な例で気血損傷が甚大な場合にのみ現れるものです。病脈の中では芤脈として紹介されています。

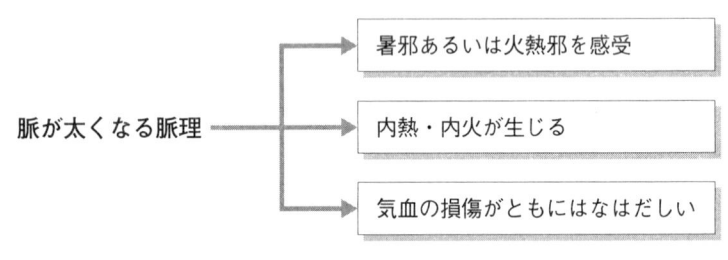

脈が太くなる脈理
- 暑邪あるいは火熱邪を感受
- 内熱・内火が生じる
- 気血の損傷がともにはなはだしい

図5　脈が太くなる脈理

2. 脈が細くなる場合

　第1章第3節「気血・陰陽・病邪と脈の関係」から脈が細くなる場合を確認しておきましょう。

---
①気と脈の関係：気の推動作用と温煦作用が関係。
②陽と脈の関係：陽による温煦作用が関係。
③血と脈の関係：血の脈管を満たす働きが関係。
④陰と脈の関係：陰の働きと脈の細くなることが関係。陰の物質的な側面は陰血と表現され血の働きに含める。
⑤病邪と脈の関係：気血運行を阻滞する病邪が関係。

　脈が細くなるのは，脈管中の血液量が減少しているときに現れます。ですから①～⑤の関係を総合すると脈が細くなるのは，次の3つの場合があ

ります。

　1つめは気の推動作用が衰えている場合。2つめは陰血自身が不足している場合。3つめは気血運行を阻滞する病邪が存在する場合です。

1 …推動作用が衰えている場合

　気の推動作用が衰えると輸送する血液量が減少するため，脈管中の血は不足して脈は細くなります。推動作用を鼓舞する温煦作用の衰えも脈を細くします。

　もし気血不足で気が不足していても，脈は送られてきた血量に見合った太さになるように働き脈は細くなります。

2 …陰血自身が不足している場合

　陰血というのは，血・津液を含めた脈管中の液体成分を指します。陰血自身が不足していれば，気の推動作用が正常でも絶対量は不足するため，脈管中の血量も少なくなり細い脈が現れます。

3 …気血運行を阻滞する病邪が存在する場合

　ここでいう病邪とは，気の推動作用だけでなく血の運行そのものを阻滞する病邪も指します。湿邪と瘀血などが相当します。

　その理由は，湿邪はその重濁性と粘滞性，瘀血は血の塊として物質的な障壁となり，気の推動作用だけでなく血流をも邪魔しているからです。

　そのほかに病邪ではありませんが，血液運行を阻滞するものに気滞があることを忘れないようにしましょう。詳しくは「第5節　柔和有力の脈理」にあります。

```
脈が細くなる脈理 ┬→ 推動・温煦作用が衰え血輸送量減少
                ├→ 陰血自身が不足
                └→ 気血運行を阻滞する病邪が存在
```

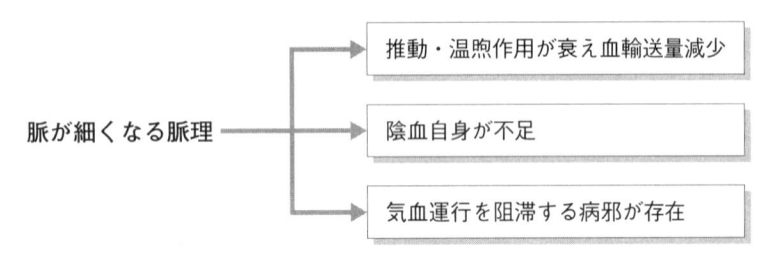

図 6　脈が細くなる脈理

第 4 節　遅数の脈理

　脈拍が速い脈を数(さく)，遅い脈を遅(ち)といいます。数脈は脈拍が 1 分間に 90 回以上，遅脈は脈拍が 1 分間に 60 回以下を指します。平脈の不遅不数は 1 分間に 70 回前後を指し，「一息四乃至五」（施術者の一呼吸で，被験者の脈が 4 〜 5 回拍動する）といわれています。

1. 脈が速くなる場合

　第 1 章第 3 節「気血・陰陽・病邪と脈の関係」から脈が速くなる場合を確認しておきましょう。

①**気と脈の関係**：気の推動・温煦作用が関係。
②**陽と脈の関係**：陽による温煦作用が関係。
③**陰と脈の関係**：陰の働きと脈の速さが関係。
④**病邪と脈の関係**：陽邪の存在することが関係。

　①〜④の関係を総合すると脈が速くなるのは，熱性興奮により心拍機能が亢進した場合です。この熱性興奮をもたらすものには，外感の暑邪や火熱邪，さらに内生の燥邪や火熱邪があります。内生の熱性興奮には虚熱性興奮と実熱性興奮の区別もあります。つまり，1 つめは外感の熱性興奮の

場合。2つめは内生の熱性興奮で実熱性の場合。3つめは内生の熱性興奮で虚熱性の場合です。

1 …外感病邪で心拍機能が亢進する場合

外感病邪の中で熱性興奮を引き起こすものは暑邪や火熱邪です。これらの病邪を感受すると心拍機能は亢進し脈拍は速くなります。

2 …内生の実熱性興奮で心拍機能が亢進する場合

内生の実熱性興奮とは，第2節の「1．脈が長くなる場合」で紹介したように陽気有余・気血鬱滞・病邪鬱結により生じた熱性興奮の病理状態のことをいいます。具体的にいうと，肝火上炎・心火上炎・気鬱化火・陽明熱盛などが代表的な病証です。

3 …内生の虚熱性興奮で心拍機能が亢進する場合

内生の虚熱性興奮とは，内燥や陰液不足による陰虚内熱のことをいいます。

陰虚内熱とは，陰液の不足で相対的に陽気の偏盛が生じ，その偏盛が内熱として現れることを指します。この内熱によって興奮症状が現れますが，実際は陰液が不足し気血は充実していないため虚熱性興奮といわれます。この虚熱性興奮では，陰血が不足しているため脈管は細くなったり，脈管中の気血が充実していないため無力な脈が現れたりします。これが実熱性興奮と虚熱性興奮の脈を鑑別する要点です。

脈が速くなる脈理 → 暑邪あるいは火熱邪を感受し，心拍機能が亢進
→ 内生の実熱性興奮により，心拍機能が亢進
→ 内生の虚熱性興奮により，心拍機能が亢進

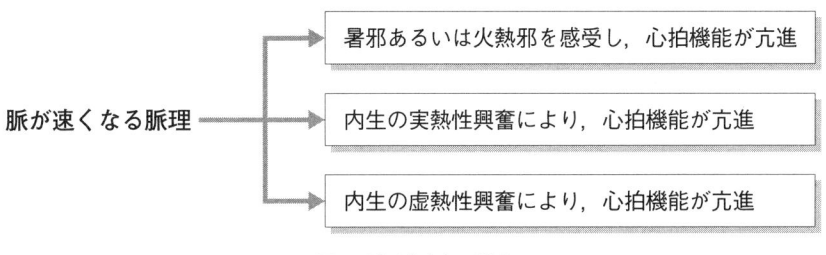

図7　脈が速くなる脈理

2. 脈が遅くなる場合

第1章第3節「気血・陰陽・病邪と脈の関係」から脈が遅くなる場合を確認しておきましょう。

> ①**気と脈の関係**：気の推動・温煦作用が関係。
> ②**陽と脈の関係**：陽による温煦作用が関係。
> ③**陰と脈の関係**：陰の寒を主る働きが関係。
> ④**病邪と脈の関係**：主に内寒による陽気不足が関係。そのほかに推動
> 　　　　　　　　　　作用を阻滞する病邪とも関係。

①〜④の関係を総合すると，脈が遅くなるのは，次の3つの場合があります。

1つめは陽気自身が不足している場合。2つめは寒邪が旺盛となり陽気の働きが圧迫されている場合。3つめは気の推動作用を阻滞する病邪が存在する場合です。

1 …陽気が不足して気の推動・温煦作用を鼓舞できない

第1章第3節の「1．気と脈の関係」で述べたように，心拍動を鼓舞するのは気の推動と温煦作用に依存しています。陽気の盛衰が推動・温煦作用の亢進・低下を決定しています。したがって陽気が不足すると推動・温煦作用は減弱し心拍動は低下して脈は遅くなります。

それでは陽気不足はどのようにして生じるのでしょうか？　ここですべてを紹介することはできませんが，いくつかの場合を紹介すると，先天不足や長患いで陽気を損傷する場合，あるいは寒邪が居座り陽気を損傷する場合があります。ただし寒邪を感受した当初は陽気の損傷は進んでいないので（陽虚体質は別です），寒の収引性の性質からむしろ緊張した脈が主となります。

2 …寒邪が陽気の働きを圧迫する

陽気の働きが圧迫されるとは，相対的に寒邪の方が陽気よりも強いため

陽気の働きが発揮できなくなる状態をいいます。したがって気の推動・温煦作用を鼓舞できなくなり，遅い脈が現れます。このとき陽気自身が不足していなければ脈を按じると抵抗力のある有力な脈が現れます。

3 …病邪が推動作用を阻滞する

この場合の病邪とは寒凝・熱結・瘀血などを指します。これら病邪が強く推動作用の働きが圧迫されることで，心拍動は鼓舞できず脈が遅くなることがあります。この場合は病邪が強く鬱滞することで気の推動作用が圧迫されて生じます。陽気自身の働きが衰えていない場合は，有力な脈が現れるという特徴があります。

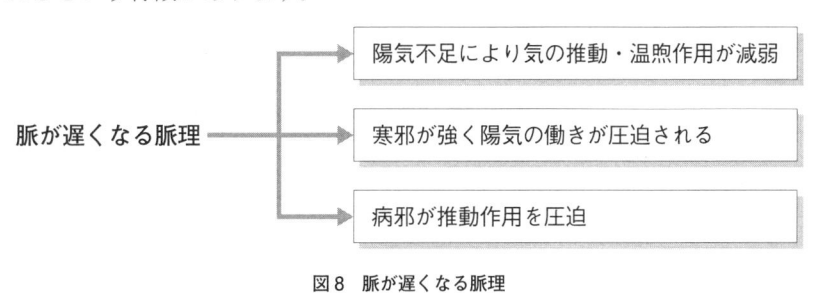

```
                    ┌─ 陽気不足により気の推動・温煦作用が減弱
脈が遅くなる脈理 ───┼─ 寒邪が強く陽気の働きが圧迫される
                    └─ 病邪が推動作用を圧迫
```

図8　脈が遅くなる脈理

第5節　柔和有力の脈理

第1章第2節「脈診の基礎となる脈」で述べたように，柔和有力とは，①脈管壁が弛緩し過ぎず緊張し過ぎない脈で，脈管に軽く触れたときは軟らかいが，②少し按じると指に抵抗を感じる脈のことです。

①は脈管の状態，②は脈管の充実度を指し，柔和有力とはこの2つの状態について述べています。①が緊張した脈，②が有力・無力の脈を表しています。

柔和有力の脈は図9のように，脈管状態と拡張状態の2通りを表現しているのです。そこで柔和有力の偏差として，脈管の緊張したものを弦・緊，

脈管の弛緩したものを軟，按じたときの抵抗力が強いものを有力，按じたときの抵抗力が弱いものを無力としています。

　ですから臨床では，柔和有力の脈を診るときは必ず脈管の緊張状態と脈の有力無力を合わせる必要があります。ただし脈管に触れて弛緩しているかどうかは，柔和との区別が難しく，また脈管の弛緩と無力の脈理は共通しているため，脈管の緊張と按じて有力か無力かの脈理を考えていきましょう。

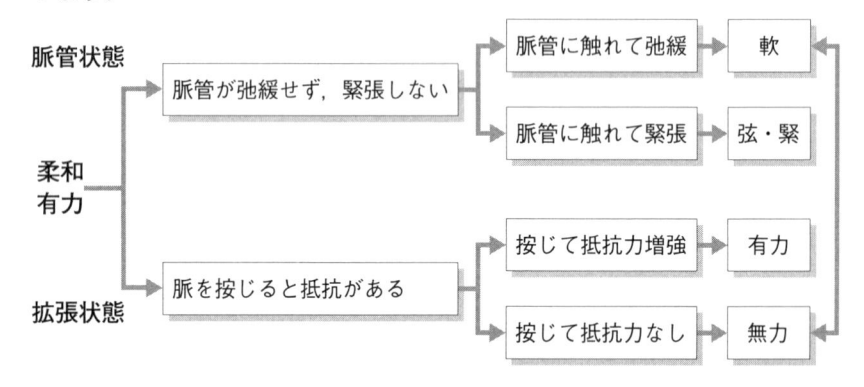

```
脈管状態
              ┌→ 脈管が弛緩せず，緊張しない ┬→ 脈管に触れて弛緩 → 軟
柔和          │                              └→ 脈管に触れて緊張 → 弦・緊
有力    ──────┤
              └→ 脈を按じると抵抗がある    ┬→ 按じて抵抗力増強 → 有力
拡張状態                                    └→ 按じて抵抗力なし → 無力
```

図9　柔和有力の内容

1. 脈が緊張する場合

　緊張した脈とは，脈管表面に触れたときに硬さを感じる脈をいいます。あくまでも脈管表面での状態で，按じたときの状態ではありません。

　第1章第3節「気血・陰陽・病邪と脈の関係」から脈が硬くなる場合を確認しておきましょう。

---

①**気と脈の関係**：気の推動作用が関係。
②**陽と脈の関係**：陽の働きと脈の硬さが関係。
③**血と脈の関係**：血の働きと脈の硬さが関係。
④**陰と脈の関係**：陰血の働きと脈の硬さが関係。
⑤**病邪と脈の関係**：寒邪の存在することが関係。

---

①～⑤の関係を総合すると脈が硬くなるのは，次の3つの場合があります。

1つめは気の運行（気機）を推進する働きつまり気の疏泄作用が失調した場合。2つめは気血が脈管中に充満している場合。3つめは内外に寒邪が存在する場合です。

1 …気の疏泄作用が失調した場合

気の推動作用には気の運行（気機）を推進する働きがあります。この働きの1つを疏泄作用といい，主に肝がその任務を果しているため，気の疏泄作用というより肝の疏泄作用といわれています。

疏泄の「疏」とは疏通させる，「泄」とは発散や昇発させるという意味があり，疏泄とは，気の運行がのびやかに隅々まで行き渡るように働くことを指します。

それでは，なぜ疏泄作用が失調すると脈管が緊張するのでしょうか？この疏泄作用は「木気衝和」（緊張感がなくゆったりしている）や「木気条達」（のびのびとしている）として表現されているように，穏和な感じを基本としています。ですから，もし疏泄作用が失調すると，気の運行にのびやかさが失われます。その結果，のびやかさを打ち消すように気の運行を引き戻すような力が働き，脈管の張力が増すので緊張した感じが現れるのです。

疏泄作用を失調させる病証には，代表的なものでは肝気鬱結があり，さらに細かくいえば気滞・気鬱・気結・気逆などがあります。詳しくは，後述する「第3部　病脈篇」の弦脈の項をご覧ください。

2 …気血が脈管中に充満する場合

気血が脈管中に充満すれば脈管の張力は増すため，緊張した脈が現れることは理解しやすいでしょう。それでは，気血が脈管中に充満するのはどのような状況なのでしょうか？　まずは正常な状況で気血が旺盛な人の場合です。もう1つは激しい情志失調の状況で，特に激しい怒りや興奮により心拍活動が亢進した場合です。

3 …寒邪が存在する場合

　寒の収引性の性質により，寒邪が侵襲すれば脈管を収縮させるため，脈管の緊張度は増加し緊張した脈が現れます。

　この寒邪は内外の寒邪を含みますが，虚寒つまり陽気不足による内寒の作用はそれほど強くありません。ですから正確にいうなら，実寒邪により脈は緊張します。

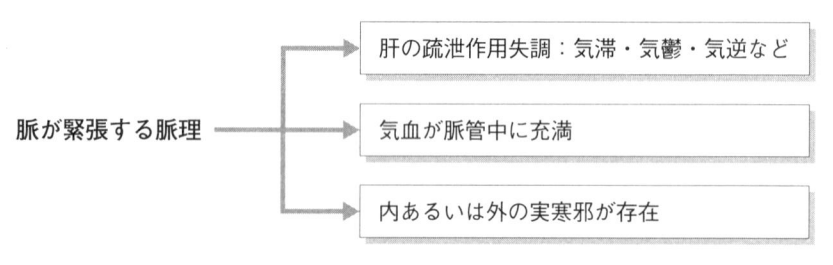

```
                        ┌→ 肝の疏泄作用失調：気滞・気鬱・気逆など
脈が緊張する脈理 ───────┼→ 気血が脈管中に充満
                        └→ 内あるいは外の実寒邪が存在
```

図10　脈が緊張する脈理

2. 脈に抵抗力がある場合

　脈に抵抗力があるというのは，脈を少し按じたときに脈拍の抵抗が増すものを指し，これを有力な脈といいます。

　第1章第3節「気血・陰陽・病邪と脈の関係」から脈に抵抗力がある場合を確認しておきましょう。

> ①**気と脈の関係**：気の推動・温煦作用が関係。
> ②**陽と脈の関係**：陽の温煦作用と脈の有力が関係。
> ③**血と脈の関係**：血の量と脈の有力が関係。
> ④**陰と脈の関係**：陰血の量と脈の有力が関係。
> ⑤**病邪と脈の関係**：火熱邪の存在と脈の有力が関係。

　①〜⑤の関係を総合すると脈が有力となるのは，脈管中の気血の密度が高い場合です。そのほか，正気と病邪の邪正相争が反映されて有力な脈が現れます。これらをまとめると次の3つの場合があります。

　1つめは正気が充実している場合。2つめは陽邪により各種生理作用が

亢進する場合。3つめは邪正相争がある場合です。

1 …正気が充実している場合

　これは病的状態ではなく，正気つまり陽気・陰血が充実しているときに現れます。正常な状態なので，脈の速さや流れは穏やかで，有力な脈でも按じたとき差し迫った感じはありません。

2 …陽邪で各種生理作用が亢進する場合

　陽邪とは暑邪や火熱邪を指しますが，主に火熱邪のことです。この火熱邪は内外の邪を含みますが，虚熱性の熱邪は含まれません。

　火熱邪により各種生理作用が亢進すると脈管中の気血密度は高くなるため有力な脈が現れます。

　脈管中の気血の密度が高くなるとは，どういうことでしょうか？

　密度が高くなるには，まず第1に血が不足していないこと，第2に脈管を締め付けておく気の力が衰えていないことが必要です。つまり気血が衰えていては密度は高くならないということです。そのうえで各種生理作用が亢進すればたくさんの血液が運ばれ，脈管中の気血密度は高くなります。

　ですから正確に表現すると，整体の気血が衰えていないところへ火熱邪が存在すると有力な脈が現れるということです。

3 …邪正相争がある場合

　邪正相争と脈の関係は，脈の位置として反映されることは第1章で述べました。

　しかし，そのほかに邪正相争がある場合に有力な脈が現れます。これについて説明しましょう。ここでいう邪正相争の邪とは実邪を指しています。実邪とは旺盛な邪気で，陽気不足で生じる内寒・陰血不足で生じる内燥や内熱・陽気不足で生じる内湿などは含まれません。そして正とは旺盛な正気を指しています。ですから邪正相争というのは，旺盛な邪気と旺盛な正気が激しく争っている状態のことをいいます。

このような状況では，脈管中の気血と実邪が合わさり密度が増して邪正相争も激しく，病邪が気血運行を強く圧迫し，その圧迫に正気が激しく抵抗している場合や，気滞があってその気滞を正常に運行するよう正気が強く働くなどの場合があります。

　ここまで，正常と病的な有力脈について紹介してきましたが，正常な有力脈と病的な有力脈の違いは何でしょうか？　正常な有力脈はすでに紹介しましたが，脈の速さや流れが穏やかで，按じたとき差し迫った感じのない脈です。一方，病的な有力脈というのは，脈の速さや流れに亢進状態が現れ，按じたとき強い緊迫感のある脈です。

　なお，ここでは有力な脈という表現で終始しています。それは，実脈とは浮中沈の３部で有力な脈を指すものをいい，ここで述べている有力な脈がすべて実脈に相当するわけではないからです。実脈の詳しい内容は後述する「第３部　病脈篇」で紹介します。

脈が有力になる脈理 ──┬──→ 正気が充実
　　　　　　　　　　　├──→ 正気が衰えていないところに火熱邪が存在
　　　　　　　　　　　└──→ 邪正相争がある

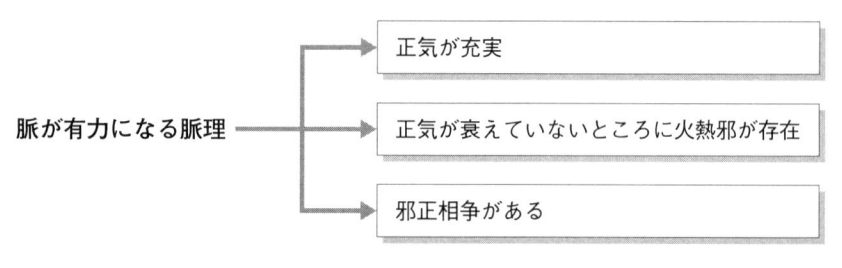

図11　脈が有力になる脈理

3. 脈に抵抗力がない場合

　脈に抵抗力がないというのは，脈を少し按じたときに脈拍の抵抗が弱くなるものを指し，これを無力な脈といいます。

　第１章第３節「気血・陰陽・病邪と脈の関係」から脈に抵抗力がない場合を確認しておきましょう。

> ①**気と脈の関係**：気の推動・温煦作用が関係。
> ②**陽と脈の関係**：陽の温煦作用と脈の無力が関係。
> ③**血と脈の関係**：血の量と脈の無力が関係。
> ④**陰と脈の関係**：陰血の量と脈の無力が関係。

　①～④の関係を総合すると脈が無力となるのは，脈管中の気血の密度が低い場合です。それには次の3つの場合があります。
　1つめは気の推動・温煦作用が低下した場合。2つめは陰血自身が不足している場合。3つめは気血ともに不足している場合です。

1 …気の推動・温煦作用が低下した場合

　気の推動・温煦作用が低下すると血の輸送量が減少し，脈管中の気血の密度は低くなるため按じても抵抗力の弱い脈となります。つまり中医学でいう気虚や陽虚のときに現れることを指しています。

2 …陰血自身が不足している場合

　整体の陰血の絶対量が不足していると，脈管中に血を満たそうとしてもできないため，密度は低く按じても無力な脈となります。つまり中医学でいう血虚のときに現れることを指しています。

3 …気血がともに不足している場合

　これは①と②の場合が進んだ状況です。気血は互いに依存して存在しています。もし気が不足すれば血の生成能力も低下するため血も次第に不足します。一方，血が不足すれば気の来源が不足することになるため気も次第に不足することになります。つまり中医学でいう気血両虚のときに現れることを指しています。

脈が無力になる脈理 ─┬─→ 気が不足
　　　　　　　　　　├─→ 陰血が不足
　　　　　　　　　　└─→ 気血がともに不足

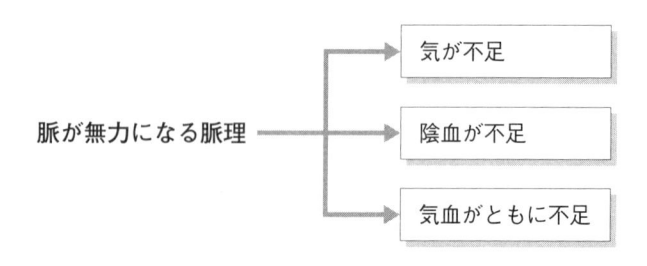

図12　脈が無力になる脈理

第6節　滑渋の脈理

　脈が滑らかとは脈の流れや拡張収縮が円滑な状態を指し，それを滑といいます。脈が渋滞するとは脈の流れが悪く拡張収縮が不明瞭な状態を指し，それを渋といいます。

1. 脈が滑らかな場合

　第1章第3節「気血・陰陽・病邪と脈の関係」から脈が滑らかになる場合を確認しておきましょう。

> ①**気と脈の関係**：気の推動作用が関係。
> ②**陽と脈の関係**：陽の働きと脈の滑らかさが関係。
> ③**血と脈の関係**：血の働きと脈の滑らかさが関係。
> ④**陰と脈の関係**：陰の働きと脈の滑らかさが関係。
> ⑤**病邪と脈の関係**：痰飲・湿邪や火熱邪が存在することと関係。

　①〜⑤の関係を総合すると脈が滑らかになるのは，推動作用が旺盛になる場合と痰飲・湿邪が存在する場合が考えられます。

1 …推動作用が旺盛になる場合

推動作用が旺盛になる場合は2つあります。1つめは正常な人で気血が充実している場合，2つめは内外の火熱邪により各種生理作用が異常に亢進させられた場合です。

2 …痰飲，湿邪が存在する場合

これは第1章で述べたように，痰飲や湿邪の滑膩の性質が反映されている場合です。

```
                          ┌─→ 気血陰陽が充実し推動作用が旺盛
脈が滑らかになる脈理 ─────┼─→ 内外の火熱邪により各種生理作用が亢進
                          └─→ 痰飲・湿邪が存在しその性質が反映
```

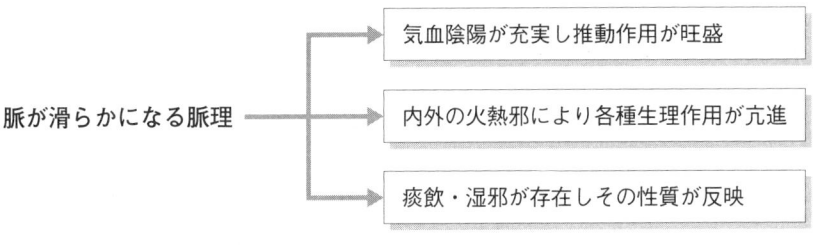

図13　脈が滑らかになる脈理

2. 脈が渋滞する場合

第1章第3節「気血・陰陽・病邪と脈の関係」から脈が渋滞する場合を確認しておきましょう。

> ①**気と脈の関係**：気の推動作用が関係。
> ②**陽と脈の関係**：陽の働きと脈の渋滞が関係。
> ③**血と脈の関係**：血の働きと脈の渋滞が関係。
> ④**陰と脈の関係**：陰の働きと脈の渋滞が関係。
> ⑤**病邪と脈の関係**：湿邪や痰そして瘀血の存在が関係。

①～⑤の関係を総合すると脈が渋滞するのは，気の推動作用の減弱あるいは阻滞された場合に現れます。それは2つの場合があります。

1つめは気の推動作用自身が低下している場合。2つめは病邪が推動作用を阻滞している場合です。

1 …気の推動作用自身が低下している場合

　気の推動作用自身が低下するとは，気が不足していることを指し中医学でいう気虚のことです。気の推動作用自身が低下することにより血液の運行能力が弱くなるため渋滞した脈が現れます。ただし，気の推動作用が低下するのは気血陰陽すべての不足と関係していますので，気虚だけで現れるわけではありません。ここでは長くなるので省略しますが，要するに気血陰陽は相互に依存している関係であることを忘れないようにしてください。

2 …病邪が推動作用を阻滞している場合

　ここでいう病邪は湿邪・痰飲・瘀血などを指します。湿邪はその重濁性・粘滞性により，痰飲は粘稠性や気機阻滞により，瘀血は血液の凝集したものにより，気の推動作用を阻遏するため渋滞した脈が現れます。

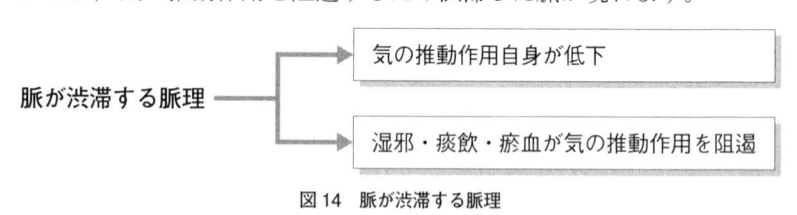

脈が渋滞する脈理
- 気の推動作用自身が低下
- 湿邪・痰飲・瘀血が気の推動作用を阻遏

図14　脈が渋滞する脈理

　病邪の中で痰のある場合は滑も渋も現れます。その違いは何でしょうか？　これは正気の盛衰と関係しています。もし痰があり正気が充実していれば，正気は痰を推し流そうと推動作用を亢進させ，かつ痰の滑らかな性質も邪正相争により顕著に現れるので有力で滑らかな脈となります。一方，痰があっても正気が衰えていれば，推動作用は弱く抗病能力も低いため痰の阻遏作用が主となるので無力で渋滞した脈が現れます。これが痰のある場合に滑も渋も現れる理由です。

第7節　停止の脈理

　停止する脈には規則的な停止と不規則な停止があり，さらに遅数の違いがあります。緩慢で不規則に停止する脈を結，緩慢で規則的に停止する脈を代，速くて不規則に停止する脈を促といいます。
　ここではなぜ脈が一時的に停止するかを説明しましょう。各病脈については「第3部　病脈篇」で紹介します。

1．脈が停止する場合

　第1章第3節「気血・陰陽・病邪と脈の関係」から脈が停止する場合を確認しておきましょう。

> ①**気と脈の関係**：気の推動・温煦作用が関係。
> ②**陽と脈の関係**：陽による温煦作用が関係。
> ③**血と脈の関係**：血の瘀血や血少と脈の停止が関係。
> ④**病邪と脈の関係**：火熱邪や痰そして瘀血の存在が関係。これら病邪を選んだ根拠は，推動・温煦作用が亢進しすぎたり極端に脈が阻滞された場合，一時的停止が現れるため。

　①〜④の関係を総合すると脈が停止するのは，次の3つの場合があります。
　1つめは気の推動・温煦作用が低下した場合。2つめは各種生理作用が過亢進した場合。3つめは病邪が推動作用を極端に阻滞している場合です。

1 …気の推動・温煦作用が低下した場合

　心拍を鼓舞する働きは気の推動と温煦作用に依存しています。もし気の働きが過度に衰えると，連続して心拍を鼓舞することができなくなり，と

きに休まないと心拍を続けられないため脈は一時的に停止します。

2 …各種生理作用が過亢進した場合

主に内生の火熱邪により各種生理作用が過亢進されると，心拍は促進されます。もし心拍回数が追い付かないほどに火熱邪が旺盛になると，ときに心拍を休めてリズムを調えなければなりません。このため，火熱邪が旺盛になりすぎると一時的に停止する脈が現れます。

また火熱邪が旺盛で陰液が損傷されれば，心拍が亢進していても血液の供給が間に合わず停止する場合もあります。

3 …病邪により推動作用が極端に阻滞される場合

病邪とは主に痰飲と瘀血を指しますが，推動作用を阻滞するものであればこれに含まれます。病邪により気の推動作用に強い負荷がかかるため，整体は気が消耗しないようにときに心拍を休めて消耗を避けるように働きます。

```
                        ┌─ 気の推動・温煦作用が低下
脈がときに停止する脈理 ──┼─ 火熱邪により各種生理作用が亢進
                        └─ 病邪が推動作用を極端に阻滞
```

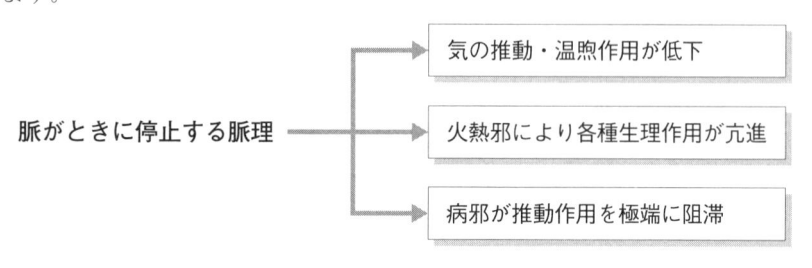

図15　脈がときに停止する脈理

第8節　気血津液弁証から脈象を導く

脈理を理解したうえで代表的な病証と脈象の関係を考えてみましょう。ここでは主に気血津液弁証の各病証を取り上げ，各病証で現れる脈象を脈理にしたがって導いていきます。

第2章　基本病脈

　実際の脈診では，得られた脈象から四診合算して病証を判定しますから，ここでの議論は実践的な内容というよりも，脈理の理解を確実なものにするための復習といえます。このような逆のアプローチも自在にできるようになると，脈理の理解は相当深い領域に到達したといえます。

　念のために気血津液弁証の各病証を先ず確認しましょう。

気の病証　：気虚・気滞・気逆・気陥・気閉・気脱
血の病証　：血虚・血瘀・血熱・血寒・血滞
気血の病証：気滞血瘀・気不統血・気随血脱・気血両虚
津液の病証：津液不足・津液停滞

1. 気の病証

1 …気虚

　気虚とは気の不足および気の機能低下によるさまざまな病理状態を指します。そして脈との関係でいえば，図16のように気の各種作用の低下として現れてきます。

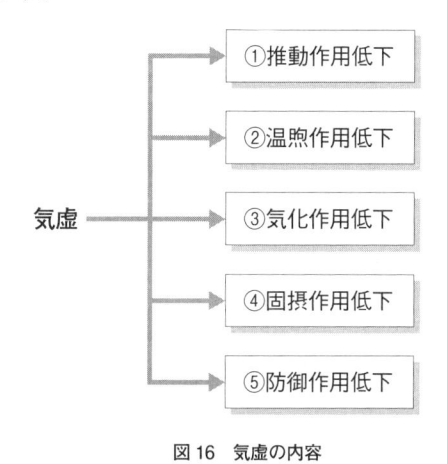

```
                    ┌─→ ①推動作用低下
                    │
                    ├─→ ②温煦作用低下
                    │
           気虚 ────┼─→ ③気化作用低下
                    │
                    ├─→ ④固摂作用低下
                    │
                    └─→ ⑤防御作用低下
```

図16　気虚の内容

59

①推動作用の低下

　推動作用のなかで脈と関係のある働きには，血液の運行を推し進め，心臓の拍動を鼓舞し，気の運行（気機）を推進するものがあります。気の運行を推進する働きは，肝の疏泄作用として考えます。ですから，推動作用の低下としては，血液運行を推し進める働き（以下，血液運行作用）の低下と心臓の拍動を鼓舞する働き（以下，心拍鼓舞作用）の低下があります。

　血液運行作用と脈の関係は，血液を運行する距離と血流の順不順として現れます。血液運行作用の低下は，血液運行距離が低下して脈は短くなり，また血流が悪くなり脈は渋滞します。

　心拍鼓舞作用と脈の関係は，心臓の拍動回数と心臓が1回に拍出する血液量として現れます。心拍鼓舞作用の低下は，心拍回数が減少して脈拍は遅くなりはなはだしくは停止する，また拍出血液量が減少するので脈は細くなり，さらに脈管中の気血密度は低いので脈は無力となります。この心拍鼓舞作用は「脈理篇」の第3節で述べているように，気の温煦作用との共同作業で働いています。

②温煦作用の低下

　温煦作用は陽の働きと同じで，脈との関係は心臓の拍動を鼓舞する働きがあります。推動作用でも述べたように，推動・温煦作用の共同作業により心拍鼓舞作用に関わっています。ですから，温煦作用の低下は心拍鼓舞作用の低下と同じです。

③気化作用の低下

　気化作用は，気の昇降出入運動を通じて気・血・精・津液などの新陳代謝や相互転化を促進する働きを指します。ですから，気化作用の低下は新陳代謝の低下や相互転化の低下を引き起こします。そして脈との関係でいうと，新陳代謝の低下により心拍鼓舞作用は低下するので，脈拍は遅くなります。一方，相互転化の低下は気血の生成作用の低下を起こし脈管中の気血密度は低下するので，脈は細くて無力となります。

④固摂作用の低下

固摂作用とは，血液・津液・精液などの液状物質が漏れ出さないように制御している働きを指します。固摂作用の低下とは，これら液状物質が漏れ出すことです。脈との関係では，液状物質の減少により脈は細くなり，また脈管の漏れ出しを防ぐ力が低下しているので脈は無力となります。

⑤防御作用の低下

防御作用とは，外邪の侵入を防御する働きのことです。防御作用の低下とは，病邪の侵入を防ぐことができない状態です。脈との関係でいえば，病邪を容易に侵入させ邪正相争の場が裏にあるため脈は沈みます。

気虚の場合に現れる脈象は以下のようになります。

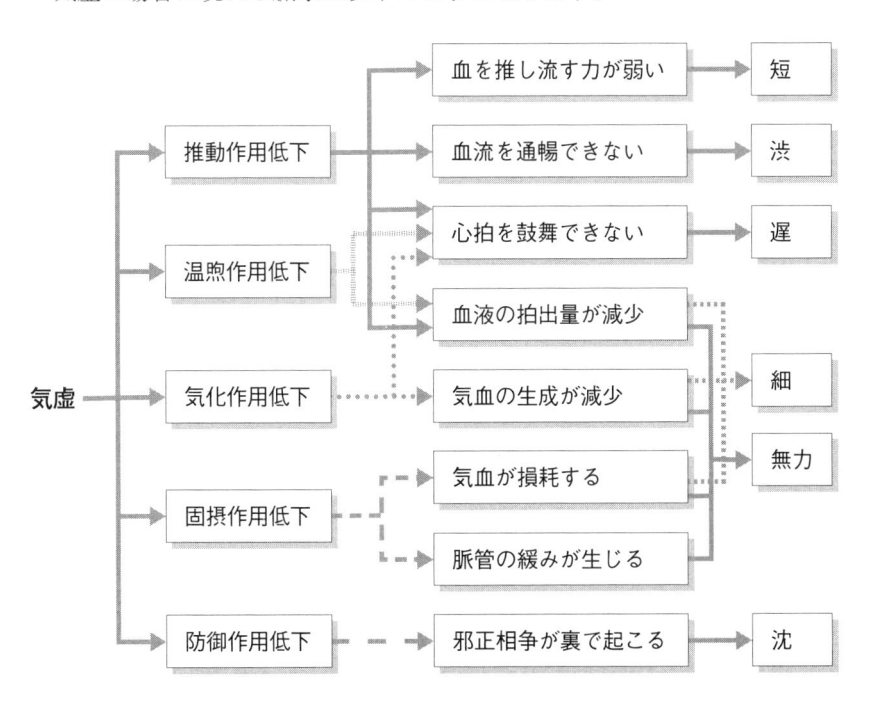

```
気虚 ─┬─→ 推動作用低下 ─┬─→ 血を推し流す力が弱い      → 短
      │                  ├─→ 血流を通暢できない        → 渋
      ├─→ 温煦作用低下 ──┼─→ 心拍を鼓舞できない        → 遅
      │                  └─→ 血液の拍出量が減少
      ├─→ 気化作用低下 ───→ 気血の生成が減少           → 細
      ├─→ 固摂作用低下 ─┬─→ 気血が損耗する            → 無力
      │                  └─→ 脈管の緩みが生じる
      └─→ 防御作用低下 ───→ 邪正相争が裏で起こる       → 沈
```

短・渋・遅・細・無力・沈の各脈は気虚を示唆する脈象です。ただし，短・

渋・遅・細・沈は実証でもみられますので，必ず有力か無力かの区別をしなければなりません。

　気虚の場合，以上に紹介した脈象がすべて現れるわけではありません。気の各作用のなかでどの作用が低下しているかにより，現れてくる脈象はそれぞれ異なります。

2 …気滞

　気滞というのは気の流通・疏泄が不暢となり生じる病理状態のことです。そして脈との関係でいえば，気の推動作用が阻滞された状態として脈象に反映されます。主に肝・脾・肺の気機失調として，例えば肝気鬱結や脾胃気滞，そして肺気鬱滞などで現れます。

　気滞といえば疏泄失調による弦脈がすぐに思い浮かぶでしょうが，気滞で正気旺盛なとき，有力脈や大脈が現れることも忘れてはなりません。気滞で現れる脈は次のようになります。

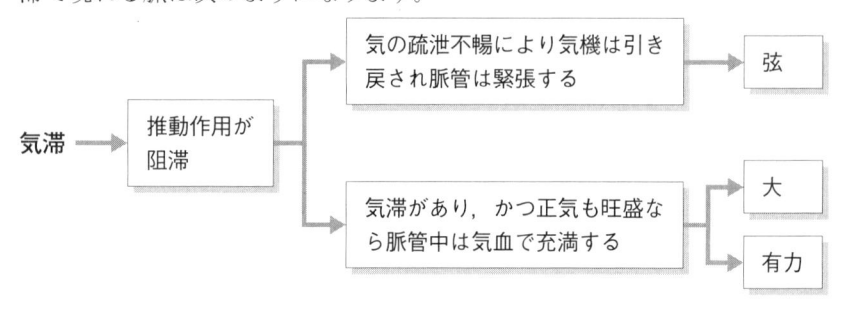

```
気滞 → 推動作用が阻滞 ┬→ 気の疏泄不暢により気機は引き戻され脈管は緊張する → 弦
                    └→ 気滞があり，かつ正気も旺盛なら脈管中は気血で充満する → 大
                                                                      → 有力
```

3 …気逆

　気逆は気機の昇降失調のことで，臓腑の気が上逆する病理状態を指します。脈と直接な関係はなく，各病証の病因によりさまざまな脈象が現れます。

　気逆のなかで肺気上逆・胃気上逆・肝気上逆などでは本来の気機に逆行しているので弦脈が現れます。痰濁による肺気上逆や胃気上逆の場合は痰濁の性質である滑脈が現れます。肝火上逆では推動・温煦作用が亢進して太くて有力な脈が現れます。このように，気逆固有の脈象はなく病因によ

り異なります。

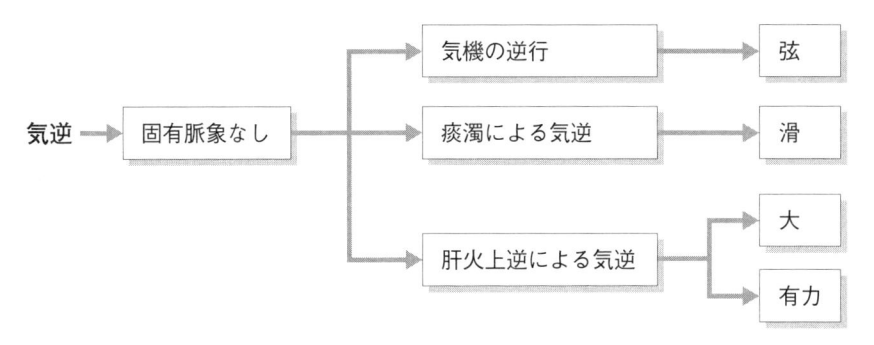

```
気逆 → 固有脈象なし ┬→ 気機の逆行 → 弦
                  ├→ 痰濁による気逆 → 滑
                  └→ 肝火上逆による気逆 ┬→ 大
                                      └→ 有力
```

4 …気陥

　気陥とは気の昇降出入運動のなかの昇挙する力のない病理状態を指します。気陥は主に脾胃気虚による中気下陥として，栄養物質を上部へ輸送できなかったり，内臓を昇挙できず各種内臓下垂を引き起こしたりします。この病理状態は気虚により生じるので，脈との関係では気虚の場合と同じです。

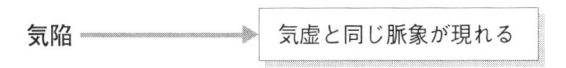

```
気陥 → 気虚と同じ脈象が現れる
```

5 …気閉

　気閉と気脱は，気の昇降出入のなかの出入異常による病理状態です。そして気閉は，気が中に閉じ込められ外出できない病理状態です。この病理状態を引き起こす病因病機は，激しい気機の鬱結・穢濁邪気が気の外出を阻滞する・熱病の過程中で熱邪が裏で盛んになり気が閉じ込められるなどがあります。

　気閉と脈との関係では，紹介した病因病機のとおりすべて裏証であることから沈脈が現れます。そのほかの兼脈は，病因病機の違いにより異なります。激しい気機の鬱結では，気滞のために弦脈，穢濁邪気の阻滞では裏証の程度が深く伏脈，熱病による気閉では推動作用が強く閉じ込められるために遅脈が兼ね合わさることがあります。

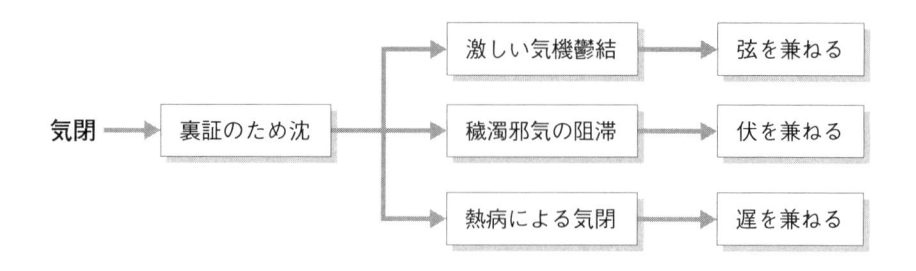

```
                         ┌─→ 激しい気機鬱結   →  弦を兼ねる
気閉 →  裏証のため沈  ─┼─→ 穢濁邪気の阻滞   →  伏を兼ねる
                         └─→ 熱病による気閉   →  遅を兼ねる
```

6 ⋯ 気脱

　気脱は，気が外へ脱出してしまう病理状態を指します。その病因病機は，①気虚が進行して体内に存続できず外脱する，②大出血により出血とともに気も外脱する，③大汗や激しい嘔吐あるいは下痢により津液とともに気も外脱するものがあります。

　脈との関係で大切な点が2つあります。1つめは，気虚が重篤なことから脈管の太さを維持する力が弛緩するため，脈管は緩んで太くなること，2つめは，脈管中の陰血が急激に失われるために，按じても中空な脈になることです。

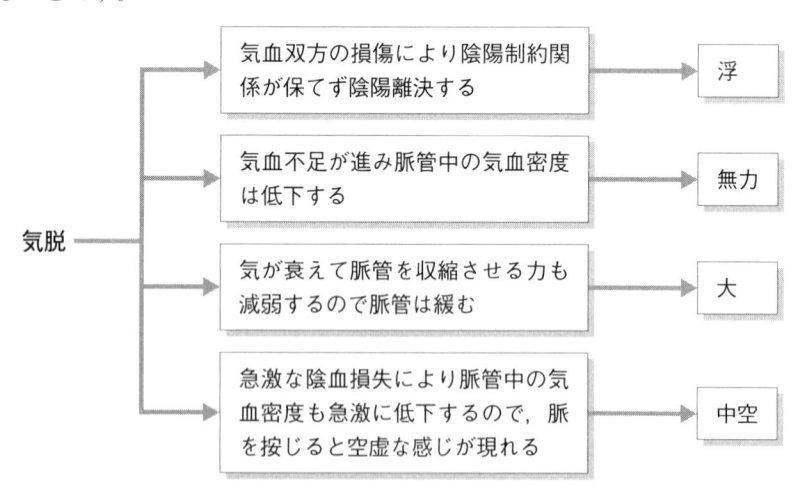

```
           ┌─→ 気血双方の損傷により陰陽制約関係が保てず陰陽離決する  → 浮
           │
           ├─→ 気血不足が進み脈管中の気血密度は低下する              → 無力
気脱 ──────┤
           ├─→ 気が衰えて脈管を収縮させる力も減弱するので脈管は緩む  → 大
           │
           └─→ 急激な陰血損失により脈管中の気血密度も急激に低下する
               ので，脈を按じると空虚な感じが現れる                  → 中空
```

　気脱で現れる脈象を総合すると，芤脈や散脈などに相当します。

2. 血の病証

1 …血虚

血虚とは，臓腑・経絡の血不足，あるいは血の滋養が低下している病理状態を指します。脈との関係では，主に血不足が関わってきます。つまり脈管中の血液量の低下により脈が細くなる点です。

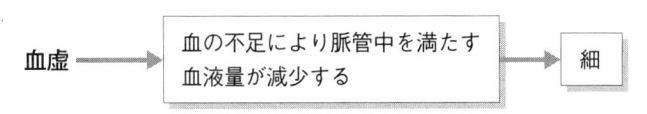

血虚 → 血の不足により脈管中を満たす血液量が減少する → 細

血の不足とともに気の損傷も生じるので，細脈に気虚と関係のある脈象も兼ねることが多いです。ただし，気血の損傷がともにあっても脈が細いのは，脈管の太さを維持する力が衰えるほどに気の損傷は進んでいないことを示しています。

2 …血瘀

血瘀とは血液の流れが悪い病理状態を指します。実際に血を流しているのは気の働きですから，気の推動や温煦作用が低下したり気が阻滞されたりすることで生じます。血液の流れが悪くなる原因は，気虚・陽虚・気滞・痰濁・血寒などがあります。血瘀の原因は多いですが，血液の流れが悪いことは共通しているので，脈との関係でも共通して渋脈が現れます。

気虚や陽虚の場合は気の推動・温煦作用の低下により，気滞は気機失調で推動作用が阻滞されることで血流が悪くなります。痰濁も気の推動作用を阻滞するので血流が悪くなります。血寒は血と寒が結びついて気の推動作用を阻滞し，かつ寒邪により陽気が損傷して温煦作用も低下するので血流が悪くなります。

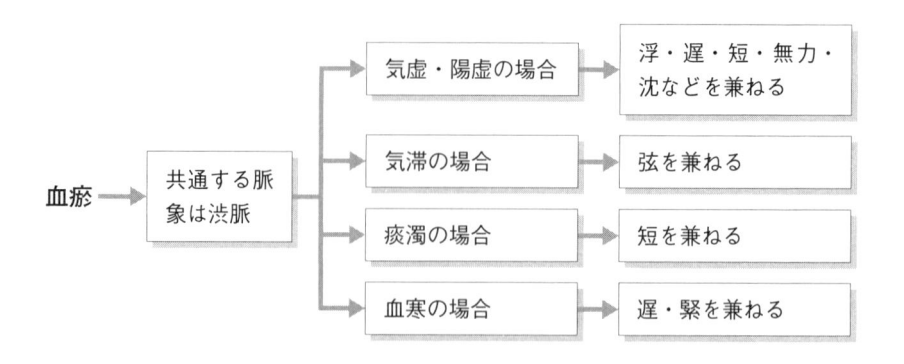

```
血瘀 → 共通する脈象は渋脈 → 気虚・陽虚の場合 → 浮・遅・短・無力・沈などを兼ねる
                          → 気滞の場合 → 弦を兼ねる
                          → 痰濁の場合 → 短を兼ねる
                          → 血寒の場合 → 遅・緊を兼ねる
```

　痰濁の場合は注意が必要です。痰であるから滑脈と連想してしまいますが，この場合は血流を阻滞する働きが主ですから滑膩の性質は反映されません。この場合は，気の推動作用は抵抗を受けるため，脈気はのびず脈は短くなる場合もあります。

3 … 血熱

　血熱とは血分に熱があることを指します。そして熱の生じる場合により虚実の違いがあります。実証は邪熱が血分に入るあるいは五志化火などがあります。虚証は陰液損傷による内熱の発生があります。血熱と脈の関係は実熱と虚熱を問わず推動・温煦作用を亢進させるので，心拍数は増加して数脈が現れます。

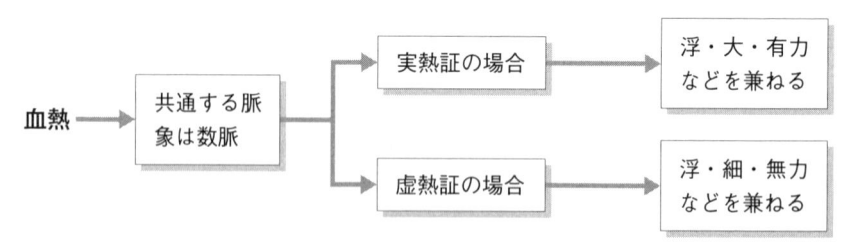

```
血熱 → 共通する脈象は数脈 → 実熱証の場合 → 浮・大・有力などを兼ねる
                          → 虚熱証の場合 → 浮・細・無力などを兼ねる
```

4 … 血寒

　血寒とは寒邪内犯あるいは陰寒内盛によって脈絡に寒が客する病理状態を指します。血寒と脈の関係は，寒の性質である収引性が主となり緊脈が

現れます。また寒の凝滞性による血行不暢による細脈や渋脈，そして短脈あるいは遅脈が現れる場合もあります。

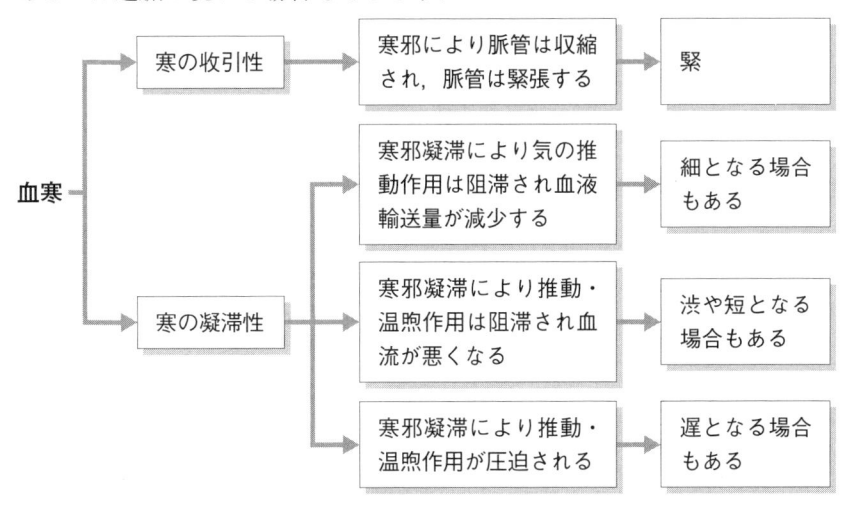

```
血寒 ─┬─ 寒の収引性 ──→ 寒邪により脈管は収縮 ──→ 緊
      │                   され，脈管は緊張する
      │
      └─ 寒の凝滞性 ─┬─→ 寒邪凝滞により気の推 ──→ 細となる場合
                    │    動作用は阻滞され血液      もある
                    │    輸送量が減少する
                    │
                    ├─→ 寒邪凝滞により推動・ ──→ 渋や短となる
                    │    温煦作用は阻滞され血      場合もある
                    │    流が悪くなる
                    │
                    └─→ 寒邪凝滞により推動・ ──→ 遅となる場合
                         温煦作用が圧迫される      もある
```

5 … 血滞

　血滞とは，瘀血よりも軽症で病理産物としての実体は存在しないが，血行不暢の病理状態を指します。血滞の生じる原因は主に気の疏泄失調であり，そのほかには気の推動作用の低下があります。血滞と脈との関係では，主に気の疏泄失調による弦脈が現れます。また気の推動作用の低下による渋脈や短脈，そして細脈などが現れる場合もあります。

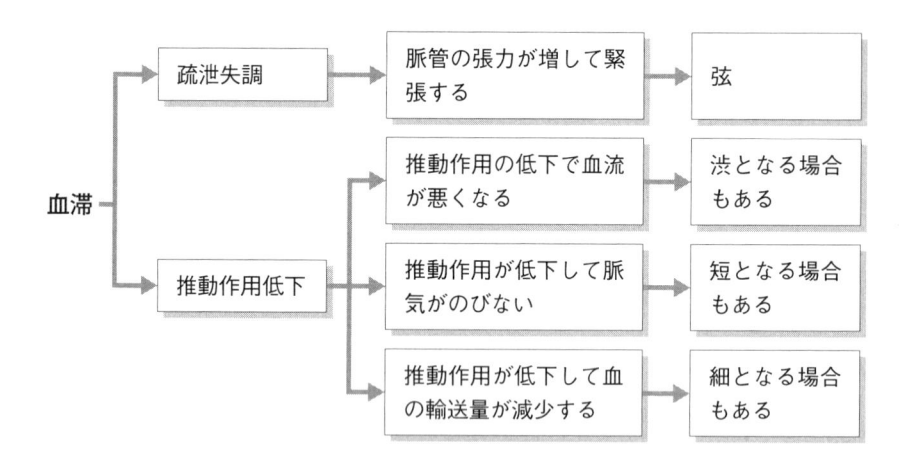

```
血滞 ─┬─ 疏泄失調 ───→ 脈管の張力が増して緊張する ───→ 弦
      │
      └─ 推動作用低下 ─┬─ 推動作用の低下で血流が悪くなる ───→ 渋となる場合もある
                      ├─ 推動作用が低下して脈気がのびない ───→ 短となる場合もある
                      └─ 推動作用が低下して血の輸送量が減少する ───→ 細となる場合もある
```

3. 気血の病証

　血虚のところで少し触れましたが，気と血は単独で病理状態を引き起こしているわけではありません。気と血は相互に依存している関係です。その関係とは，気は血に対して推動（血を流す）・温煦（血を温める）・化生（血を生成する）・統血（血を漏らさない）作用があります。一方，血は気に対して，濡養（気に栄養を提供している）・運載（気を載せる乗り物）作用があります。

　以上の関係が失調するといろいろな病証が現れます。その代表的な病証として気滞血瘀・気不統血・気随血脱・気血両虚について，それぞれの脈象について紹介します。

1 …気滞血瘀

　気滞血瘀とは，気滞と血瘀が同時に存在している病理状態を指します。気滞と血瘀が発生する順番に関係なく，気滞血瘀と脈の関係ではそれぞれの特徴が現れてきます。

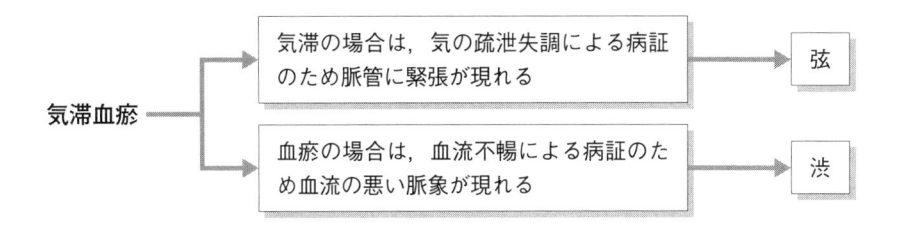

第2章　基本病脈

```
気滞血瘀 ─┬─→ 気滞の場合は，気の疏泄失調による病証のため脈管に緊張が現れる ─→ 弦
         └─→ 血瘀の場合は，血流不暢による病証のため血流の悪い脈象が現れる ─→ 渋
```

2 … 気不統血

　気不統血とは，気虚により気の固摂作用が弱くなり出血症状を引き起こす病理状態を指します。気不統血と脈の関係は，気虚と脈の関係と同じです。固摂作用の減弱で現れる脈象というものはありませんが，その原因である気虚による脈象がこれに相当します。気虚と脈の関係を参照してください。

3 … 気随血脱

　気随血脱とは，大量出血のときに血の運載作用により気も出血に伴い大量に失われる病理状態を指します。これは気脱で説明した病理状態の1つです。病証名は異なりますが，引き起こされた状態は同じですから，気脱を参照してください。

4 … 気血両虚

　気血両虚とは，気虚と血虚が同時に存在する病理状態を指します。気虚と血虚の発病順序，そして気血損傷の程度の違いに関係なく，共通する脈象を気血両虚を代表する脈象とするならば，それは細・無力な脈ということができます。

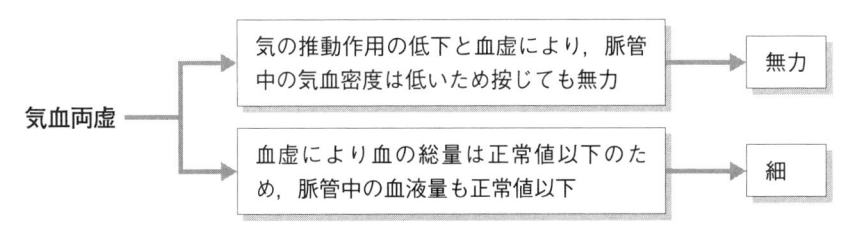

```
気血両虚 ─┬─→ 気の推動作用の低下と血虚により，脈管中の気血密度は低いため按じても無力 ─→ 無力
         └─→ 血虚により血の総量は正常値以下のため，脈管中の血液量も正常値以下 ─→ 細
```

気血損傷の程度の違いにより，気虚で紹介した脈象も兼ね合わさります。例えば，気虚の損傷が進み陽気も衰えてくると遅脈や沈脈などが現れたりします。

4．津液の病証

津液とは，体内にあるすべての正常な水液を指しており，気や血と同じく整体を維持するために必要な基本物質です。

その生理作用は2つあります。1つめは全身の臓腑組織器官に対して濡潤し滋養する作用です。2つめは血液の重要な組成部分であり，併せて血液の流れを円滑にする作用です。

では，津液の生理作用を根拠にして津液の病証である津液不足・津液停留と脈との関係をみてみましょう。

1 …津液不足

津液は，発汗や排泄による損失を飲食物で補うことにより平衡を保っています。ここで津液不足として問題になるのは，発汗過多や津液損耗，そして排泄過多による病証です。発汗過多・津液損耗・排泄異常にはさまざまな病因病機がありますが，津液不足を代表する脈象は細脈と渋脈です。

このような脈象が現れる理由は，津液の生理作用と関係があります。津液は血液の重要な組成部分であるため，津液不足は血の不足を生じ，脈管中の陰血量は減少するので細脈が現れます。また津液は血液の流れを円滑にする作用があるので，津液不足になると血液の流れが悪くなり渋脈が現れます。実際に血液を流しているのは気の推動作用であるのに，なぜ津液不足で渋脈が現れるのでしょうか？　それは津液不足により血液の粘稠度が増すため，気の推動作用に負担がかかり血流が悪くなるからです。

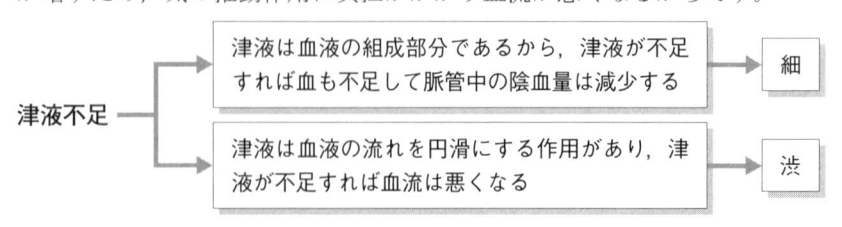

| 津液不足 | → | 津液は血液の組成部分であるから，津液が不足すれば血も不足して脈管中の陰血量は減少する | → | 細 |
| | → | 津液は血液の流れを円滑にする作用があり，津液が不足すれば血流は悪くなる | → | 渋 |

気虚で衛気不固となり発汗しすぎなら無力な脈，熱邪亢盛による津液損耗や発汗過多ならば数脈を兼ねます。

2 … 津液停留

津液停留とは，津液が体内に滞る病理状態を指します。この津液停留を引き起こす病証はさまざまありますが，脈との関係では，津液停留により生じた湿・痰・飲などの病理産物との関係として現れてきます。これら病理産物と脈との関係はすでに紹介しましたが，確認のため復習しましょう。

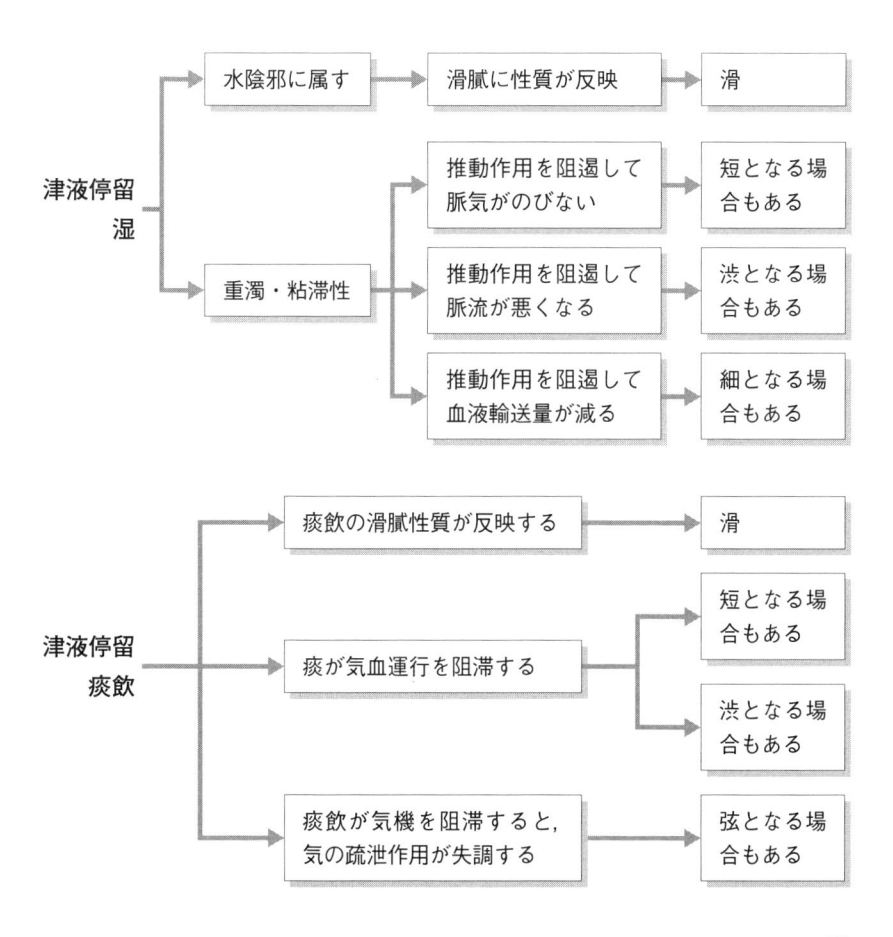

津液停留 湿
- 水陰邪に属す → 滑膩に性質が反映 → 滑
- 重濁・粘滞性 → 推動作用を阻遏して脈気がのびない → 短となる場合もある
- 重濁・粘滞性 → 推動作用を阻遏して脈流が悪くなる → 渋となる場合もある
- 重濁・粘滞性 → 推動作用を阻遏して血液輸送量が減る → 細となる場合もある

津液停留 痰飲
- 痰飲の滑膩性質が反映する → 滑
- 痰が気血運行を阻滞する → 短となる場合もある／渋となる場合もある
- 痰飲が気機を阻滞すると，気の疏泄作用が失調する → 弦となる場合もある

以上のように，気血津液弁証から脈象を導くことを行いましたが，脈理に従えば，どのような病証における脈象も導くことができます。このような導き方ができれば，実際の臨床で病証と脈象の順逆をはっきりさせることができます。この訓練は記憶するだけではできないことで，基礎理論と脈理をしっかり把握していれば自ずと導かれるものです。このことからも基礎理論と脈理の大切さがおわかりいただけると思います。

第 2 部
脈診篇

　「脈診はわかりにくいが経験を重ねれば自ずと体得できる」「脈診は精妙で名人技に近く，中医学の入門者には難しすぎる」「脈診は客観性がないので無意味なものだ」などの意見があります。

　「第 2 部　脈診篇」では，脈診にかなりの客観性をもたせ，基本病脈を順番に脈診していけば入門者でも病脈の判定ができるようになっています。そのうえで経験を重ねれば脈診に対する自信は揺るぎないものになるでしょう。

　本篇の構成は，第 1 章で「脈診の基礎」として脈診時における最低限の知識を紹介します。第 2 章では「基本病脈の基準」として，「第 1 部　脈理篇」で紹介した基本病脈をどのように捉えるかを紹介します。そして最後に，第 3 章では「脈診の進め方」として脈診表を使った脈診手順を紹介します。

第1章
脈診の基礎

　脈診で得た脈象は人体の気血陰陽や病邪の状況を反映しています。しかし実際には，個体差や外部環境，そして正確な脈診法を無視することなどで正確な脈象が得られないことがあります。そのために，脈診をする場合に必要な基礎知識がありますから，その基礎知識を大きく4つに分けて紹介します。

　その4つの内容とは，1つめは患者の個体差，2つめは外部環境，3つめは脈診の基本的な方法，4つめは症候との関係についてです（図1）。

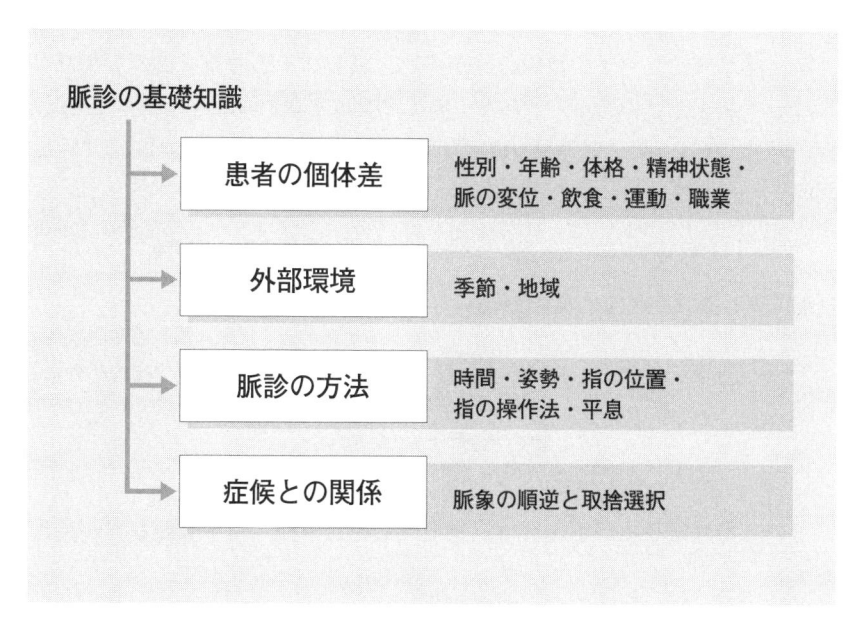

脈診の基礎知識

患者の個体差	性別・年齢・体格・精神状態・脈の変位・飲食・運動・職業
外部環境	季節・地域
脈診の方法	時間・姿勢・指の位置・指の操作法・平息
症候との関係	脈象の順逆と取捨選択

図1　脈診の基礎知識

　これからこの4つの項目について順番に説明していきましょう。

第1節 患者の個体差

　患者の個体差には，性別・年齢・体格・精神状態・脈の位置・飲食・運動・職業などがあります。これらの個体差を考慮に入れて脈診を行わなければなりません。

1 …性別

　性別による脈象の違いについては，次のことが指摘されています。

　1つめは『千金要方』に，「婦人之脈常濡弱于男子」（女性の脈は男性の脈より軟弱〔濡は病脈のことでなく軟らかいという意味〕である）とあります。

　2つめは『瀕湖脈学』に，「女子寸兮男子尺，四時如此号為平」（女子の寸脈は沈が多く，男子の尺脈は沈が多い。もし1年を通じてこのようであれば正常な脈象といえる）とあり，また『脈義簡摩』には「男子寸強尺弱，女子尺強寸弱」（男子は寸脈が強く尺脈は弱く，女子は尺脈が強く寸脈は弱い）とあります。

性別による違い → 脈の強さ → 女子の脈は男子に比べて軟弱

男子は寸脈が強く尺脈は弱い場合がある
女子は寸脈が弱く尺脈は強い場合がある

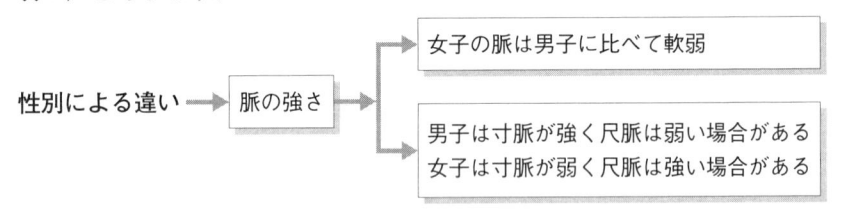

図2　性別による脈象の違い

　そのほか妊娠している場合は，気血旺盛により弦・滑・数脈などが現れます。

2 …年齢

　年齢による脈象の違いについては，『脈義簡摩』に次のように簡潔に紹

介されています。

「嬰児稚子脈滑数，老人脈弱，壮人脈強」(嬰児〔3歳位までの子供〕や稚子〔乳飲み児〕の脈は滑数，老人の脈は弱く，壮年の人の脈は強い)。

脈拍数は，嬰児では120～140回／分，5～6歳の児童で90～110回／分と，一般の成人（70～85回／分）に比べてかなり速い点に注意しましょう。

『霊枢』天年篇には「三十歳，五蔵大定，肌肉堅固，血脈盛満，……」(30代にいたると，五臓は大いに定まり，肌肉は堅固となり，血脈は盛んで充満している，……)とあります。このことから脈の拍動の強さは，30代が最も盛んであり，その後年齢を重ねると次第に緩和になっていきます。

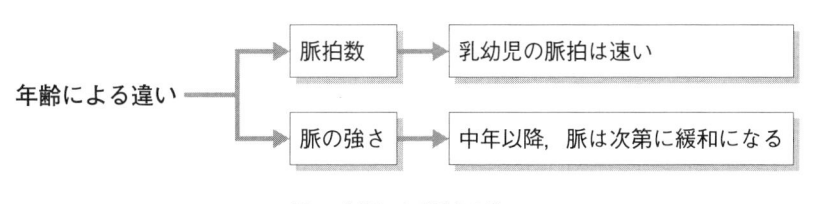

```
                    ┌─ 脈拍数  ─→ 乳幼児の脈拍は速い
年齢による違い ─┤
                    └─ 脈の強さ ─→ 中年以降，脈は次第に緩和になる
```

図3　年齢による脈象の違い

3 …体格

体格による脈象の違いについては，身長の高低と脂肪の肥痩により異なります。

身長が高い人は寸口部に現れる脈も長くなり，低い人は寸口部に現れる脈は短くなります。このことは寸・関・尺の位置を決めるときに必要な注意点です。

脂肪の肥痩とは，肥満体と痩身による違いを指します。つまり肥満体の人は脂肪層が厚いので脈に触れにくく，痩身の人は反対に脈に触れやすい傾向にあります。体形を見て脈の浮沈を決める参考にします。

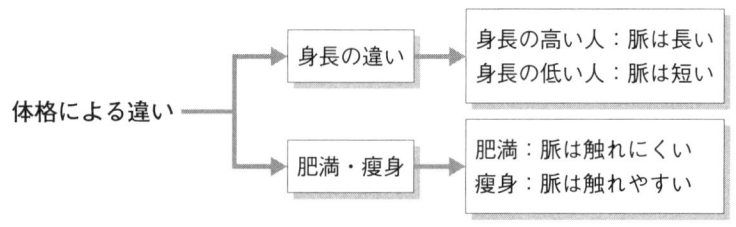

```
体格による違い ──┬──→ 身長の違い ── 身長の高い人：脈は長い
                 │                    身長の低い人：脈は短い
                 │
                 └──→ 肥満・痩身 ── 肥満：脈は触れにくい
                                    痩身：脈は触れやすい
```

図4　体格による脈象の違い

4 …精神状態

　精神状態の急激な変化は脈象にも影響します。それでは，精神状態の変化によりどのような脈象が現れるかを紹介しましょう。

　喜びすぎれば心を損い脈は緩む，怒りすぎれば肝を損い脈は切迫する，ひどく恐怖すれば腎を損い脈は沈む，激しい悲哀は肺を損い脈は短くなる，ひどく驚くと気は乱れ脈は動揺する。

　これら情志の変化と脈象の関係は，『素問』挙痛論篇の「喜べば気緩む〔喜則気緩〕」「怒すれば気上がる〔怒則気上〕」「恐怖すれば気下がる〔恐則気下〕」「悲しめば気消える〔悲則気消〕」「驚すれば気乱れる〔驚則気乱〕」などから容易に類推することができます。

　一時的な精神的変化の場合は，その変化が収まれば脈象も元の状態に戻るので，一過性の場合は患者の精神状態が十分に落ち着いてから脈診を行うのがよいでしょう。

5 …脈の位置

　寸口部にあるはずの脈がない場合があります。これは先天的な動脈の変位であり，病脈ではありません。このような脈には「斜飛脈」と「反関脈」があり，その違いは，尺部から斜めに手背へ向かっている脈を「斜飛脈」といい，脈が寸口部の背側にある脈を「反関脈」といいます。

　実際にこのような脈が現れることは少ないですが，忘れずに注意しておきましょう。このような脈は病脈ではないので，脈診して診断の参考にするようにしましょう。

6 …飲食

　飲食により脈は変化するので，脈診するときには飲食状況を考慮に入れて判断しなければなりません。

　飲食と脈の関係は，飲酒後は脈は速くなることが多く，食後は「洪緩有力」となることが多く，飢餓状態では無力となることが多いといわれています。このことをふまえて，飲食に関してはアルコールを摂取せず，食後1時間以上経過してから脈診するのがよいでしょう。もしそうでないときは，飲食と脈の関係を考慮して判断する必要があります。

7 …運動・職業

　運動した直後は脈は速く，運動しない人の脈は沈む傾向にあります。また頭脳労働者は肉体労働者に比べて脈は弱く，運動選手の脈は一般的に充実して脈拍もゆっくりしています。

　このことから，急いで治療に来た場合はしばらく安静にしてから脈診を行うのがよいでしょう。さらに職業や日頃の運動状況も考慮に入れる必要があります。

第2節　外部環境

　外部環境には季節と地域があり，外部環境の違いにより脈象にも変化が生じます。そのため脈診で得られた脈象に対して外部環境を考慮に入れ正しく判断する必要があります。

1 …季節

　各季節には各季の特徴や寒暖の違いがあり，また各季節に相応する特徴的な脈象が現れます。これについて『黄帝内経』に詳しく述べられているので，その内容を紹介しましょう。

①春

『素問』平人気象論篇に次のように書かれています。「春胃微弦曰平」（春の脈象は、従容緩和〔ゆったりとして穏やか〕な胃気のある脈に微かに弦脈を帯びる脈を正常な脈〔平脈〕という）。

また『素問』玉機真臓論篇には、「春脈如弦，何如而弦」（春の脈は弦脈のようだというが、なぜ弦脈なのか？）「岐伯対曰，春脈者肝也，東方木也，万物之所以始生也，故其気来，軟弱軽虚而滑，端直以長，故曰弦」（岐伯答えて曰く、春の脈は肝の脈で、東方の木に属しその性質は万物が生長を始めるものだから、その気は軟らかく浮いて滑らか、そしてまっすぐで長い、ゆえに弦脈という）。「反此為病」（これに反する脈は病脈である）とあります。

ここでいわれている弦脈とは、脈管が緊張した弦脈ではありません。要するに春に現れる正常な脈とは、浮取で触れ脈拍がゆったりとして穏やかでまっすぐな脈を指しています。

②夏

『素問』平人気象論篇には、「夏胃微鈎曰平」（夏の脈象は、従容緩和〔ゆったりとして穏やか〕な胃気のある脈に微かに鈎脈を帯びる脈を正常な脈〔平脈〕という）とあります。

『素問』玉機真臓論篇には、「夏脈如鈎，何如而鈎」（夏の脈は鈎脈のようだというが、なぜ鈎脈なのか？）「岐伯対曰，夏脈者心也，南方火也，万物之所以盛長也，故其気来盛去衰，故曰鈎」（岐伯答えて曰く、夏の脈は心の脈で、南方の火に属しその性質は万物を盛んに生長させるものだから、その気は来るときは勢いがあり去るときは緩やかである。ゆえに鈎〔洪〕脈という）。反此為病（これに反する脈は病脈である）とあります。

ここでいわれている鈎脈とは、浮綱脈の1つである洪脈を指しています。しかし夏に現れる正常な脈ですから、必ずゆったりと穏やかな脈のなかに現れる洪脈のことです。

普段は沈脈傾向の人でも夏になると、浮取でハッキリと触れることが往々にしてあります。このようなときには季節性を考慮に入れて判断する

必要があります。

③秋

『素問』平人気象論篇に「秋胃微毛曰平」（秋の脈象は，従容緩和〔ゆったりとして穏やか〕な胃気のある脈に微かに毛脈を帯びる脈を正常な脈〔平脈〕という）と書かれています。

『素問』玉機真臓論篇には，「秋脈如浮，何如而浮」（秋の脈は浮脈のようだというが，なぜ浮脈なのか？）「岐伯対曰，秋脈者肺也，西方金也，万物之所以収成也，故其気来，軽虚以浮，来急去散，故曰浮」（岐伯答えて曰く，秋の脈は肺の脈で，西方の金に属しその性質は万物を収めるものだから，その気は軽く触れて現れる浮，来るときは急で去るときは散じる。ゆえに浮脈という）。「反此為病」（これに反する脈は病脈である）とあります。

ここでいわれている毛脈とは浮脈のことです。秋に浮脈が現れたら，これは季節の脈と一致しているので病脈と即断しないように注意しましょう。

④冬

『素問』平人気象論篇には，「冬胃微石曰平」（冬の脈象は，従容緩和〔ゆったりとして穏やか〕な胃気のある脈に微かに石脈を帯びる脈を正常な脈〔平脈〕という）とあります。

『素問』玉機真臓論篇には，「冬脈如營，何如而營」（冬の脈は營〔石〕脈のようだというが，なぜ營脈なのか？）「岐伯対曰，冬脈者腎也，北方水也，万物之所以含蔵也，故其気来沈以搏，故曰營」（岐伯答えて曰く，冬の脈は腎の脈で，北方の水に属しその性質は万物を含蔵するものだから，その気は沈み潤っている。ゆえに營〔石〕脈という）。「反此為病」（これに反する脈は病脈である）とあります。

冬の脈は沈んで胃気のある脈となります。もし冬に沈んだ脈で緊張していたりすれば，冬の正常な脈ではないので弁証する必要が出てきます。

正常な脈象は季節により変化しているので，脈診の際はやはり季節を考

慮に入れる必要があります。

表1　季節と脈診

季節	名称	脈象
春	弦	浮取で触れ，ゆったりとして穏やかでまっすぐな脈
夏	鈎	拍動の来るときは勢いがあり，去るときは緩やかな脈
秋	毛〈浮〉	浮いていてゆったりとして穏やかな脈
冬	石〈營〉	沈んでいてゆったりとして穏やかな脈

2 …地域

　季節と同様，地域によっても脈の現れ方にも違いがあります。季節と地域による脈象の区別は『診脈三十二辨』（清・管玉衡）で簡潔にまとめられているので，以下に紹介します。

　「中原之地，四時異気，居民之脈，亦因時異。春弦・夏洪・秋毛・冬石。脈与時違，皆名曰病。東夷之地，四時皆春，其気暄和，民脈多緩。南夷之地，四時皆夏，其気蒸炎，民脈多大。西夷之地，四時皆秋，其気清粛，民脈多勁。北夷之地，四時皆冬，其気凛冽，民脈多実」。この内容を表にして示すと以下のようになります。

表2　脈象と地域・季節との関係

地域	季節	気候	脈象
中原	四季	四季で変化	春弦・夏洪・秋毛（浮）・冬石（沈）
東方	春中心	暖和	多くは緩脈（ゆったりとした脈）
南方	夏中心	蒸し暑い	多くは大脈（太い脈）
西方	秋中心	爽やかで引き締まっている	多くは勁脈（硬い脈）
北方	冬中心	寒気が厳しい	多くは実脈

第3節 脈診の基本的な方法

脈診の基本的な方法には，時間・姿勢・指の位置・指の操作・平息（安定した呼吸）の5項目があります。

1 …時間
時間というのは，脈診するときの最適な時間と必要な時間の長さのことを指します。

①脈診するときの最適な時間
最適な時間については『素問』脈要精微論篇に次のような記載があります。「診法常以平旦，陰気未動，陽気未散，飲食未進，経脈未盛，絡脈調均，気血未乱，故乃可診有過之脈」（脈診は常に早朝に行う，それは陰気は未だに動くことなく，陽気も未だ静かにしており，飲食も未だ摂取していないため経脈は未だ盛んでなく，絡脈も調っており，気血も未だ乱れていないから，病的な脈を〔乱されることなく〕診ることができる）。

さて，実際の臨床でこの時間（早朝）に実行するのは困難です。したがって大切なことは，気血が乱れないような静粛な環境を整えて脈診するように心がけることです。

ただし，早朝に目覚めてすぐ脈診することの意義は忘れないようにしましょう。

②脈診するときに必要な時間の長さ
時間の長さについては『霊枢』根結篇に次のような記載があります。「持其脈口，数其至也，五十動而不一代者，五臓皆受気」（寸口部の脈を観察してその拍動数を測る，50回の拍動で一度も間歇的な停止がないものは，五臓の精気は旺盛である）。このことから，少なくとも50回の拍動を観察して間歇的な停止がないかを調べなければなりません。ですから必要な時

間の長さは「五十動」といわれています。

この五十動には間歇的な停止脈の観察だけでなく，脈象の診断には十分な時間を必要としていることが表されています。もし脈象が把握できなければ，さらに五十動を重ねて慎重に診断するようにします。

五十動とは比喩的な表現で，実際には3分以上は脈診に費やすべきだといわれています。

2 … 姿勢

この姿勢とは患者の取るべき姿勢のことです。この姿勢には，坐位と仰臥位の2通りがあります。どちらの姿勢でも大切なことは，①腕を自然に伸し，心臓と同じ高さにする，②掌を上に向ける，③手首の下に敷物を入れて手首を軽く開かせる。

以上の①②③によって血流が自然に通るようになり，より正確な脈象を診ることができるのです。

3 … 指の位置

脈診に使う指は，左右の人差し指・中指・薬指です。そして，右手の3指で患者左手の寸口部，左手の3指で患者右手の寸口部を診ます。要するに患者と向き合って脈診するということです。仰臥位のときは左右のベッドサイドに移動して脈診します。ここで注意することは，脈診は先ず左右交互に行うことです。左右同時に行うのは比較するときで，これは左右の脈診をしてからするものです。

次に，各指の位置決めを紹介しましょう。

①**関部を決める**：中指で患者の橈骨茎状突起後方膨隆部を触れ，そのまま平行移動して拍動を確かめそこを関部とし中指を置きます。

②**寸部を決める**：関部と手根横紋の中間を寸部とし，そこに人差し指を置きます。

③**尺部を決める**：寸から関部と同じ間隔を上方に取り拍動を確かめ，そこを尺部とし薬指を置きます。

脈に触れる指の面は**図5**のように，指先でなく指の腹でもなく，その間の面で脈に触れるのです。ちなみにこの部位は人体の生理上最も敏感なところです。このようにして触れると，指は自然に弓形を呈し，水平面と指の角度が約45度となります。

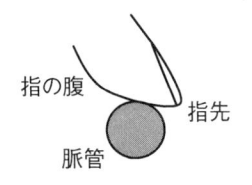

図5 脈に触れる指の部位

3指をまとめて脈に触れるのを総按といい，これは脈象全体を観察するのに用います。1指で触れるのを単按といい，寸・関・尺各部の脈象を観察するのに用います。また小児の脈診では寸関尺の3部に分けることができないので，1本の指（母指）を用いて行います。

4 …指の操作

指の位置が決まったら，次はどのように指を操作して脈象を観察するのかを説明しましょう。

操作法は大きく2つに分かれています。1つは挙・尋・按，もう1つは推・循といいます。

①挙・尋・按

挙とは，指の力を軽くして脈に触れる方法で，一般には「浮取」と呼ばれている操作法です。

尋とは，指の力は軽くもなく強くもなく中間の力で脈に触れる方法で，「中取」と呼ばれる操作法です。

按とは，指の力を強くして脈に触れる方法で，一般には「沈取」と呼ばれている操作法です。

これら挙・尋・按の操作法は脈の位置を調べるのに用いられます。

②推・循

推とは，脈の上に置いた指を左右上下にわずかに移動させる操作法で

す。そして左右とは脈の幅を観察すること，上下とは指に少し力を入れて脈に圧力をかけて抵抗力の有無を観察することです。

　循とは，脈に置いた指を魚際部や尺沢穴方向へ少し移動させる操作法です。これにより脈の長短などを判断するのに用いられます。

　以上の挙・尋・按や推・循の具体的な運用については，「第2章　基本病脈の基準」や「第3章　脈診の進め方」に詳しく紹介します。

5 …平息

　平息とは脈診をする人の呼吸が調っていることを指します。呼吸を調える必要がなぜあるのでしょうか？　それは1呼吸の間に患者の脈拍が何回拍動したかを数えるからです。ただし現在では，脈拍を数えるのに時計を用いることが多くなり，あまりこの方法は採用されていません。ちなみに正常な呼吸とは1分間に16〜18回の呼吸数です。

　ただし平息には正常な呼吸数だけでなく，別の意味もあります。それは脈診時には意識を集中させ詳細に脈を観察する意味も含まれています。

6 …悪い例と良い例

　最後によくみられる悪い例を紹介します。

●位置の決め方
悪い例：人指し指・中指・薬指を同時に寸口部へ置く。
　　　　　［理由］これでは寸・関・尺が確定しない。
良い例：中指で茎状突起後方膨隆部を確認し，その内側を関部と決める。そして関部の前後が寸部・尺部となるが，病人の体格差に注意。

●触れ方
悪い例：指を伸ばして寸口部に指腹をベタリと付ける。
　　　　　［理由］脈にはっきりと触れることができない。
良い例：指先と指腹の間で触れるように指を丸めて寸口部へ水平に置く。

●姿勢
悪い例：患者の肘を屈曲させ，また心臓より高いあるいは低い位置で脈診する。
　　　［理由］自然な脈流が得られず，正確な脈象が現れにくい。
良い例：肘を伸ばし心臓の位置に置いて脈診する。このとき，坐位でも仰臥位でも構わない。

●左右の順番
悪い例：左右の脈診を同時に行う。
　　　［理由］左右同時に病脈を確定するのは至難であり，片方ずつ詳細に脈診してから左右を比較しなければいけない。
良い例：左右片方ずつ脈診する。同時に診るのは左右を比較する場合。

第4節　症候との関係

「病が内に生じると，必ず脈や顔色の変化が外に現れる」といわれており，症候と脈象は密接に関係しています。この関係を把握していないと，臨床で間違った弁証論治を導き，患者に苦痛を与えてしまうことになりかねません。脈象と症候の関係には，脈症順逆と脈症従捨があり，それぞれについて紹介していきましょう。

1 …脈症順逆

ある疾病が生じた場合，その症候から演繹して当然得られる脈象が現れたものを脈症相応といいます。例えば，表証で浮脈，あるいは裏証で沈脈が現れた場合がそうです。一方，当然得られるべき脈象が現れないものを脈症不相応といい，表証で沈脈，あるいは裏証で浮脈が現れた場合などです。

脈症相応を脈では順脈，疾病では順病といい，自然な病理的反応と判断

します。また脈症不相応では，逆脈とか逆病といいます。実際に臨床で脈症が逆の場合は，注意深く四診合算しその原因を把握して弁証する必要があります。

この脈症順逆について，『景岳全書』でわかりやすく記載されているので紹介します。ただし，原文が少し長いので段落ごとに訳文を載せておきます。

段落1　「凡内出不足之証，忌見陽脈，如浮，洪，緊，数之類是也。外入有余之病，忌見陰脈，如沈，細，微，弱之類是也。如此之脈，最不易治」（内傷病で正気不足の証で，陽脈が現れるのを忌む，陽脈とは浮・洪・緊・数脈である。外感病で正気旺盛の病で，陰脈が現れるのを忌む，陰脈とは沈・細・微・弱脈である。これらの脈の場合は最も治療しにくい）

段落2　「凡有余之病，脈宜有力有神，如微，渋，細，弱而不応手者，逆之兆也，凡不足之病，脈宜和緩柔軟，若洪，大，実，滑，浮，数者，逆也」（正気邪気ともに有余の病では，脈は有力で有神が適宜であるが，例えば脈が微・渋・細・弱で手に応じない者は，逆の兆しである。正気不足の病では，脈は緩和柔軟が適宜であるが，もし脈が洪・大・実・滑・浮・数の者ならば，逆である）

段落3　「凡暴病脈来浮，洪，数，実者，為順。久病脈来微，緩，軟，弱者，為順。若新病如沈，微，細，弱，久病如浮，洪，数，実者，為逆也」（発病が急激な病で現れる脈が浮・洪・数・実ならば順。慢性病で現れる脈が微・緩・軟・弱ならば順。もし新病で沈・微・細・弱脈，慢性病で浮・洪・数・実脈ならば逆である）

段落4　「凡脈証貴乎相合，設若証有余而脈不足，脈有余而証不足者，軽者亦必延綿，重者即危亡之兆」（脈と証が相応することは貴いことで，もしも証有余で脈不足，あるいは脈有余で証不足は，軽症ならば必ず纏綿として治らず，重症ならば危急存亡の兆候である）

以上の内容を表にして，視覚的にわかりやすくしてみました（**表3**）。

表3 『景岳全書』にみられる脈象順逆

段	病証		脈象	順逆
段落1	内傷病で正気不足		陽脈：浮・洪・緊・数	難治
	外感病で正気旺盛		陰脈：沈・細・微・弱	
段落2	邪正とも有余の病		有力で有神	順
			微・渋・細・弱で無力	逆
	正気不足の病		緩和柔軟	順
			洪・大・実・滑・浮・数	逆
段落3	発病が急激な病		浮・洪・数・実	順
	慢性病		微・緩・軟・弱	
	新病		沈・微・細・弱	逆
	慢性病		浮・洪・数・実	
段落4	実証で脈象は虚証 あるいは 虚証で脈象は実証		軽症：纏綿として治らず あるいは 重症：危急存亡の兆候	逆

2 … 脈症従捨

　脈症従捨というのは，疾病過程中に現れる脈症不相応の状況で，脈象と症候の一方を採用し（これを従），片方を採用せず（これを捨）に弁証することを指します。

　ですから，脈症従捨には脈象を採用せず症候を採用する捨脈従症，症候を採用せず脈象を採用する捨症従脈の2通りがあります。

　それでは，なぜ採用（従）と不採用（捨）することになるのでしょうか？ それは疾病の本質を表しているものを採用し，疾病の本質と矛盾しているものは不採用とするのです。その見きわめはどうするのでしょうか？ それは四診合算することにより可能となります。具体的に捨脈従症と捨症従脈の例をあげて紹介しましょう。

1. 捨脈従症

　大便不通・腹痛・腹部膨満・潮熱・舌質紅・舌苔黄厚で乾燥・脈遅の場

合を考えてみましょう。

　症候から判断すると，胃腸に大便が停滞していることがわかります。

　次に舌診の結果と潮熱があることから，停滞している大便は熱邪と結びついて胃腸に詰っていることが推測できます。

　さて脈象の遅脈はどのように捉えればよいのでしょうか？　つまり熱証と判断した病証や舌診結果，それと寒証を代表する遅脈とをどう関係づけるかです。そこで脈象を採用せず病証を採用して，邪熱が胃腑に結実している陽明腑実証とするのです。

2. 捨症従脈

　それでは次に，症候を採用せず脈象を採用する例をみてみましょう。

　手足が冷えて寒がる・口が渇き冷飲する・脈滑数の場合を考えてみましょう。

　患者の訴えは冷えを中心としていますが，口渇冷飲や脈象は熱証を示しています。この場合は内熱が強く，陰は外に追いやられて冷えの症状が現れていると考えます。このときの冷えは仮の冷えといわれ，疾患の本質ではないので冷えの症候は採用せず，熱証を表す脈象を採用するのです。

　以上，脈象と症候の関係を紹介しました。ここで大切なことは，四診を合算することではじめて正しい診断を下すことができるということです。

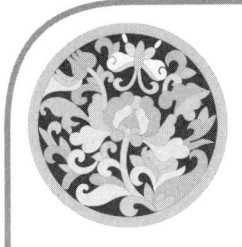

第2章
基本病脈の基準

　第1章で得た脈診の方法を基にして，ここでは基本病脈である浮沈・長短・大小・遅数・有力無力緊張・滑渋・停止脈の基準を1つひとつはっきりと示し，どのようにして基本病脈を捉えるかを紹介します。このことが明らかになれば後は経験を蓄積することで，自信をもって脈診に臨むことができるようになるでしょう。

第1節　脈の深さを決める

1 …基準位置を決定する

　寸口部では皮膚表面から深部へ向かって順次各組織が**図1**のように配列しています。例えば，皮膚からどれくらいの深さ，あるいはどの組織領域を沈と決めても，実際の臨床では活用できません。

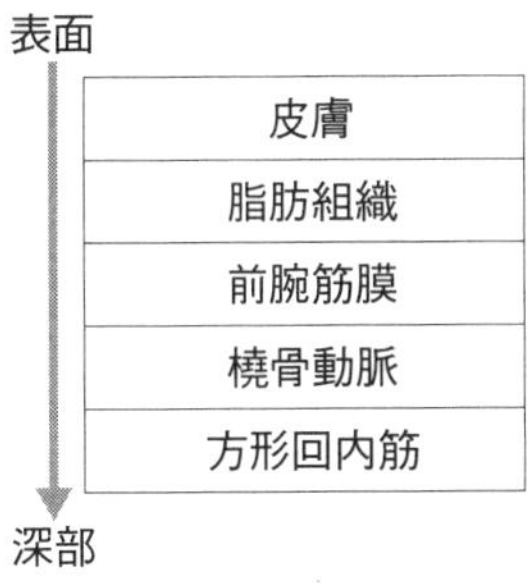

　なぜなら皮膚から筋膜までの厚さはとても薄く，微妙な深さを指先で鑑別することはできないからです。

表面
皮膚
脂肪組織
前腕筋膜
橈骨動脈
方形回内筋

↓ 深部

図1　寸口部断面の略図

　それではどのようにして，浮・中・沈の位置を決めればよいのでしょうか？

　答えは単純です。最も正確で再現可能な基準は，何も力を加えずに寸口部に指を載せた状態です。これを浮取の位置として，浮沈の基準にします。

2…浮中沈の取り方

それではその手順を説明しましょう。

① **浮取**：寸口部に3指を載せるだけで力は一切加えない。ここを浮取の位置としてスタートします。

② **中取**：浮の位置から皮膚がたわむ程度に軽く力を入れる。このとき，皮膚の抵抗はほとんどなく，ここを中取の位置とします。

③ **沈取**：中の位置では按じている皮膚の抵抗はなく，沈の位置へは皮膚の抵抗を感じながら3指に力を入れて按じ，浮取から中取と同程度の深さが沈取となります。

①～③を通じて着目している点は指先と皮膚の関係です。つまり，はじめは触れているだけ，次は皮膚がたわむ程度に按じ，そして皮膚抵抗を感じながら按じる。これをまとめると**図2**となります。

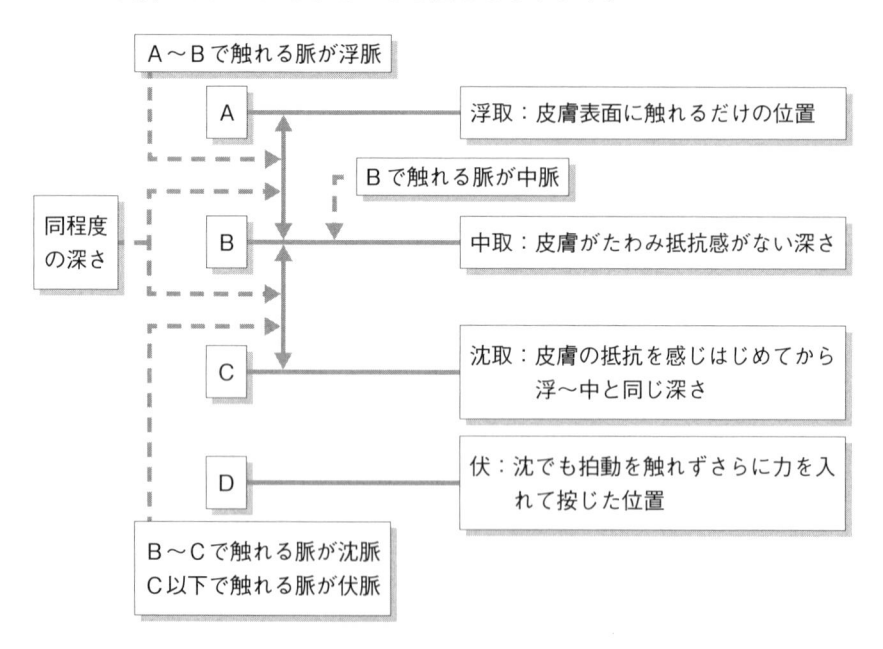

図2 浮中沈の位置

3 …脈位置の補足説明

「皮膚がたわみ抵抗感がない」というのはわかりにくいので補足します。皮膚のたわみというのは，自動車のハンドルで例えるとハンドルの遊び部分を指します。もし太っている人の寸口脈を触れると，この皮膚がたわみ抵抗感がない状態を確認することができます。痩せている人は皮下脂肪が少なく皮膚のたわみも少ないので中取・沈取の位置は浅くなります。

このように脈の深さは人により異なります。ですから観察者の指の力で浮中沈を決めるのではなく，まずは皮膚に触れるところから始めて，さらに皮膚の抵抗感を拠りどころにして中取・沈取を決めていけばよいのです。

●中取の位置の確定法

寸関尺各部では皮膚のたわみ具合が微妙に異なります。その理由は，橈骨の形状によるもので，関部では橈骨が少し盛り上がっています。そのため，関部では皮膚のたわみは寸部尺部に比べて微妙に少ないのです。皮膚のたわみを調べる際に，3本の指を同程度に沈めてしまうと，正確な判定はできなくなります。それでは，どのようにして異なる皮膚のたわみを調整して中取を取ればよいのでしょうか？　それには次の3段階の動作により，中取の位置を確定すればよいのです。

① 皮膚表面に3指を載せるだけ。
② 3指を軽く3〜4回上下させる。こうすると，寸関尺部の皮膚のたわみ方に違いがあるとわかります。つまり，関部のたわみは少なく，寸部と尺部のたわみは少し深いです。
③ 確認のため決定した中取の位置から，少し力をいれて按じ，皮膚の抵抗力が出るようならば，中取の位置を確定できたことになります。

4 …浮沈判定の方法

臨床で浮沈脈や不浮不沈を判断する手順は図3に示したとおりです。要するにどの位置で拍動がはっきりしているかに注目すればよいのです。

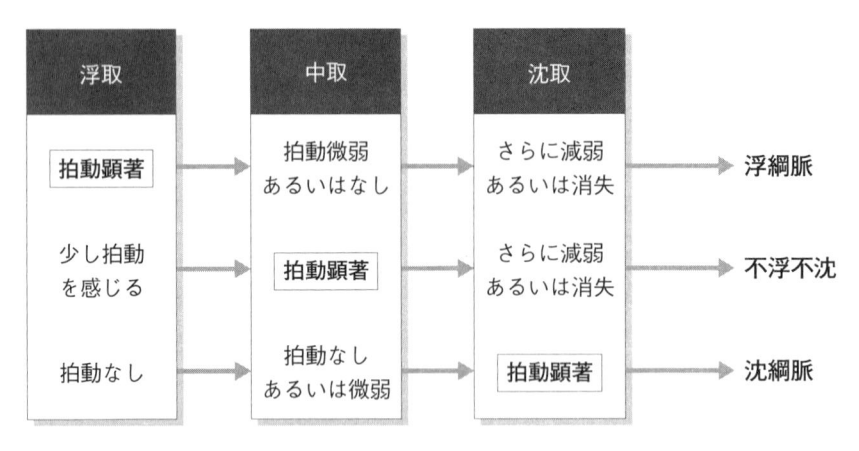

浮取	中取	沈取	
拍動顕著	拍動微弱 あるいはなし	さらに減弱 あるいは消失	→ 浮綱脈
少し拍動 を感じる	**拍動顕著**	さらに減弱 あるいは消失	→ 不浮不沈
拍動なし	拍動なし あるいは微弱	**拍動顕著**	→ 沈綱脈

図3 浮沈・不浮不沈を判断する手順

　図3中の浮綱脈や不浮不沈，そして沈綱脈とは，次のとおりです。
浮綱脈：浮取で脈象が一番はっきりしている脈の総称。浮脈・芤脈・洪脈・革脈・濡脈・散脈を含んでいます。
不浮不沈：平脈を構成する脈の1つで，浮でも沈でもない脈を指します。陰陽が調和し病邪もない状態を示す脈です。
沈綱脈：沈取で最も脈象がはっきりしている脈の総称です。沈脈・伏脈・弱脈・牢脈を含んでいます。
　ここで紹介した多くの病脈は，基本病脈を順番に脈診すれば得られるものです。ただし，今わからなくても心配は無用です。「第3部　病脈篇」を読めば簡単です。大切なことは，浮中沈の位置と浮沈脈の決め方がわかればよいのです。

第2節 脈の長さを決める

1 …脈の長さを決める基準

脈の長さは寸口部を超えたら長，寸口部内の尺部あるいは寸部の脈が触れない場合を短としています。

それでは寸口部は何を基準として決めるのでしょうか？

図4のように，必ず触れることのできる橈骨茎状突起後方の膨隆部と目視できる手根横紋を基準とします。そして，茎状突起後方膨隆部と横紋間と同じ間隔を後方に取ると尺部となり，その人の寸口部が決まるのです。

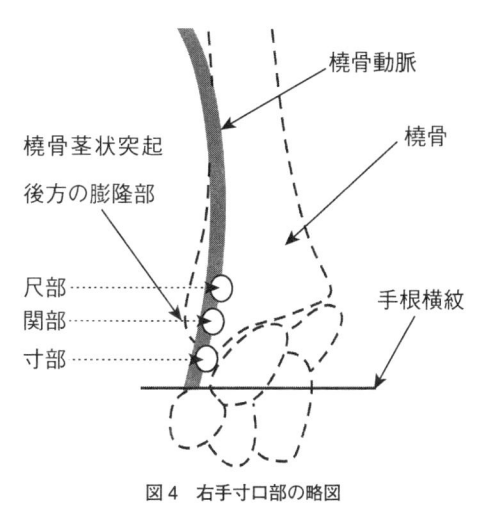

図4 右手寸口部の略図

2 …長短脈の取り方

長短脈の取り方とは寸口部の正しい取り方といってもよいでしょう。それではその手順を紹介します。

① **関部を決める**：術者の中指で患者の橈骨茎状突起後方膨隆部を触れ，そのまま平行移動して拍動を確かめ，そこを関部とします。
② **寸部を決める**：関部と手根横紋の中間で拍動を確かめ，そこを寸部とします。
③ **尺部を決める**：寸～関部と同じ間隔で上方に取り拍動を確かめ，そこを尺部とします。
④ 最後に3指で最も拍動が触れる位置（深さ）で脈の長短を診ます。

ご自身の指で寸関尺を確認してみてください。3指が寸口部にピタリと納まるでしょう。

3 …長短判定の方法

　長短の判定は寸口部が正しく決まれば簡単です。寸口部を超えた拍動かあるいは寸口部に満たない拍動かがわかれば長短の判定は終わりです。

　実際の臨床では，寸口部の確定作業は脈診の第1番目に行います。その後浮沈脈判定を行ってから，最も拍動の触れるところで長短を判定します。

4 …長短判定時の注意点

①浮中沈の確定した深さで長短を判断しましょう

　拍動がはっきりと触れる深さで判定することを指します。浮取で関部の拍動だけが触れることがありますが，これを短脈と即断しないこと。中取・沈取も診て一番拍動がはっきりしている深さで判断しましょう。

②橈骨動脈は魚際部へまっすぐ延びていません

　橈骨動脈は橈骨茎状突起を過ぎると，舟状骨と大菱形骨の外側に沿い手背へ抜けます。ですから長脈を判定するときには，寸部ではやや上外側へ指を移動させ，尺部では指1本分ずらして拍動を観察します。

③自分の指を尺度にしないこと

　体格の大きな人を脈診する場合は，その人の寸口部の大きさに合わせて指を置けば問題ありませんが，体格の小さな人や子どもでは術者の指が置けないこともあります。そのときは単指で脈診します。けっして術者の3指で寸関尺としないようにしましょう。

第3節　脈の太さを決める

1 …脈の太さを決める基準

　脈の太い細いは体格差によっても異なります。何を基準にすればよいのでしょうか？
　図5を見てください。寸口部の脈である橈骨動脈は橈骨と橈側手根屈筋の間にあります。この関係を利用して脈の太い細いを決めます。つまり，この幅にどのくらいの太さで拍動しているかを脈診するのです。

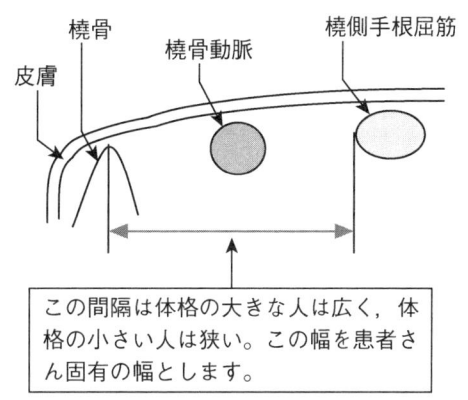

この間隔は体格の大きな人は広く，体格の小さい人は狭い。この幅を患者さん固有の幅とします。

図5　右手首断面の略図

2 …大小脈の取り方

①**位置の決定**：浮中沈のどこで一番はっきり拍動しているか脈診をする。この位置がその後の基本病脈を観察するところとなります。
②**左右に移動**：拍動のはっきり触れる位置で，3指を橈骨方向と手根屈筋方向へ移動させて拍動の様子を観察する。具体的に図6で説明します。

第2部 脈診篇

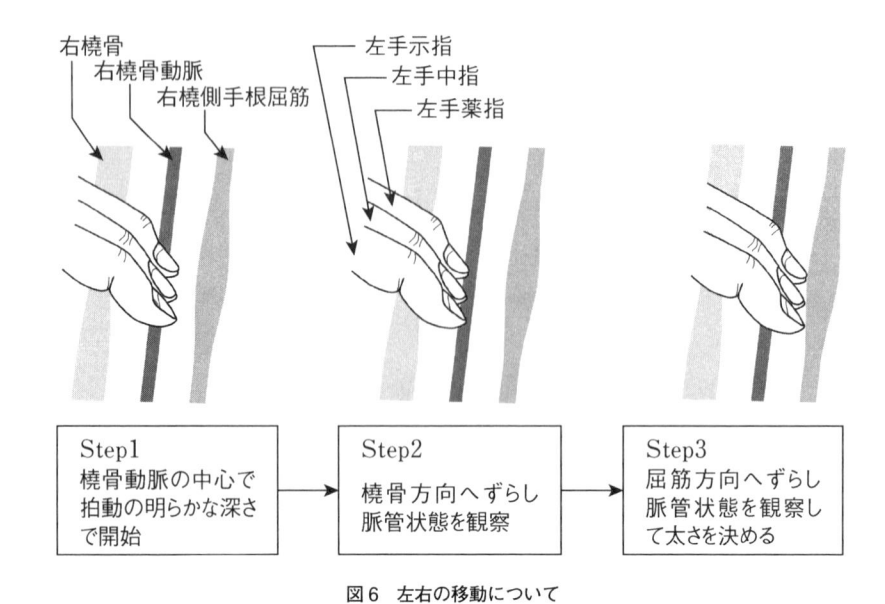

```
右橈骨         左手示指
  右橈骨動脈    左手中指
    右橈側手根屈筋 左手薬指
```

| Step1 橈骨動脈の中心で拍動の明らかな深さで開始 | → | Step2 橈骨方向へずらし脈管状態を観察 | → | Step3 屈筋方向へずらし脈管状態を観察して太さを決める |

図6　左右の移動について

　ポイントは，観察位置を確定し左右にずらして拍動の様子を観察することです。左右に移動させる幅は，拍動している脈管の中心から橈骨縁の間の中央と，脈管の中心から屈筋縁の間の中央が基本的な幅です。

3 …大小判定の方法

　3指を左右に動かし拍動の状況を観察して，脈の大小をどのように決定するか，正常な太さから説明していきましょう。

①正常な太さ

　図7のように脈の左右へ指をずらしたときに，指腹の横に拍動を感じる場合が正常な太さ，つまり「不大不小」ということができます。

　左右へ移動する程度は，橈

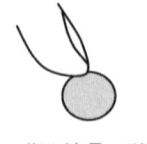

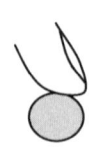

指を橈骨へ移動した場合　　中心位置　　指を屈筋側へ移動

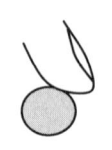

図7　正常な太さの場合

98

骨と橈骨手根屈筋の幅によって決まります。そのためこの幅が太さを決める基準となるのです。

②脈が太い場合

脈が太い場合は，中心位置での拍動と左右にずらしたときの拍動がほとんど同じ強さを感じる場合を指します。

正常な太さでもずらしたときは拍動を感じますが，指下の存在感はあまり感じません。一方，太いときは存在感があるので弁別することができます。

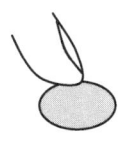

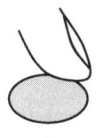

図8　太い脈の場合
指を橈骨へ移動した場合　中心位置　指を屈筋側へ移動

③脈が細い場合

脈が細い場合は，中心位置での拍動は感じますが，左右にずらしたときの拍動はほとんど感じないか，あるいはかすかに感じる程度です。

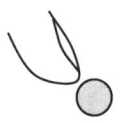

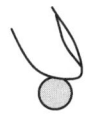

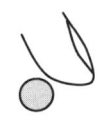

図9　細い脈の場合
指を橈骨へ移動した場合　中心位置　指を屈筋側へ移動

第4節　脈の速さを決める

1 …脈の速さを決める基準

みなさんご承知のように，脈の速さを決める基準は時間です。特に秒針のついた時計があれば十分です。脈の専門書では，観察者の1呼吸に被験者の脈が何回拍動するかによって遅数を判定しています。実際にやってみ

ると，これが結構難しいのです。やはり時計を使うことをお勧めします。

2 … 遅数脈の取り方

①**位置の決定**：拍動が一番はっきり触れる位置を確かめる。
②**脈拍数**：1分間の脈拍回数を数える。

3 … 遅数の判定方法

脈拍が速い脈を数（さく），遅い脈を遅（ち）といいます。

数脈は1分間に90回以上の脈拍，遅脈は1分間に60回以下の脈拍を指します。平脈の不遅不数は1分間に70回前後を指し，「一息四乃至五」（1呼吸で4〜5回拍動する）といわれています。

脈拍数	分類
90回以上／分	数
70回前後／分	不遅不数
60回以下／分	遅

第5節 脈の強さを決める

1 … 脈の強さの内容

「第1部 脈理篇」で説明したように，有力無力の脈は柔和有力の偏差と考え，**図10**のように緊張・弛緩・有力・無力の4種に分類しました。柔和有力の脈診でも同様にこの4種類について考える必要があります。

柔和有力 → 緊張 / 弛緩 / 有力 / 無力

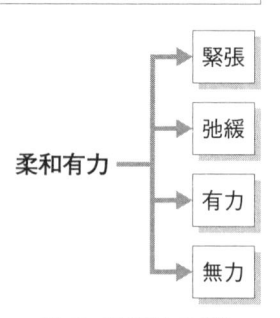

図10　脈の強さの分類

2 … 緊張した脈と弛緩した脈

脈管の表面に触れて硬さを感じる脈を緊張した脈，脈管の表面に触れて軟らかく感じる脈を弛緩した脈といいます。

3 …有力な脈と無力な脈

脈を按じて抵抗力が増した脈を有力な脈，按じて抵抗力が減じた脈を無力な脈といいます。

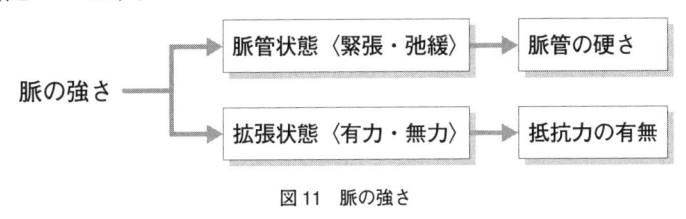

```
              ┌─ 脈管状態〈緊張・弛緩〉 → 脈管の硬さ
   脈の強さ ──┤
              └─ 拡張状態〈有力・無力〉 → 抵抗力の有無
```

図 11　脈の強さ

4 …脈の硬さを決める基準

硬さの基準とは何でしょうか？　平脈では柔和とあり，実際に脈管に触れると柔軟な弾力を感じます。この柔軟な弾力を基準にしたいのですが，客観性に乏しいため次のようにします。

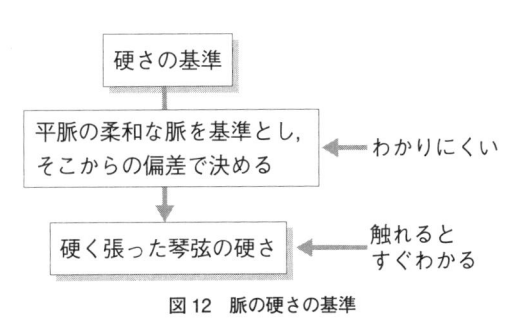

硬さの基準は，強く張った琴の弦を触れた硬さとします。結局，歴代医家の方々の意見を採用させていただきました。

```
   硬さの基準
      ↓
   平脈の柔和な脈を基準とし，  ← わかりにくい
   そこからの偏差で決める
      ↓
   硬く張った琴弦の硬さ        ← 触れると
                                  すぐわかる
```

図 12　脈の硬さの基準

脈管の硬さについて，比喩的でまだ客観性に乏しいと思われる方もいるでしょう。しかし実際，脈管の表面に触れた瞬間に弾力がなく緊張感のある脈であるのはすぐにわかります。つまり，脈管が硬いかどうかは触れた瞬間に判定できます。よく弦脈かどうか脈診して悩んでいる方がいますが，長く触れて硬いかどうかわからないような脈は弦脈ではありません。

5 …脈の軟らかさの基準

軟らかさの基準とは何でしょうか？　やはり，強く張った琴弦の硬さが基準になります。硬くない場合には，柔和と軟がありその区別はどうするのか？　その答えは「区別できない」です。

臨床で脈管が軟らかく，軟と判断することはありますが，柔和との線引きは難しいです。ところが，脈理と実際の臨床からみるといくらか判断できます。

それは軟らかい脈は気血不足のときに現れます。したがって按じると無力あるいは空虚な脈になっているので軟らかい脈と判断できます。一方，柔和な脈は按じて有力です。これが弁別の要点です。

6 …脈の有力・無力の基準

拍動が最も触れる位置で脈の拡張する力を，その患者さんの有力・無力の基準とします。この拡張する力が脈を按じて増すか減じるかを診るのです。

3指で脈管に触れる

拡張作用が
有力・無力の基準

按じる →

按じて抵抗力の
増減を診る

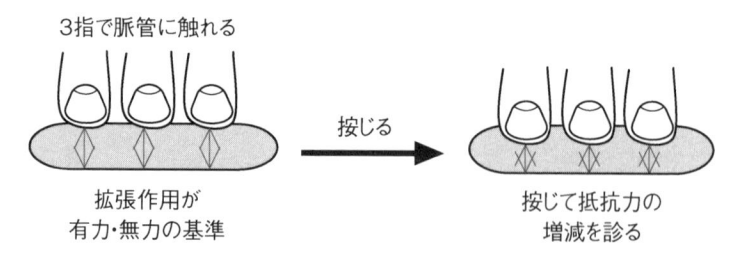

図13　有力・無力の基準

7 …脈の強さの取り方

手順①　拍動を最も触れる位置で脈管上に三指を載せる。
手順②　そのままの位置で脈管の緊張状態を観察する。
手順③　脈管を少し按じ，拡張する力が増加するかまたは減少するかを観察する。

以上の手順①〜③で脈の緊張そして有力・無力の脈診が完了します。

8 …脈の強さを判定する

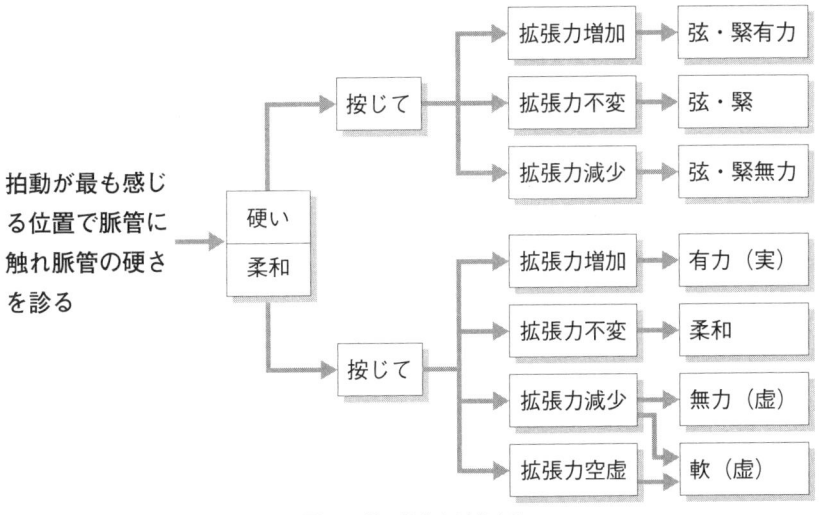

拍動が最も感じる位置で脈管に触れ脈管の硬さを診る

- 硬い
  - 按じて
    - 拡張力増加 → 弦・緊有力
    - 拡張力不変 → 弦・緊
    - 拡張力減少 → 弦・緊無力
- 柔和
  - 按じて
    - 拡張力増加 → 有力（実）
    - 拡張力不変 → 柔和
    - 拡張力減少 → 無力（虚）
    - 拡張力空虚 → 軟（虚）

図14　脈の強さを判定する

第6節　脈の流れを決める

1 …脈の流れ

脈の流れというのは，2つのタイプが考えられます。その2つのタイプを図示すると以下のようになります。

タイプ1：1回の拍動で尺部〜関部〜寸部と順番に指に触れる流れを示しています。

タイプ2：1回の拍動で一気に寸口部を駆け抜ける流れを示しています。

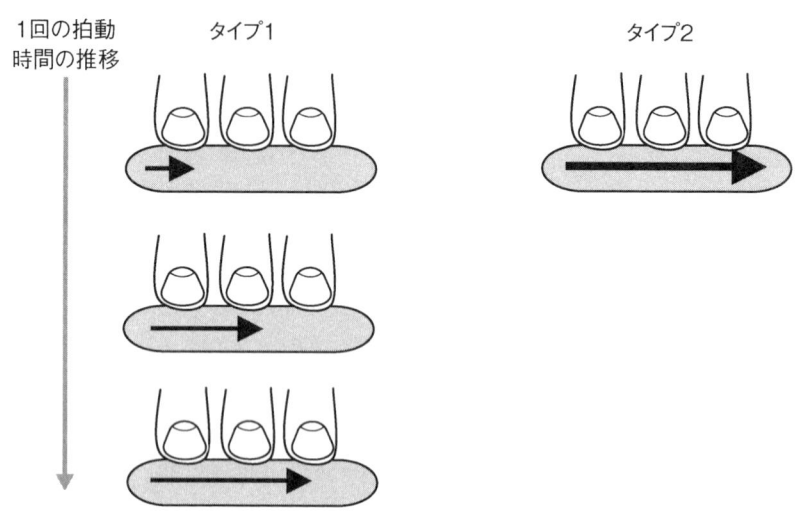

図15 脈流の2つのタイプ

　ところで，動脈血の流速は場所にもよりますが 20 〜 50cm ／秒あるそうです。1秒間に 20 〜 50cm も移動する脈流が 10cm にも満たない寸口部を流れるのですから，タイプ2の脈流が実際の脈の流れということができるでしょう。

2 …脈の流れの内容

　1回の拍動で流れる血液の移動距離は，寸口部の長さをはるかに超えています。そのとき私たちが感じる流れというのは，脈管中を速い速度で通過する血液集団の慣性力つまり勢いを脈管を通じて感じ，それを脈の流れといっているのです。

　そのほかに，脈管中に痰飲や湿邪が豊富に存在すれば，滑膩つまりツルツルして滑る性質の痰飲・湿邪が脈管中を流れるため，ツルツル滑るような流れが脈管を通じて現れる場合もあります。また勢いを遮る病理産物の存在あるいは勢い自身が弱い場合は，流れが悪い渋滞した状態が現れます。

　以上の脈の流れをまとめると以下のようになります。

第2章 基本病脈の基準

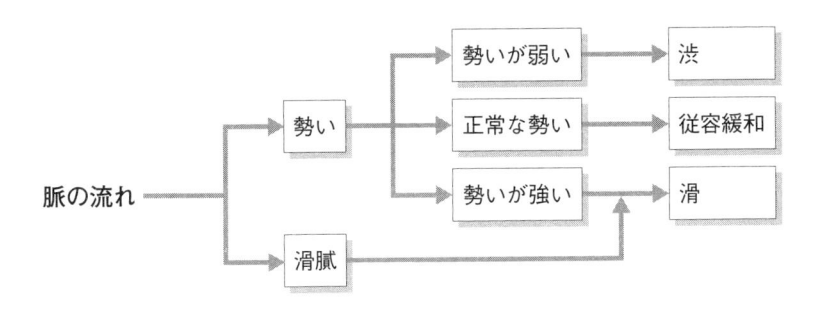

```
脈の流れ ─┬─ 勢い ─┬─ 勢いが弱い ──→ 渋
         │        ├─ 正常な勢い ──→ 従容緩和
         │        └─ 勢いが強い ──→ 滑
         └─ 滑賦 ───────────────────↑
```

図 16　脈の流れの種類

　勢いが弱いというのは，脈の流れが悪い，または遅いことで，これは渋脈と表現されます。勢いが正常とは，流れがゆったりと落ち着いている「従容和緩」な脈です。勢いが強いというのは，脈の流れが速いことで，これは滑脈に属します。滑賦とは滑るような脈で滑脈のことを指します。

3 …脈の流れを決める基準

　正常な脈の流れとは，平脈で紹介したように「従容和緩」つまり「ゆったりと穏やかな流れ」のことを指します。また脈流と関係のある病脈では滑脈と渋脈があり，滑脈は流れが滑らか，あるいは速い脈，渋脈は流れが渋滞あるいは遅い脈といわれています。

　しかし，入門者が脈の流れの良し悪しを決めることはたいへん困難なことです。そこで入門者が流れの状態を判断する方法を提案します。まずは，滑・従容和緩・渋の3脈の特徴を表にして示しましょう。

表1　滑・従容和緩・渋の3脈の特徴

脈	脈流	拍動
滑	滑らか，あるいは速い	はっきりして勢いがある
従容緩和	ゆったり穏やか	はっきりしているが落ち着いている
渋	渋滞，あるいは遅い	不明瞭

以上の3脈の拍動に注目してください。脈流と拍動が相呼応していることがわかるでしょう。つまり私の提案は，入門者は拍動の状態を確認してから脈流を仔細に観察することをお勧めします。そうすることで，脈流の良し悪しがはっきりとわかるようになります。これは脈の速さを時計で判断しているうちに，時計なしで判断できるようになることと同じです。

4 …脈の流れの基準

滑渋と関係ある平脈の要素は従容緩和で，それは脈の流れがゆったりしている脈のことです。しかし，入門者にはわかりにくいので脈の拍動を基準にします。

もう少し具体的にいうと，**図17**のように指に触れる拡張と収縮のメリハリを，入門者用に脈の流れの基準にします。そして従容緩和な脈とは，拍動がゆったりと連続し，かつ拍動ははっきりしているが強すぎない脈を指します。

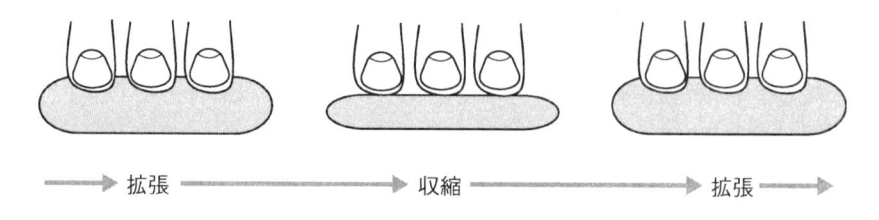

図17 入門者の脈流の基準

5 …滑渋脈の取り方

①**位置の決定**：拍動が最もはっきり触れる位置を確かめる。
②**拍動の強さ**：これは脈拍の停止ではなく，拍動がはっきりとして，かつゆったりとつながっているかを観察します。そして拍動の拡張収縮のメリハリを根拠に脈流を注意深く観察します。ただし脈拍の速さではありません。

6 …滑渋の判定方法

①滑脈

滑脈といっても，病証の違いにより少し異なるところがあります。まずは滑脈が現れる各病証を確認しておきましょう。大きく分けると3通りに分類できます。

①気血旺盛
②内外火熱邪
③痰飲・湿邪

①②は気の推動・温煦作用が活発になることで滑脈が現れます。③は痰飲・湿邪のもつ滑膩の性質が反映されて滑脈が現れます。

以上の発生原因の違いから，滑脈は**図18**のように表現できます。

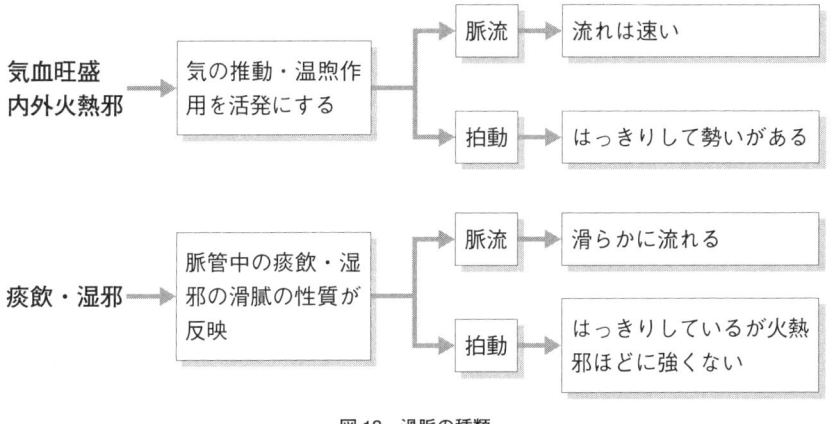

気血旺盛／内外火熱邪 → 気の推動・温煦作用を活発にする → 脈流 → 流れは速い
　　　　　　　　　　　　　　　　　　　　　　　　　　　→ 拍動 → はっきりして勢いがある

痰飲・湿邪 → 脈管中の痰飲・湿邪の滑膩の性質が反映 → 脈流 → 滑らかに流れる
　　　　　　　　　　　　　　　　　　　　　　　　→ 拍動 → はっきりしているが火熱邪ほどに強くない

図18　滑脈の種類

②渋脈

渋脈の脈流も虚実の違いにより異なるところがあります。虚証は気の推動作用自身が虚衰している場合を指します。実証は病邪により気の推動作用が阻滞されている場合を指し，正気の充実度により拍動に違いが現れます。

第2部 脈診篇

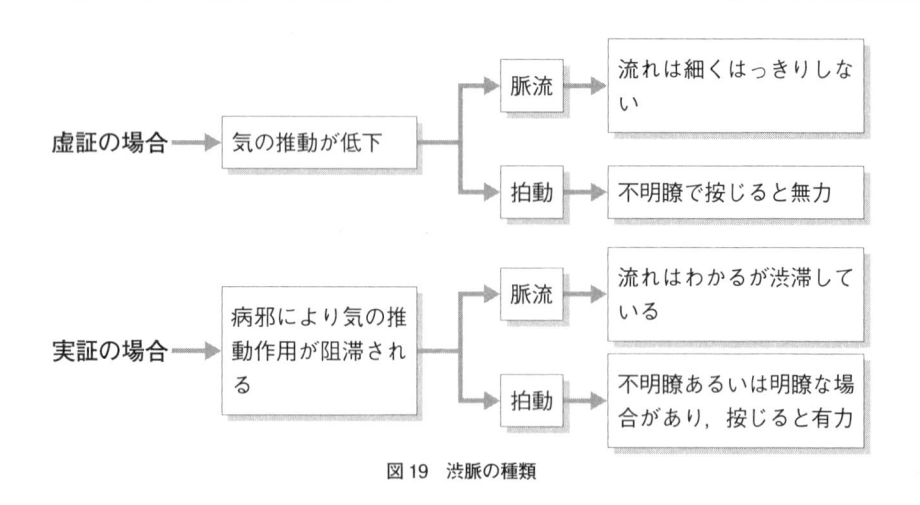

```
虚証の場合 → 気の推動が低下 →┬→ 脈流 → 流れは細くはっきりしない
                          └→ 拍動 → 不明瞭で按じると無力

実証の場合 → 病邪により気の推動作用が阻滞される →┬→ 脈流 → 流れはわかるが渋滞している
                                          └→ 拍動 → 不明瞭あるいは明瞭な場合があり，按じると有力
```

図19　渋脈の種類

第7節　停止を決める

1 …停止を決める基準

　基準というよりも，拍動の大小に関係なく拍動が一時的に停止する脈を停止脈と決めます。

2 …停止脈の取り方

①**位置の決定**：拍動が最もはっきりと触れる位置を確かめます。浮沈から滑渋を脈診する間あるいはそれ以後に停止があるかを観察します。
②**停止の種類**：停止があれば次の2項目をチェックします。1つめは脈の遅数，2つめは停止が間歇的か規則的かを調べるのです。

3 …停止の判定方法

　停止脈の取り方により，**図20**の3通りの脈が導かれます。遅数のなかで緩とあるのは，緩脈の脈拍数を指しており，1分間に65回前後を指しま

す。ちなみに遅脈は1分間に60回以下，数脈は90回以上です。

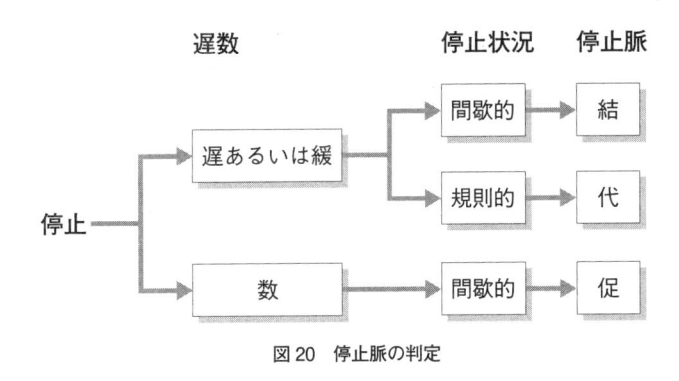

```
                遅数              停止状況    停止脈

              ┌─→ 遅あるいは緩 ─┬─→ 間歇的 ─→ 結
              │                 │
         停止 ─┤                 └─→ 規則的 ─→ 代
              │
              └─→ 数           ─→ 間歇的 ─→ 促
```

図20　停止脈の判定

第3章
脈診の進め方

「第2章　基本病脈の基準」では，基本病脈の取り方を学びました。本章ではこれを基にして，実際の臨床でどのように脈診を行うかを紹介します。

第1節　脈診表

脈診表は8項目の基本病脈を順番に観察した結果を記入して，患者の病脈を確定するために作られた表です。

この表に沿って「第1章　脈診の基礎」「第2章　基本病脈の基準」で覚えた方法を使えば，入門者でもかなりの精度で病脈を確定することができるようになります。

第2節　脈診表の使い方

①最も拍動が触れる位置に○印を付けます。
②長短の欄に○印を付け，不長不短なら何も書きません。例えば，長脈で寸部以上に延びていたら寸の方に○印を付けます。短脈で寸・関が触れないときは寸と関に○印を付けます。
③太さは相応する欄に○印を付けます。
④脈拍数を測り回数を記入します。左右のどちらか一方を測れば十分で

第3章　脈診の進め方

脈診表

	左			右		
①→	浮	中	沈	浮	中	沈
②→	長		短	長		短
	寸	尺	寸 関 尺	寸	尺	寸 関 尺
③→	大	中	細	大	中	細
④→		回／分			回／分	
	遅		数	遅		数
⑤→	硬		軟・柔和	硬		軟・柔和
⑥→	滑		渋	滑		渋
⑦→	間歇的停止		規則的停止	間歇的停止		規則的停止
⑧→	有力	無力	中空	有力	無力	中空
⑨→	寸部	関部	尺部	寸部	関部	尺部
⑩→						

111

す。1分間に60回以下なら遅，90回以上なら数の欄に◯印を付けます。
⑤脈管表面が硬いときは硬に，軟らかいときは軟に◯印を付けます。軟が判断しにくいときは⑧で有力なら柔和に，無力なら軟に◯印を付けます。
⑥脈の拡張収縮が滑らかなら滑に，不明瞭なら渋に◯印を付けます。
⑦不規則に停止するなら間歇的停止に，規則正しく停止するなら規則的停止に◯印を付けます。
⑧脈管を按じて抵抗力が増大したときは有力に，減少したときは無力に◯印を付けます。中空とは按じた指下に抵抗力がほとんどない状態を指し，そのときは中空に◯印を付けます。ただ中空はある程度脈が太くないと現れません。
⑨以上の脈診を通じて寸・関・尺の中で特徴的な脈が現れていれば，その脈象を記入します。例えば，①〜⑧まで中の位置で脈診し，その他に関部の脈だけが浮いて硬い脈が現れていれば浮弦と記入します。
⑩最後の空欄には，①〜⑧までの結果を記入します。複合脈は合わせて記入します。例えば，沈で細く軟らかく無力な脈は弱とします。この複合脈は「第3部　病脈篇」で詳しく学習します。「第3部　病脈篇」が終わるまではすべて書き込んでも身体内の気血陰陽邪正の関係は同じですから問題ありません。

第3節　最後に

　この脈診の進め方は固定したものではありません。臨床で実践しながら自分流の進め方となったものです。読者のみなさんもいろいろと実践され，より良い脈診の進め方を生み出されることを願っております。
　脈診法の暗記のために，脈診の進め方を七五調にまとめてみました。『瀕湖脈学』などの歌賦には遠く及びませんが，学習の一助にご利用ください。

脈診法の手順

まず浮沈,
位置が決まれば,
長短と,
太さは指を,
左右にずらす。

遅数には,
時計を使う。
硬さ触れ,
抵抗力は,
按じて診ます。

拡縮（拡張収縮）の,
つながりを触れ,
滑渋だ。
最後の脈は,
停止か否か？

　以上紹介した内容をふまえてぜひ多くの実践を行ってください。実践することでより確かな技術を獲得することができるでしょう。

＃ 3 部
病脈篇

「第1部　脈理篇」「第2部　脈診篇」と脈診の基本中の基本を終わり，いよいよ病脈篇に入ります。ここまで学んだことをもとに病脈を理解して，臨床で自信をもって脈診できるようになりましょう。

第1章
病脈の学び方

1. 28病脈

　多くは27病脈ですが，本篇では大脈を加え28病脈を紹介します。これらは臨床でよくみられる脈の代表選手です。記憶するだけでなく，よく理解し，臨床で活用できるようになりましょう。

2. 各脈の学習内容

　各脈の学習内容は，以下のような項目となります。

①脈象

　脈象とは，各病脈を特徴づけている**脈の現れ方**のことです。

　これは病脈を識別するための最低限の内容です。暗記は好まないのですが，必ず覚えてください。覚えておかないと病脈の判定はできません。

②類似脈

　脈の現れ方が**似ている脈**を紹介します。

　これがわかっていると脈診が能率的に行えます。これから紹介する六綱脈のグループ分けを使うと意外と簡単です。

③主病

　各病脈が代表する病証，すなわち病脈と病証の関係を脈理によって説明します。

④代表例

　その病脈の代表的な例を紹介します。臨床の参考にしてください。

⑤注意点
臨床での注意点を紹介します。

⑥主病詩
理解の一助と思い,『瀕湖脈学』にある主病の**歌賦**を日本語に訳してみました。余力のある方はどうぞ。

3. 六綱脈について

28脈を学ぶ順番は六綱脈の分類に従います。六綱脈は28脈を浮・沈・遅・数・虚・実のグループに分類し，それぞれ浮綱脈・沈綱脈・遅綱脈・数綱脈・虚綱脈・実綱脈といいます。その内容は以下のとおりです。

分類	内容	種類
浮綱脈	脈位が浅い脈	浮脈・芤脈・洪脈・革脈・濡脈・散脈
沈綱脈	脈位が深い脈	沈脈・伏脈・弱脈・牢脈
遅綱脈	脈拍が遅い脈	遅脈・緩脈・渋脈・結脈・代脈
数綱脈	脈拍が速い脈	数脈・動脈・促脈
虚綱脈	拍動が無力な脈	虚脈・短脈・細脈・微脈
実綱脈	拍動が有力な脈	実脈・長脈・弦脈・緊脈・滑脈・大脈

この分類の利点は，対になる脈，例えば浮脈と沈脈や，遅脈と数脈などのように順に学ぶよりも知識の整理が容易なことです。臨床でも病脈の取捨選択が簡潔となります。例えば，脈位の深い脈を得たならば自動的に浮綱脈は対象外となり，混乱なく脈診を進めることができます。

ただし，この分類のいくつかの脈については注意が必要です。

それは虚綱脈中の短脈と細脈です。短脈は気病を主り，細脈は気血両虚を主るので確かに無力な脈ですが，臨床では有力な短脈や細脈も現れることを忘れないでください。詳しくは「虚綱脈」の項（207頁）で述べます。

もう1つは実綱脈中の弦脈・緊脈・滑脈です。弦・緊脈は脈管の硬さ，滑脈は脈の流れに注目した脈ですから，本来脈の抵抗力とは直接に関係あ

りません。しかしこれらの脈は主に実証で現れることが多いので，実綱脈に分類してあります。ちなみに弦脈を浮綱脈に分類するものもありますが，ここでは実綱脈に属させて話を進めます。

第2章
浮綱脈

　浮綱脈とは，浮取で脈象が一番はっきりしている脈の総称です。
　脈の太さや硬さなどに関係なく，浮取で最もよく触れる脈のグループのことを指します。

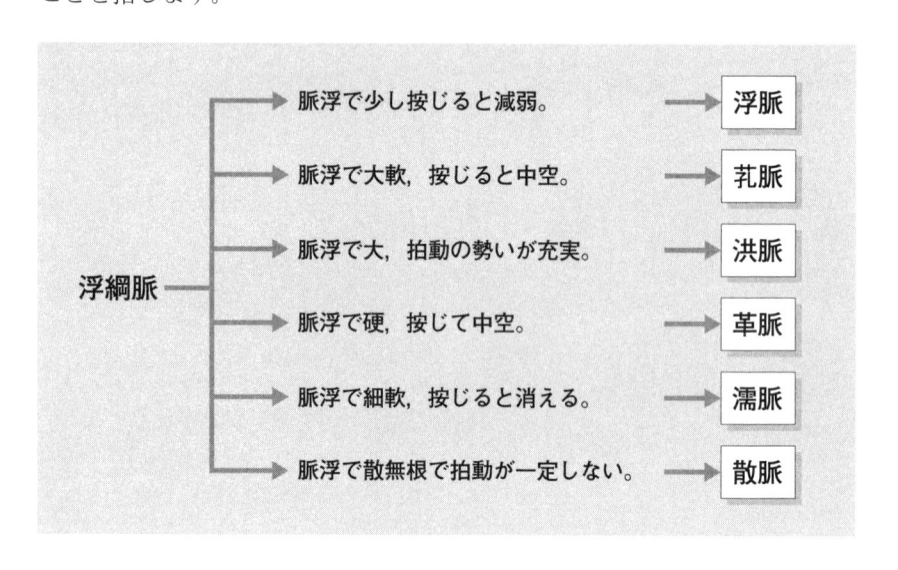

```
                 ┌→ 脈浮で少し按じると減弱。           → 浮脈
                 ├→ 脈浮で大軟，按じると中空。         → 芤脈
                 ├→ 脈浮で大，拍動の勢いが充実。       → 洪脈
        浮綱脈 ──┤
                 ├→ 脈浮で硬，按じて中空。             → 革脈
                 ├→ 脈浮で細軟，按じると消える。       → 濡脈
                 └→ 脈浮で散無根で拍動が一定しない。   → 散脈
```

　おのおのの脈象についてはこれから詳しく説明しますので，ここでは浮綱脈にどのような脈があるのかがわかれば十分です。

● **脈浮と浮脈の違い**
　脈浮というのは，浮取で脈象が一番はっきりしている脈のことで，浮綱脈の条件となる脈です。一方，浮脈は病脈の1つで，脈浮で少し按じると減弱するが，中空でない脈のことです。

第1節 浮脈

1. 脈象

浮脈とは，軽く触れて拍動をはっきりと感じ，少し按じると弱くなるが中空でない脈。

1 …按じると弱くなる

「少し按じると弱くなる」とは，有力・無力の判定ではなく浮取で一番脈がはっきり触れることを意味しています。

2 …浮脈の確定

実際の脈診で浮脈を確定するには，浮取での脈が一番はっきりしていれば，とにかく脈診表の浮の欄にまずは〇印を付けましょう。そして順次脈診を進め，もし浮・大・有力が揃えば洪，浮・大・中空があれば芤，浮・弦・中空ならば革，浮・細・無力ならば濡，脈浮でもはっきりしない脈ならば散，というように複合脈を最後の欄に書き，それ以外は浮脈と確定して記入します。

3 …歴代医家の浮脈

① 『脈経』
[原　文]「浮脈，挙之有余，按之不足」
[口語訳] 浮脈は，軽く触れたらすぐに有力な拍動を感じ，少し圧力を加えると反対に脈の力がなくなる。

② 『素問』平人気象論篇
[原　文]「平肺脈来，厭厭聶聶，如落楡莢，曰肺平，秋以胃気為本。病肺

脈来，不上不下，如循鶏羽，曰肺病。死肺脈来，如物之浮，如風吹毛，曰肺死」

[口語訳] 正常な肺脈は，浮いて滑らかな脈で，楡(にれ)の葉が落ちるようなものが，肺の平脈であり，肺は秋の胃気を本としている。

　　　病気の肺脈は，軽く触れても按じてもはっきりしない脈で，まるで鶏の羽のように中央が硬い脈。これが肺病の脈である。

　　　死を予兆させる肺脈は，物が浮いているような脈，風に吹かれている羽毛のような脈。これが肺の死脈である。

③『難経』十八難
[原　文]「浮者，脈在肉上行也」
[口語訳] 浮脈は，脈が肌肉の上層を行くものである。

④『瀕湖脈学』
[原　文]「浮脈惟从肉上行，如循楡莢似毛軽，三秋得令知無恙，久病逢之却可驚」
[口語訳] 浮脈は肌肉の浅層でその拍動を触れ，まるで柔軟な楡の葉やふわふわした羽毛のようだ。浮脈が秋にみられると無病であることを示している。もし久病でこの脈がみられたなら，ただちに警戒する必要がある。

⑤『診宗三昧』
[原　文]「浮脈者，下指即顕浮象，按之稍減而不空，挙之泛泛而流利」
[口語訳] 浮脈は，指を下ろせばすぐに浮いた脈が現れ，これを按じると少し減弱するけれど空虚ではなく，浮取に戻せば脈ははっきりと滑らかである。

2. 類似脈
浮綱脈は，浮取で一番はっきりと脈象が触れるものを指します。

脈	共通点	鑑別ポイント
洪	脈浮	太く，拍動の勢いが充実している脈。
芤		太く，少し按じると中空な脈。
革		浮取で弦，少し按じると中空な脈。
濡		細く柔らかく，これを按じると消える脈。
散		脈が散漫で無根，拍動が一定しない脈。

3. 主病
浮脈は，表証を主り，裏虚証を主ります。

1 …表証
表とは，人体の皮毛・肌腠を指します。そして表証とは外邪が表にある病証のことで，具体的には六経弁証の太陽病や衛気営血弁証の衛分証を指します。臨床では太陽病は脈浮・頭項強痛・悪寒があり，衛分証は脈浮数・発熱悪寒・口渇があるのを弁証の要点としています。

2 …裏虚証
裏虚とは，裏にあって陽の昇発を抑えている陰分の虚衰のことを指します。この場合の陰分とは，陰に属す血や精そして津液のことです。

3 …浮脈と主病をつなぐ
脈が浮く，つまり浮綱脈になる理由は，脈理篇で学んだように図1の3通りがあります。図中の表邪存在と元気衰微の場合が浮脈となります。陽邪偏盛が浮脈に属さないのは，各種生理作用が亢進して洪脈が現れるからです。逆にいえば，浮脈が現れるのは表邪が存在し正気も不足していない場合と，陰陽の制約関係が失調した場合といえます。

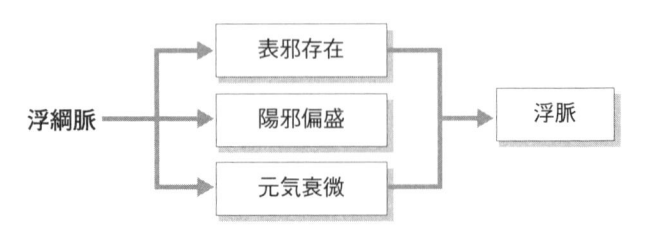

図1 浮脈と主病の関係

4 …表証の脈理

これは「第1部　脈理篇」第2章第1節の(1)病邪が表にある場合の項（35頁）で紹介しています。

5 …裏虚証の脈理

これは「第1部　脈理篇」第2章第1節の(3)陰陽の制約関係が失われた場合の項（36頁）で紹介しています。

4．代表例

1 …表証の代表例

①『傷寒論』辨太陽病脈証并治
［原　文］「太陽之為病，脈浮，頭項強痛而悪寒」
［口語訳］太陽病の特徴は，脈浮，頭項部がこわばり疼痛して悪寒がある。
［解　説］外邪が表（太陽経）に侵襲すると，正気は表へ向かうので浮脈が現れ，太陽経の循行する頭項の経気が阻滞されるので疼痛が生じ，かつ体表を運行している衛気も阻滞され，衛気の温煦作用も失調するので悪寒が生じます。これが表証を代表する太陽病の特徴です。

②『傷寒論』辨太陽病脈証并治

[原　文]「太陽病，或已発熱，或未発熱，必悪寒，体痛，嘔逆，脈陰陽俱緊者，名為傷寒」

[口語訳] 太陽病〔脈浮，頭項がこわばり疼痛して悪寒がある〕に加えて，発熱状態はすでに発熱あるいはまだ発熱してない，そして必ず悪寒があり，身体痛，嘔逆(おうぎゃく)があり，脈は寸尺ともに緊の場合を傷寒という。

[解　説] 傷寒の脈象は浮緊で，寒邪が表に侵襲して生じる病証です。緊脈は寒邪が脈管を収縮させるので現れます。寒邪が表にあるので正気は表へ向かう（正気は不足していない）ので浮緊の脈が現れます。この場合，浮緊の脈象から病邪が表にあり，その病邪が寒邪であることがわかります。

③『金匱要略』水気病脈証并治

[原　文]「風水其脈自浮，外証骨節疼痛，悪風」

[口語訳] 風水〔風邪が表を侵襲し，浮腫が生じる病証〕の脈は浮で，外に現れる証候は関節疼痛と悪風がある。

[解　説] 風邪が表に侵襲すると，まずはじめに外邪と折衝する肺の宣発・粛降作用が失調して水道が通調せず水湿が肌表に停留するので浮腫が生じ，正気は表へ向かうため浮脈が現れ，風湿邪が関節に停留すると気機不通により疼痛を生じ，風邪が衛気の温煦作用を阻害するので悪風（風に当たるのを嫌い，悪寒より軽い）が生じる。これも表証の代表例です。

2 …裏虚証の代表例

『金匱要略』血痺虚労病脈証并治

[原　文]「男子面色薄者，主渇及亡血，卒喘悸，脈浮者，裏虚也」

[口語訳] 男子〔男性に限らない〕，顔色に精気がなく，主に口渇や血虚症状があり，また突然の気喘〔呼吸困難〕や動悸が起こり，浮脈

のものは裏虚証である。

[解　説] 篇名である虚労とは気血双方の損傷が進んでいる病証を指します。その内容を解説すると，気血が不足しているので顔色に精気がない，陰血不足で津液も損傷しているので口渇，陰血不足で血虚症状が現れ，腎精（気）も虚してくるので納気できず気喘，そして陰血が心を養えず心悸が現れます。陰陽ともに虚しているため陰陽の制約関係が失調して脈は浮となります。

5. 注意点

1 …季節を考慮に入れる

『素問』平人気象論篇には，「秋胃微毛曰平，毛多胃少曰肺病，但毛無胃曰死」（秋の胃気〔正常脈〕は毛〔浮〕を平とする。浮が多く胃気[*1]が少ないのを肺病，浮だけで胃気のないものは死す）とあり，また『瀬湖脈学』にも「三秋得令知無恙」（浮脈が秋にみられると無病であることを示している）とあるように，季節にも注意する必要があります。

特に夏季は陽気が盛んなため脈は浮く傾向にあり，長患いの老人でも脈が浮いてくる人がいます。そのようなときは，表証と即断せずに臨床症状と合算して判断しなければなりません。

＊1　胃気：胃気とはゆったりと緩和な脈を指す。

2 …裏証の回復

裏証の脈象は一般的に沈であり，裏証の沈脈が浮いてきたときは裏にある病邪が減退してきた兆しで，かつ正気の回復も示しています。

例えば『傷寒論』辨厥陰病脈証并治に「厥陰中風，脈微浮為欲愈，不浮為未愈」（厥陰中風病で，脈が微かに浮いてきたら治癒の徴候，浮いてこなければ未だ治癒しない）などとあります。

6.『瀕湖脈学』主病詩

[原　文]「浮脈為陽表病居，遅*¹風数熱緊寒拘，浮而有力多風熱*²，無力而浮是血虚」

[訳　文]「浮は陽，病表にあり，緩風，数熱，緊は寒，浮有力は表実で，無力浮は血虚なり」

[口語訳]　浮脈は陽に属し，病は表にあることを示している。緩脈を兼ねると中風証，数脈を兼ねると風熱証，緊脈を兼ねると風寒証。そして浮で有力は表実証，無力で浮は血虚証を示す。

*1　遅：遅脈は寒証を主り，緩脈は風を主るので「遅風」ではなく「緩風」としました。
*2　風熱：風熱邪では，風邪による浮脈と熱邪による数脈で浮数となるべきで，「浮而有力」は風熱ではなく，表邪と正気の邪正相争を表す表実証が適当と思います。

第2節　芤脈

1.　脈象

芤脈とは，浮大軟で，按じると中空の脈。

1 …芤脈の確定

芤脈は複合脈です。浮・大・軟・中空が揃ってはじめて「脈診表」に芤脈と記入できます。

2 …どのようにして中空な脈と判断するのか

図2のように，按じたときに指下の抵抗感が急激に衰える，あるいはなくなることで中空な脈と判断します。

さらに中空な脈と判断するポイントがあります。それは中空な脈はある程度太い脈でないと，按じて中空な感じは得られません。ですから脈が細

く按じて抵抗力が急激に衰えている場合は，細で中空な脈といわずに細無力といいます。

按じると，指下に空間が生じたような感じがある

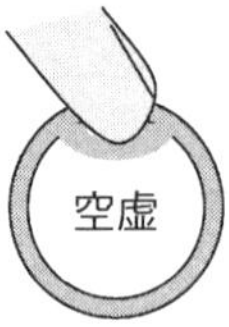

空虚

図2　中空な脈

3 …歴代医家の芤脈

①『脈経』
[原　文]「芤脈，浮大而軟，按之中央空，両辺実」
[口語訳] 芤脈は，浮大で軟，按じると中央が空虚，両わきの脈は実。

②『脈訣刊誤』
[原　文]「芤，草名，其叶類葱，中心空虚」
[口語訳] 芤は草類の名前で，その象(かたち)は葱(ねぎ)のようで中心は空虚である。

③『瀕湖脈学』
[原　文]「芤形浮大軟如葱，邊実須知内已空，火犯陽経血上溢，熱侵陰絡下流紅」
[口語訳] 芤脈は浮大軟で葱のようであり，脈管の外辺には実在の感覚があるけれども脈管内は空虚である。火邪が陽経脈を犯して大量の出血をした後，あるいは火熱邪が陰経の絡脈を侵犯して下血した後には，芤脈が出現する。

2. 類似脈

芤脈は，虚証の洪脈・革脈との鑑別が大切です。

脈	共通点	鑑別ポイント
芤	浮大・中空	浮取で柔軟。
革	浮大・中空	浮取で弦を帯びる。
洪（虚）	浮大・無力	数脈を帯びる。

3. 主病

芤脈は，失血・傷陰を主ります。

1 …失血

大量の出血を失血といいます。具体的には大量の吐血・喀血・血便・崩漏・血尿を指します。

芤脈は気血の損傷がはなはだしい場合に現れる脈です。この失血では大量の出血に伴い気も外泄するので，出血による血の損傷だけでなく気も損傷することを忘れないようにしてください。

2 …傷陰

傷陰とは，激しい嘔吐・泄瀉・発汗そして火熱邪による津液損傷のことを指します。この場合も失血と同様に陰分の損傷だけでなく，それに伴い気も損傷しています。

このように血・精・津液が大量に失われ，それに伴い気もはなはだしく損耗した場合に芤脈は現れます。

3 …芤脈の脈理

失血や傷陰で芤脈が現れる脈理を見てみましょう。

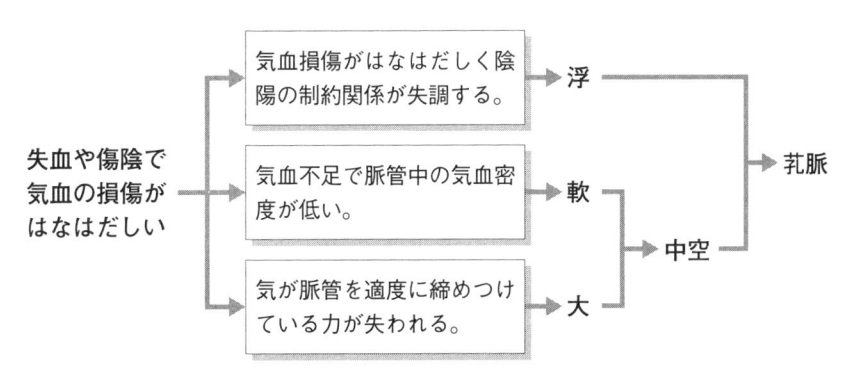

失血や傷陰で気血の損傷がはなはだしい	→	気血損傷がはなはだしく陰陽の制約関係が失調する。	→ 浮		→ 芤脈
	→	気血不足で脈管中の気血密度が低い。	→ 軟	→ 中空	
	→	気が脈管を適度に締めつけている力が失われる。	→ 大		

ここで紹介している脈理の内容は，「第1部　脈理篇」に書かれてあることと同じものです。もし不明な点があれば，そのつど脈理篇に戻り確認

してください。

4. 代表例（傷陰の代表例）

『温病条弁』上焦篇
[原　文]「太陰温病，脈浮大而芤，汗大出，微喘，甚則鼻孔扇者，白虎加人参湯主之」
[口語訳] 手太陰肺経の温病，脈は浮大で中空，大量の発汗，軽微な気喘があり，はなはだしくは鼻翼が煽動するものには，白虎加人参湯で治療する。
[解　説] これは気分熱盛で津液損傷が激しくそれに伴い気の損耗もある場合です。このときは白虎加人参湯を用いて清熱生津，益気滋陰つまり気分の熱を除くことだけでなく，気陰双方を補うことも忘れていません。

5.『瀕湖脈学』主病詩

[原　文]「寸芤失血病心忡，関裏逢芤嘔吐紅，尺部見之多下血，赤淋紅痢漏崩中」
[訳　文]「寸部芤は失血による心悸怔忡，関部芤は膿血嘔吐後に現れ，尺部芤は便血，血淋，崩漏で現れる」
[口語訳] 寸部の芤脈は，失血後に陰血不足で心が養われず動悸が生じる。関部の芤脈は，膿血を大量に嘔吐した後に現れ，尺部の芤脈は，血淋，便血，崩漏の大量出血で現れる。

第2章　浮綱脈

第3節　洪脈

1. 脈象

> 洪脈とは，浮大で，脈拍は速く拍動は波のように押し寄せる感じの脈。

1 …洪脈の表現

「拍動は波のように押し寄せる感じ」について，歴代医家は「来大去長」（拍動が来るときは盛んで，去るときはゆっくりと減弱）や「来盛去衰」（来るときの勢いは盛んで，去るときの勢いはゆっくりと衰える）などと表現しています。

洪脈は内熱が盛んで血が勢いよく脈管に入って来るときに現れる脈です。これを強調するため「来盛去衰」などの表現が使われています。このような拍動が現れるのは，外感熱邪や暑邪などによる高熱症状の場合によくみられます。

2 …洪脈の虚実

実際の洪脈には虚実の別があり，その区別は下に示すように有力なのか無力なのかで決まります。

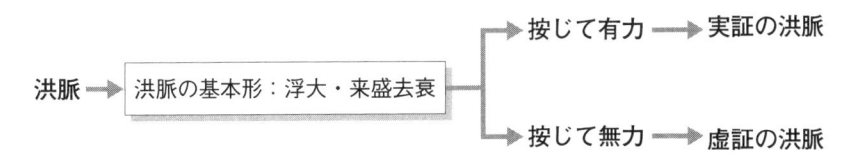

洪脈 → 洪脈の基本形：浮大・来盛去衰
→ 按じて有力 → 実証の洪脈
→ 按じて無力 → 虚証の洪脈

3 …なぜ数脈としないのか

内熱があれば必ず1分間に90回以上の脈拍になるとは限りませんが，平脈よりは速くなることを示しています。

4 … 歴代医家の洪脈

① 『脈経』
[原　文]「洪脈，極大，在指下」
[口語訳] 洪脈は，きわめて太く，指下〔浮取〕にある。

② 『脈訣刊誤』
[原　文]「極大在指下，来大去長而満指」
[口語訳] きわめて太い脈が指下にあり，拍動が来るときは盛んで去るときはゆっくりと減弱し，その拍動は指に溢れんばかりである。

③ 『瀕湖脈学』
[原　文]「脈来洪盛去還衰，満指滔滔応夏時，若在春秋冬月裏，升陽散火莫狐疑」
[口語訳] 洪脈の拍動は，来るときの勢いが充実して去るときの勢いは次第に衰弱していくものである。もし夏季に指に一種盛大な感覚がみられたなら季節に適合しているものであり，春・秋・冬の季節に洪脈が出現すれば，清熱瀉火の方法を用いて治療を行うのを，疑ってはならない。

④ 『診宗三昧』
[原　文]「洪脈既大且数」
[口語訳] 洪脈は，太いだけでなく数もある。

⑤ 『脈理求真』
[原　文]「洪脈既大且数」
[口語訳] 洪脈は，太いだけでなく数もある。

2. 類似脈

洪脈と芤脈の鑑別が大切です。ポイントは，次のとおりです。

脈	共通点	鑑別ポイント
洪（実）	浮大	脈拍は速く，按じると有力。
洪（虚）		脈拍は速く，按じると無力。
芤		按じると中空。

3. 主病

洪脈は，陽熱亢盛を主り，虚労を主ります。

洪脈の脈理

●実証の洪脈

陽熱亢盛の場合は，各種生理作用が陽熱邪により異常に亢進されるのが特徴で，かつ有力な脈が現れます。

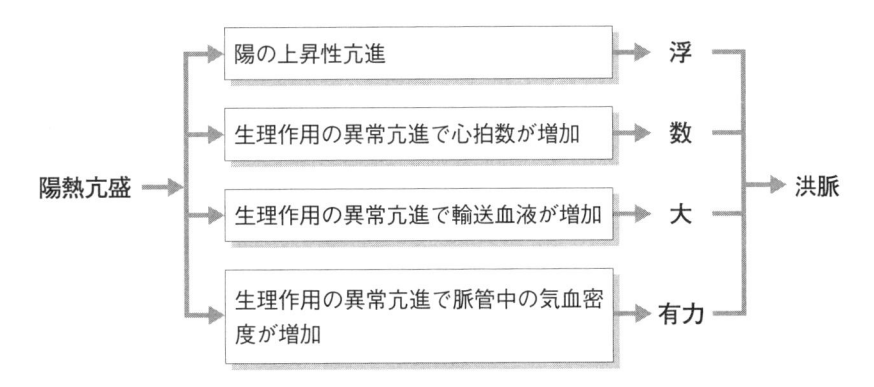

```
                ┌→ 陽の上昇性亢進              →  浮  ┐
                │                                     │
                ├→ 生理作用の異常亢進で心拍数が増加  →  数  │
陽熱亢盛 →     │                                     ├→ 洪脈
                ├→ 生理作用の異常亢進で輸送血液が増加 →  大  │
                │                                     │
                └→ 生理作用の異常亢進で脈管中の気血密  →  有力 ┘
                    度が増加
```

●虚証の洪脈

　長患いで身体が弱っているものを虚，長く虚が続き回復しないものを損，虚と損が長引いたものを労といいます。ここでいう虚労とは虚・損・労の総称を指します。特に洪脈が現れる虚労は，長患いで陰液の損傷がはなはだしい場合を指します。

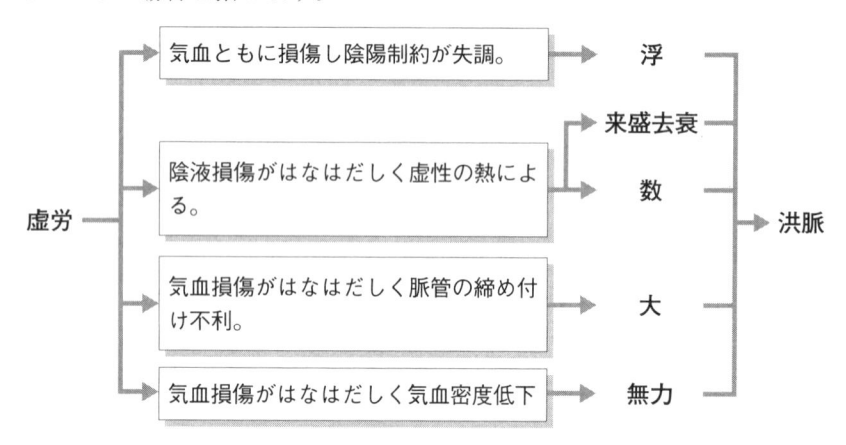

```
              ┌─ 気血ともに損傷し陰陽制約が失調。 ──→ 浮 ─┐
              │                                        │
              │                                  → 来盛去衰
              ├─ 陰液損傷がはなはだしく虚性の熱による。─→ 数 ─┤
虚労 ─────────┤                                        ├──→ 洪脈
              ├─ 気血損傷がはなはだしく脈管の締め付け不利。→ 大 ─┤
              │                                        │
              └─ 気血損傷がはなはだしく気血密度低下 ──→ 無力 ┘
```

4．代表例

1 …陽熱亢盛の代表例

①『温病条弁』上焦篇

[原　文]「太陰温病，脈浮洪，舌黄，渇甚，汗大，面赤，悪熱者，辛涼重剤白虎湯主之」

[口語訳] 手太陰肺経の温病，脈は浮洪，舌黄，渇きが強く，大量の発汗，顔面が赤く，熱を嫌うものは，辛涼重剤の白虎湯で治療する。

[解　説] 温邪が肺経の気分で盛んな場合を指します。温邪は陰液を損耗するので，陰液損耗が過度になると前述の「太陰温病，脈浮大而芤，汗大出，微喘，甚則鼻孔扇者，白虎加人参湯主之」となります。

第2章　浮綱脈

②陽明病の熱証における4大証「大熱・大汗・大渇・脈洪大」
[解　説] 陽明熱証は傷寒による表邪がすでに熱に変化して，陽明に移行した病証です。この熱邪は表裏ともに盛んなため4大証が現れます。

2 …陰虚内熱の代表例

陰虚で内熱が生じたもので，失血・熱盛傷津など発現機序は芤脈とほぼ同じです。脈象は按じて中空は芤脈，無力は洪脈ですが，この鑑別は難しく，むしろ脈の速さで内熱の有無を確認した方が確実です。

3 …その他の代表例

『金匱要略』瘡癰腸癰浸淫病脈証并治
[原　文]「腸癰者，少腹腫痞，按之即痛如淋，小便自調，時時発熱，自汗出，復悪寒，其脈遅緊者，膿未成，可下之，当有血。脈洪数者，膿已成，不可下也。大黄牡丹湯主之」
[口語訳] 腸癰は，少腹部が腫れて痞え，これを按じるとすぐに痛み，淋証のようだけれど小便は正常，ときどき発熱し自汗があり，また悪寒する，脈が遅緊ならば未だ膿になっていないので，これを攻下するべし，攻下後に出血する。脈が洪数ならば膿となっているので，慎重に攻下する。大黄牡丹湯がこれらを主治する。
[解　説] 腸癰とは腸内にできた癰腫を指します。膿の形成は『霊枢』癰疽篇の「大熱不止，熱勝則肉腐，肉腐則為膿」によります。腸癰も熱毒が集り営血が瘀滞し，これらが腸中で結ばれて生じます。脈象も陽熱（熱毒）亢盛なので洪数となります。

5.『瀕湖脈学』主病詩

[原　文]「脈洪陽盛血応虚，火熱炎炎心病居，脹満胃翻須早治，陰虚泄痢可躊躇」

135

[訳　文]「洪脈は陽熱亢盛や陰血虚少そして心火上炎で現れ，胃熱脹満嘔吐には早期治療，泄瀉脈洪は陰液大傷のため慎重に」

[口語訳] 洪脈は，多く陽熱亢盛・陰血虚少の病変に属し，特に心火上炎のとき洪脈がみられる。胃熱鬱盛で腹部脹満して反胃で洪脈がみられたら，多くは実証に属すためときを移さず清瀉胃熱するべきである。また泄瀉でも洪脈がみられたら，これは陰液が大いに損傷した陰虚内熱の虚証であるから養陰清熱すべきで，虚実を慎重に考慮する必要がある。

第4節　革脈

1. 脈象

革脈とは，浮取で弦，按じて中空の脈。

1 …浮取で弦

ここでいう弦とは，浮取で脈が相対的に硬いように感じることを指しています。

2 …中空

革脈は慢性疾患に多くみられるので，中空の程度は急性期に多い芤脈ほどはっきりしません。実際には浮取で脈は硬くて少し太く，按じるとすぐに無力となる脈として現れることが多いです。

3 …歴代医家の革脈

① 『傷寒論』弁脈法
[原　文]「脈弦而大，弦則為減，大則為芤，減則為寒，芤則為虚，寒虚相

搏，此名為革」
[口語訳] 脈弦で大，弦は減を為し，大は芤を為し，減は寒を為し，芤は虚を為す，寒と虚が合わさる，これを革脈とする。

② 『脈経』
[原　文]「革脈，有似沈，実，伏，大而長，微弦」
[口語訳] 革脈は，沈または伏で太くて長く，微かに弦を帯びる。
[解　説]『脈経』のこの記載は革脈ではなく牢脈の間違いです。これ以後多くの医家が混乱してしまい，李時珍の『瀕湖脈学』でその誤りを正しています。

③ 『瀕湖脈学』
[原　文]「諸家脈書，皆以為牢脈，故或有革无牢，有牢无革，混淆不辨，不知革浮牢沈，革虚牢実，形証皆異也」
[口語訳] 諸家の脈学書は，革脈を牢脈としているから，革脈があって牢脈がなかったり，牢脈があって革脈がなかったりと，混淆しており弁別できない，彼らは革脈は浮で牢脈は沈，そして革脈は虚証で牢脈は実証で，脈象も病証もみな異なることを知らない。

④ 『瀕湖脈学』
[原　文]「革脈形如按鼓皮，芤弦相合脈寒虚」
[口語訳] 革脈は鼓の皮を按じているようで，芤脈と弦脈が相合わさるは虚と寒による。

2. 類似脈

芤脈と同じです。

脈	共通点	鑑別ポイント
芤	浮大・中空	浮取で柔軟。
革		浮取で弦を帯びる。
洪（虚）	浮大・無力	数脈を帯びる。

3. 主病

革脈は，精血内虚を主ります。

1 …精血内虚

精血内虚とは，虚労・亡血・遺精・流産・崩漏などによる精血不足を指します。革脈における精血不足の程度は，脈象から精血だけでなく気の損傷もかなり進んでいる状況と考えられます。

2 …革脈の脈理

革脈と芤脈は，脈管の緊張を除いて共通するところが多いです。この脈管の緊張は寒邪の存在によって現れた脈象です。つまり革脈は精血内虚に加えて寒邪が存在していることを示しています。

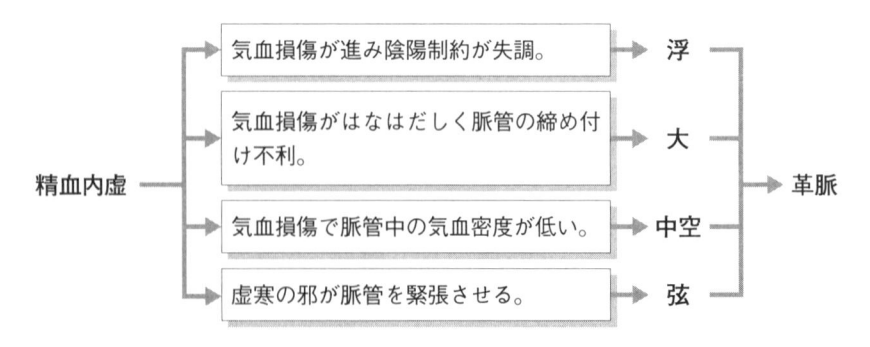

精血内虚		
気血損傷が進み陰陽制約が失調。	→ 浮	
気血損傷がはなはだしく脈管の締め付け不利。	→ 大	→ 革脈
気血損傷で脈管中の気血密度が低い。	→ 中空	
虚寒の邪が脈管を緊張させる。	→ 弦	

4. 代表例

1…虚寒証の代表例

『金匱要略』血痺虚労病脈証并治
[原　文]「脈弦而大，弦則為減，大則為芤，減則為寒，芤則為虚，寒虚相搏，此名為革，婦人則半産漏下，男子則亡血失精」
[口語訳] 脈弦で大，弦で按じると減弱，大で按じると芤となる，減は寒を為し，芤は虚を為す，寒と虚が合わさる，これを革脈とする。婦人では流産や不正出血，男子では遺精で現れる。
[解　説] 腎陽不足によって女性では流産や崩漏，男性では滑精で陰精が損傷する，あるいは陰血損傷が陽気に及び革脈が現れることもある。

5.『瀕湖脈学』主病詩

[原　文]「革脈形如按鼓皮，芤弦相合脈寒虚，女人半産並崩漏，男子営虚或夢遺」
[訳　文]「革脈鼓皮（こか）按じるが如し，芤弦相合わさるは虚と寒による。女子は流産・崩漏，男子は亡血・遺精なり」
[口語訳]「革脈の脈象は鼓の皮に触れているようだ。芤脈と弦脈が合わさっているのは虚と寒があるからだ。女子では流産や崩漏，男子では遺精の病証に現れる」

第5節 濡脈

1. 脈象

濡脈とは，浮細軟，按じると消える脈。

歴代医家の濡脈

① 『脈経』
[原　文]「軟脈，極軟而浮，細」
[口語訳] 軟脈は，きわめて軟らかくて浮，そして細い〔ここでは軟としているが，濡脈のことを指す〕。

② 『千金翼方』
[原　文]「按之无有，挙之有余，或帛衣在水中，軽手与肌肉相得而軟，名曰濡」
[口語訳] 少し押さえるとすぐに消えてしまい，挙げると指に触れる，あるいは真綿が水面に漂っているようであり，軽く指を肌肉に載せると触れ軟らかい脈を濡という。

③ 『瀕湖脈学』
[原　文]「濡形浮細按須軽，水面浮綿力不禁，病後産中猶有薬，平人若見是無根」
[口語訳] 濡脈は浮細で軽く触れると感じる，水面を漂う真綿のようで，少し按じると消えてしまう。大病後や産後にこのような濡脈がみられ，これは虚証の虚脈で脈と証が符合しているので，治療すれば予後は良好。もし無病の人に濡脈がみられると脈証相反し，無根の脈〔按じると消える脈〕だから予後不良である。

2. 類似脈

濡と弱は，ともに細・軟・無力で，浮沈の違いがあります。

脈	共通点	鑑別ポイント
濡	細	「浮」で細軟無力。
弱		「沈」で細軟無力。
細		細くて重按しても消えない。

3. 主病

濡脈は，精血虧損や湿証を主ります。

1 …精血虧損

　精血とは，人体の生命活動を維持する営養物質のことで，精と血は源を同じ陰に属します。しかし，濡脈は陰分の虧損だけではありません。精血が虧損すれば気はその来源を失うので気の損傷も進みます。陰陽の虧損が進めば陰陽制約の失調により陽気が独り浮いて脈が浮くのは，「第1部脈理篇」で紹介した（36頁）とおりです。

2 …湿証

　この湿証というのは，湿邪が侵入して起きた病証を指します。湿邪が体内に侵入した場合，脈が浮く理由はありません。しかしこの場合も濡脈としているのはどうしてでしょうか？

　湿邪が気血運行を阻滞すると脈管中の気血は不足するので脈が細く軟らかく無力なのはわかります。一方，脈が浮いているというのは，実は脈管中に湿邪が存在し内圧が上がるため，脈診したときにすぐに触れるので脈が浮いているように感じるのです

　内圧が上がるのになぜ無力な脈が現れるのでしょうか？　これは湿邪が脈管中にいくら存在しても，気の推動作用には何も寄与していないからです。そして内圧が上がるというのは，湿邪が脈管中で病邪としての存在を

主張していると考えています。

3 … 濡脈の脈理

●精血虧損の濡脈

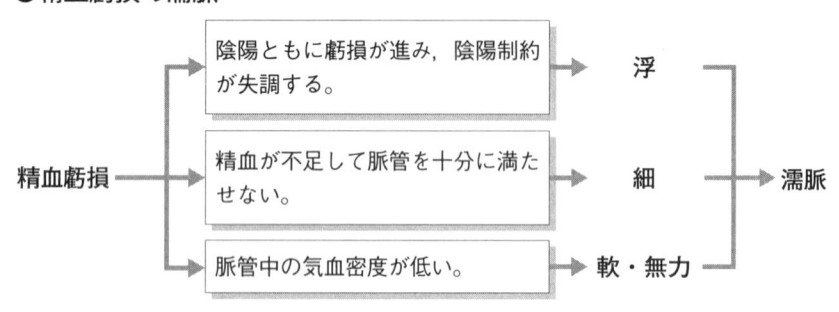

精血虧損 →
- 陰陽ともに虧損が進み，陰陽制約が失調する。 → 浮
- 精血が不足して脈管を十分に満たせない。 → 細
- 脈管中の気血密度が低い。 → 軟・無力

→ 濡脈

●湿邪の濡脈

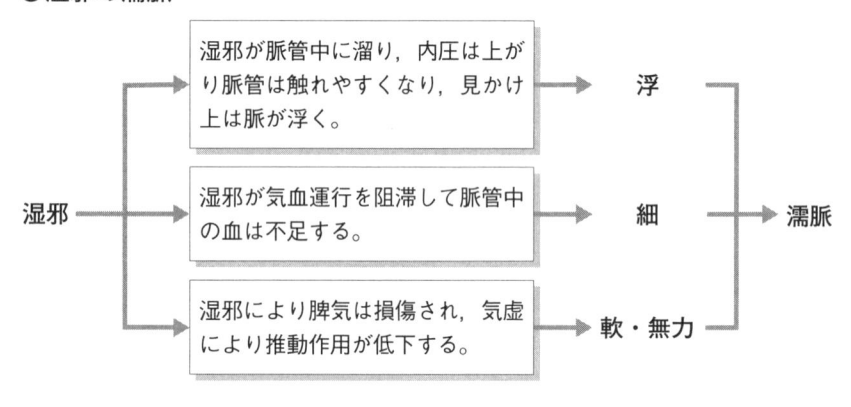

湿邪 →
- 湿邪が脈管中に溜り，内圧は上がり脈管は触れやすくなり，見かけ上は脈が浮く。 → 浮
- 湿邪が気血運行を阻滞して脈管中の血は不足する。 → 細
- 湿邪により脾気は損傷され，気虚により推動作用が低下する。 → 軟・無力

→ 濡脈

4. 代表例

①『診家枢要』

[原　文]「濡，……為気血俱不足之候，為血少，為無血，為疲損，為自汗，為下冷，為痺」

[口語訳] 濡脈は，……気血両虚の徴候で，血虚，陰虚，労損，自汗，下元虚冷，湿痺証で現れる。

[解　説] 無血とは血虚がさらに進んだ陰虚を指します。労損は疲労して気血を消耗すること，自汗は衛陽不足により汗が自ずと出て気血ともに不足することを指しています。下元虚冷は泄瀉が長期化して気血不足を引き起こすこと，血少から下元虚冷までは気血不足を指します。痺は湿邪が肌表に侵襲した湿痺証を指します。

② 『温病条弁』上焦篇
[原　文] 「頭痛悪寒，身重疼痛，舌白不渇，脈弦細而濡，面色淡黄，胸悶不飢，午後身熱，状若陰虚，病難速已，名曰湿温」
[口語訳] 頭痛悪寒し，身体は重く疼痛す，舌苔白膩で口渇はない，脈弦細で濡，顔色は淡い黄色，胸悶し飢餓感がない，午後になると熱症状が顕著になり症状は陰虚に似て，速く治癒する病ではない，これを湿温病という。
[解　説] 本証は湿温病の初期で湿邪が表裏に瀰漫している病証です。湿邪が肌表にあり，頭痛悪寒・身重疼痛。湿邪が裏にあるから胸悶不飢・舌苔白膩不渇・面色淡黄。湿邪は陰邪で，内で湿熱交錯し，午後になると熱が盛んになり午後身熱。湿邪が多く熱邪はあまり強くないので舌苔は白膩となる。

　脈象は湿邪が脈管中に存在し弦（弦とは触れやすくなっていることを表す）・湿邪が気血運行を阻滞して細・湿邪が気血運行を阻滞して脈管中の気血密度も不足しているので抵抗力は弱く濡となる。ただしここでいっている濡脈は按じると無力な脈のことです。どうも濡脈という表現は湿証の場合，歴代医家は軟と考えている場合が多いようです。

5. 注意点

　濡脈の湿証に関して多くの医書は，細軟として浮は考慮に入れない場合が多いです。これから多くの医書を読むことになるでしょうが，そのとき濡脈の記載があったらその病証の病因病機をしっかりと確認してください。

6.『瀕湖脈学』主病詩

[原　文]「濡為亡血陰虚病，髄海丹田暗已虧，汗雨夜来蒸入骨，血山崩倒湿侵脾」

[訳　文]「濡脈は精血虧損を主る。髄海空虚や丹田不足，陰虚盗汗，骨蒸煩熱，血崩，脾湿で現れる」

[口語訳] 濡脈は主に営血虧損や陰精虧損でみられる。例えば，髄海空虚，丹田不足，陰虚盗汗，骨蒸煩熱，血崩，脾湿による泄瀉などで現れる。

第6節　散脈

1. 脈象

散脈とは，浮散無根で，拍動が一定しない脈。

1 …散・無根

散とは脈形がまっすぐでない脈です。そのほかにも散漫な脈という表現もありますが，要するにどこで拍動しているか，あまりはっきりしない脈のことです。

無根とは，中取沈取で脈が消えてしまうことです。

2 …拍動が一定しない

これは拍動のリズムが一定でないという意味です。つまり脈の膨張収縮が一定でない状態のことです。ただし，拍動が停止しているわけではありません。

第2章 浮綱脈

3 …散脈の特徴

　特徴は2つあります。1つめは浮取で触れるが按じると消える，2つめは拍動がハッキリしないことです。

　脈診の諸書には，拍動について言及していないものもあります。しかし，浮で散漫な脈ならば拍動もハッキリしないのは明らかです。

4 …歴代医家の散脈

① 『脈経』
[原　文] 「散脈，大而散。散者，気実（失）血虚，有表無裏」
[口語訳] 散脈は大で散漫な脈。散脈の主病は気失血虚であり，浮取で触れるが按じると消える。

② 『脈訣刊誤』
[原　文] 「是散漫無統紀，無拘束之義，指下見得来動，一二至中又至一至，更不曾来往整斉，或動来即動去，或来至多去至少，或去至多来至少，是解散不収聚」
[口語訳] 散脈とは不規則・不揃いの脈象で，軽く按ずれば触れる。もう1つは拍動が不揃いで，拍動が来たらすぐに去る，あるいは速く来て遅く去る，あるいは去るのが早く来るのが遅い，このように散漫で収まらない脈である。

③ 『瀕湖脈学』
[原　文] 「散似楊花散漫飛，去来無定至難斉。産為生兆胎為堕，久病逢之急速醫」
[口語訳] 散脈の脈形は柳綿のようにあっちこっちへ飛び散りふらふらして無根，そして拍動の数は不揃いで完全に規則がない。もし臨月の妊婦に散脈が現れれば急ぎ分娩する必要がある徴候である。もしこれが出産期に到らずに散脈が出現すれば，堕胎の可能性があることを示している。久病で散脈が出現すれば，〔陰

陽離決を示しているから〕急ぎ救急治療を施す必要がある。

④『脈理求真』
[原　文]「挙之散漫，按之無有，或如吹毛，或如散葉，或如羹上肥」
[口語訳] 浮取で散漫，按じると消え，風に吹かれる羽毛あるいは落ち葉あるいは羹(あつもの)に浮く脂のようである。

2. 類似脈

散脈との共通点は，すべて浮部で触れる脈であることです。

脈	共通点	鑑別ポイント
散	浮軟	浮で散漫無根，拍動不定。
芤	浮軟	浮で大軟，按じると消える。
濡	浮軟	浮で細軟，按じると消える。

3. 主病

散脈は，気血耗散（虚証）・陰陽離決（危証）を主ります。

1 …散脈の状況

脈象からも想像できるでしょうが，気血不足で現れる革脈や濡脈よりもさらに損耗が進んだ脈です。

例えば，『素問』大奇論篇には，「脈至如散葉，是肝気予虚也，木葉落而死」（脈象が落ち葉のようにふわふわしているもの『散脈』は，肝気が大いに虚損しているから，落ち葉の季節つまり秋季になると死亡する）とあり，また『医学入門』切脈脈訣には「散脈不聚命将崩，到此无由得再生，五臓気散利不禁，六腑気散四肢青」（散脈は散漫な脈で命がまさに崩れようとしている，ここに至っては救命の術はなく，五臓の気は散じ留めることはできず，六腑の気も散じ四肢は冷えきってしまう）とあります。

このように，散脈はかなり重症な状態を反映しています。

2 … 陰陽離決

陰陽離決とは，陰陽が相互に支え合う作用が働かなくなった状態を指します。それではまず，陰陽相互を支えている作用について紹介しましょう。

陽気は陰血（精血津液を含む）を温煦（温め）・固摂（外泄させない）しています。陰血は陽気を載せて陽気の活動性を制約しています。そこで，陰陽がともに虧損することでこれらの働きが失われ，陰血は外泄し，陽気は浮越して陰陽離決となります。

陰陽が虧損する病理過程は双方向あります。陰血損傷（大汗・大出血・激しい嘔吐や泄瀉など）から陽気もともに外脱して生じる，または陽気虧損して固摂作用が失調して陰血の外泄を引き起こして生じるものがあります。

3 … 散脈の脈理

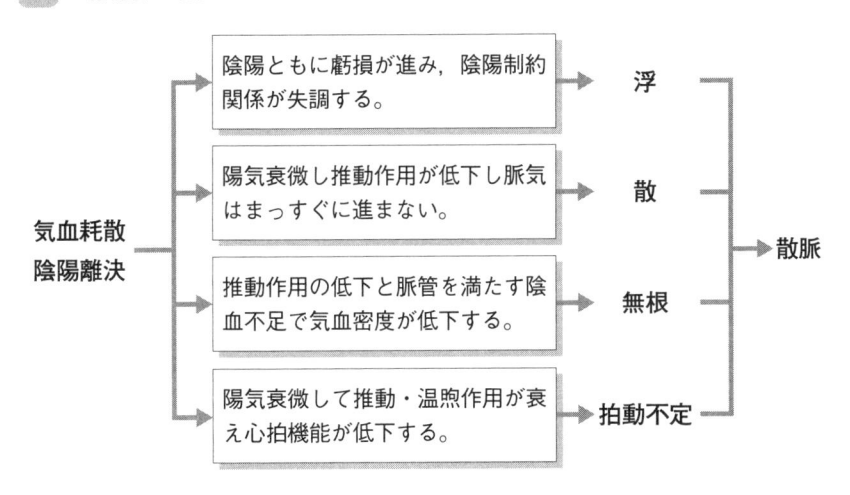

気血耗散
陰陽離決

- 陰陽ともに虧損が進み，陰陽制約関係が失調する。 → 浮
- 陽気衰微し推動作用が低下し脈気はまっすぐに進まない。 → 散
- 推動作用の低下と脈管を満たす陰血不足で気血密度が低下する。 → 無根
- 陽気衰微して推動・温煦作用が衰え心拍機能が低下する。 → 拍動不定

→ 散脈

4. 代表例

① 『脈理求真』

[原　文]「散為元気離散之状，腎絶之応，蓋腎脈本沈，而脈按之反見浮散，是先天之根本已絶，如傷寒咳逆上気，脈見散象必死」

[口語訳] 散脈は元気離散の状態であり，腎気が絶えたことに相当する。腎脈は本来沈脈なのに，反対に浮散の脈が現れると，これは先天の根本が已に絶えたことを示している。例えば外感病になり咳嗽し呼吸困難の者に散脈が現れると必ず死亡する。

[解　説]「傷寒咳逆上気，脈見散象必死」とは，肺腎気虚の病人が外感病となり，下（腎）が虚して納気ができず呼吸困難となり，上（肺）が病邪で実して咳嗽が現れ，さらに腎の損傷が進むと腎の陰陽は離決して腎陽は独り浮き，散脈が現れます。

②『温病条弁』上焦篇

[原　文]「太陰温病，脈浮大而芤，汗大出，微喘，甚則鼻孔扇者，白虎加人参湯主之。脈若散大者，急用之，倍人参」

[口語訳] 手太陰肺経の温病，脈は浮大で中空，大量の発汗，軽微な気喘があり，はなはだしくは鼻翼が煽動するものには，白虎加人参湯で治療する。もし脈が散大のときには，急ぎ白虎加人参湯に人参を加える必要がある。

[解　説] 前半部分は芤脈で紹介した気分熱盛で，津液損傷が激しい場合の白虎加人参湯証です。後半は，津液損傷がさらに進行して陰陽離決となり散脈となった場合です。

5. 注意点

1 …発汗に注意

散脈を浮脈と判断して表邪を除くため発汗などしないように注意が必要です。その弁別は，病証からは表証の有無や亡陰・亡陽の証候によって見分けます。脈象からは浮脈を按じて無根か有根かをみればいいでしょう。

2 …文献中の散脈の表現に注意

『難経』四難に「心肺具浮，何以別之？　然。浮而大散者，心也」（心脈・肺脈はみな浮脈であるが，どのように区別するのか？　然るに，浮で

太く緩和な脈が心脈である）とあります。ここで表現されている散というのは，病脈の散ではなく脈に緊張感のない緩和なことを表しています。そのほか，『脈訣刊誤』にも散という表現がありますが，病脈ではないので注意してください。

6.『瀕湖脈学』主病詩

[原　文]「左寸怔忡*¹右寸汗，溢飲*²左関応軟散。右関軟散胕跗腫*³，散居両尺元気乱」

[訳　文]「左寸散は心陽不足の怔忡，右寸散は衛気不固の自汗，左関散は溢飲。右関散は下肢浮腫，両尺散は元気潰乱」

[口語訳] 左寸部の散は心陽不足の怔忡，右寸部の散は衛気不固の自汗，左関部の散は溢飲。右関部の散は下肢の浮腫，両側尺部の散は元気潰乱である。

*1　怔忡：動悸の激しいものを指します。
*2　溢飲：水飲病の一種で，症状はひどく渇き多飲，無汗，水飲が四肢へ流れ，身体は重く痛みます。溢飲の原因は，暴飲や脾虚の運化失調です。
*3　胕跗腫：胕は脛，跗は足背のこと。脾陽不足で水湿下注して足脛・足背が腫脹する病証のことです。

第3章 沈綱脈

沈綱脈とは，沈取で脈象が一番はっきりしている脈の総称です。

脈の太さや硬さなどに関係なく，沈取で最もよく触れる脈のグループを指します。

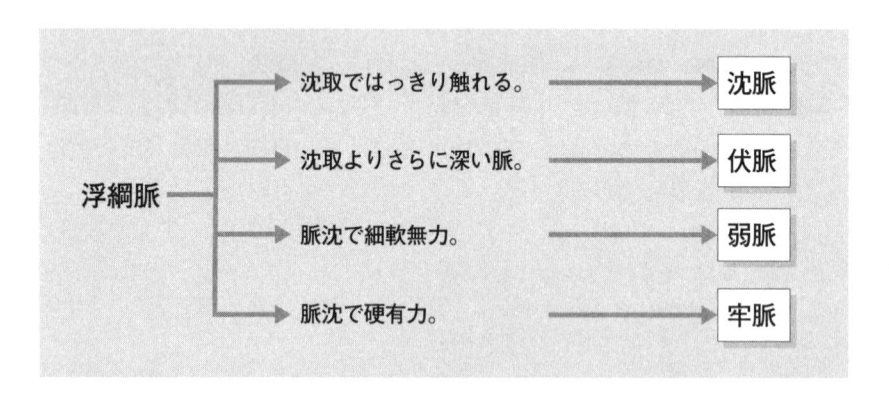

```
              ┌─→ 沈取ではっきり触れる。   ─→ 沈脈
              │
              ├─→ 沈取よりさらに深い脈。   ─→ 伏脈
   浮綱脈 ────┤
              ├─→ 脈沈で細軟無力。         ─→ 弱脈
              │
              └─→ 脈沈で硬有力。           ─→ 牢脈
```

おのおのの脈象についてはこれから詳しく説明しますので，ここでは沈綱脈にどのような脈があるかわかれば十分です。

それでは，各脈を順次紹介していきましょう。

第1節 沈脈

1. 脈象

沈脈とは，沈取してはじめてはっきり触れる脈。

第3章　沈綱脈

1 …脈が沈むことの復習
　どうして脈が沈むかは，「第1部　脈理篇」で学習しました。簡単に復習しておきましょう。理由は大きく分けて2つありました。
　①病邪が裏に存在する。
　②陽の働きが衰えている。

2 …沈脈の確定
　実際の脈診で沈脈を確定するには，とにかく沈取での脈が一番はっきりしていれば，まずは「脈診表」の沈の欄に〇印を書きましょう。そして順次脈診を進めていき，複合脈ならその名称を，兼脈があれば併記します。

3 …性差
　男子は陽を主り寸脈は陽に属すため尺脈に比べて旺盛となるので，男子は尺部に沈が多くみられます。女子は反対に寸部で沈が多くみられます。
　もしこのような場合，短脈と即断しないようにしましょう。男子は尺部，女子は寸部の沈脈をよく脈診して，浮沈を除いて平脈の条件を備えていれば正常脈と考えてもかまいません。ただし，四診により判断する必要があります。

4 …歴代医家の沈脈

①『脈経』
［原　文］「沈脈，挙之不足，按之有余」
［口語訳］沈脈は，軽く触れても拍動を感じない，少し圧力を加えると反対に有力な拍動を感じる。

②『瀕湖脈学』
［原　文］「水行潤下脈来沈，筋骨之間軟滑均，女子寸兮男子尺，四時如此号為平」
［口語訳］水の性質は湿潤で下行するものであり，沈脈も水性のように下

151

行し肌肉の深部と筋骨の間に現れ，正常な沈脈は軟滑均等である。女子の寸部あるいは男子の尺部は1年を通じて拍動がこのようであれば，正常な脈象である〔女子の寸脈は沈が多く，男子の尺脈は沈が多いといわれています〕。

③『診宗三昧』
[原　文]「軽取不応，重按乃得，挙指減小，更按益力，縦之不即応指」
[口語訳] 軽く触れて拍動を得られず，重按すれば得ることができ，指を挙げると拍動は減少し，さらに按じると拍動の力は増すが，指の力を緩めるとすぐに応じなくなる。

2. 類似脈

沈脈は伏脈・弱脈・牢脈との鑑別が大切です。

脈	共通点	鑑別ポイント
伏	脈沈	沈取よりさらに深い。
弱		細く軟らかで無力。
牢		弦有力。

3. 主病

沈脈は，裏証を主ります。

1 …裏証

裏とは表と相対するもので，表である人体の皮毛・肌腠・経絡に対して裏は臓腑を指します。そして裏証とは表証でない病証をすべて含んでいることになり，非常に多くの病証があります。

沈脈と関係のある裏証は，虚実に分けられ次のようになります。

裏実証：痰飲・寒邪凝滞・積聚などの病邪が裏にある病証。
裏虚証：陽気衰微による病証。

2 … 沈脈の脈理

病邪が裏にある裏実証の場合は，「第1部　脈理篇」で紹介したとおりです。病邪の主なものは，痰飲・湿邪・寒邪・積聚などがあります。

裏実証 ⟶ 病邪が裏にあり，邪正相争が裏で起きている。 ⟶ 沈脈

裏虚証の主なものは陽気が不足して生じる陽虚証を指しています。「第1部　脈理篇」で紹介した寒邪により陽気の働きが発揮できない場合は裏実証に含まれます。

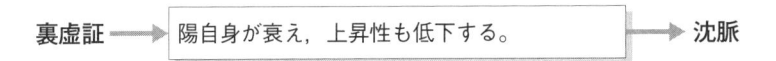

裏虚証 ⟶ 陽自身が衰え，上昇性も低下する。 ⟶ 沈脈

4．代表例

①『金匱要略』水気病脈証并治

[原　文]「師曰，病有風水，有皮水，有正水，有石水，有黄汗。……正水其脈沈遅，外証自喘。石水其脈自沈，外証腹満不喘」

[口語訳] 師曰く，水腫病には，風水・皮水・正水・石水・黄汗がある。……正水の脈は沈遅，現れる病証は喘である。石水の脈は沈，現れる病証は腹満で喘はない。

[解　説] 風水と皮水の病邪は表にある水腫病で，これは浮脈で紹介しました。正水と石水は病邪が裏にある水腫病のことです。正水は脾腎陽虚により水湿を気化できないため裏に水湿が停滞し，この水湿が上逆して喘となる病証です。石水は腎陽虚衰により水湿を温化できず水湿が下焦に凝滞し，少腹が腫れて石のようになる病証です。正水・石水ともに水湿邪が裏に停滞するので脈は沈となります。

② 『傷寒論』辨少陰病脈証并治
[原　文]「少陰病，身体痛，手足寒，骨節痛，脈沈者，附子湯主之」
[口語訳] 少陰病で，身体痛，四肢の冷え，関節痛，脈沈の者には，附子湯がこれを主治する。
[解　説] 少陰病の共通脈証は「少陰之為病，脈微細，但欲寝也」（少陰病の特徴は，脈微細で，意識がハッキリせず寝ているようでもあり醒めているようでもある状態）です。そして少陰病は心と腎の病変で，しかも心腎陽虚を主としています。つまり，陽気不足で推動作用は弱く（とても細く無力な脈），心の神を温煦できないので精神がハッキリしないのです。

　それでは「少陰病，身体痛……，脈沈者，附子湯主之」とは，心腎陽虚をもとにしてどのような病証なのか見ていきましょう。

　これは少陰（心腎）陽虚が進み，寒が生じかつ水湿を気化できず湿も生じ寒湿邪が凝滞して引き起こされた病証です。ですから，寒湿邪が経脈筋骨に凝滞するので身体痛・骨節痛，陽虚で温煦できず手足が冷え，寒邪と湿邪ともに陰邪でありかつ盛んなので，陽気の働きは発揮されず脈は沈となります。少陰病ですから「脈微細，但欲寝」も具体的に書いてありませんが証状として存在しています。つまり心腎に陽虚がさらに進んだ病証ということになります。

③ 『金匱要略』痰飲咳嗽病脈証并治
[原　文]「胸中有留飲，其人短気而渇，四肢歴節痛，脈沈者，有留飲」
[口語訳] 胸中に留飲〔痰飲が停留して動かないもの〕があると，短気〔呼吸が弱く息切れする〕して口渇があり，四肢関節の歴節痛〔関節が腫れて痛みは激しく，痛みは移動する痹証の一種〕となる。脈沈は留飲があることを示している。
[解　説] 胸中に痰飲が停留すると肺気不利となり呼吸が十分にできません。また肺の宣発作用も失調して津液が輸布されず口渇が起こります。痰飲は「至らざるところなし」といわれ四肢関節に至

れば歴節痛を生じます。脈沈は以上の症候が外邪によるものでなく，裏に生じた病邪であることを示唆しています。

5. 注意点

1 …表裏同病の沈脈

『傷寒論』辨太陽病脈証并治には，「病発熱，頭痛，脈反沈，若不差，身体疼痛，当救其裏，四逆湯方」（発熱頭痛を病み，脈は浮ではなく沈，もし治癒せず，太陽病のように身体疼痛には，その裏を救う必要があり四逆湯を用いる）とあり，表証つまり発熱・頭痛・身体疼痛で沈脈の場合，脈象を無視せず裏虚証と診断して回陽救逆することを指摘しています。ただし，本文には記載されていませんが，裏虚証と判断するのは，1つ前の条文で脈沈に未消化便の下痢があって裏寒証と判断し四逆湯を処方しています。このことを踏まえて本文が紹介されているのです。また，「若不差」とあるように，表証として治療しても治らなかったことを意味しており，これも判断材料になっています。

これは脈と証が一致しないようですが表証と裏寒証が合併している例です。

2 …無病の沈脈

男性の尺部と女性の寸部が沈であるほかに，無病の沈脈があります。それは浮脈と同じく季節による脈です。『素問』平人気象論篇には，「冬胃微石曰平，石多胃少曰腎病，但石無胃曰死」（冬の胃気〔正常脈〕は石〔沈〕を平とする。沈が多く胃気が少ないのを腎病，沈だけで胃気のないものは死す）とあります。

冬は閉蔵といい，陽気も内に潜伏しているので脈も沈となります。ただし脈拍がゆったりとしている沈脈でないと無病とはいえません。

6.『瀕湖脈学』主病詩

[原　文]「沈潜水蓄陰経病，数熱遅寒滑有痰，無力而沈虚與気，沈而有力積並寒」
[訳　文]「沈は水飲停聚や三陰経病，数熱遅寒滑は痰，無力沈は陽虚や気陥，沈有力は積聚や寒凝なり」
[口語訳] 沈脈は水飲が裏に停留したり三陰経〔太陰・少陰・厥陰経〕の病証で現れ，たとえ脈沈でも数ならば内に熱邪があり，脈沈で遅ならば内に寒邪があり，脈沈で滑ならば内に痰飲があり，脈沈で無力ならば陽虚や気虚下陥であり，脈沈で有力は積滞や寒邪凝滞がある。

第2節　伏脈

1. 脈象

伏脈とは，沈部より深くさらに重按してはじめて触れる，はなはだしくは触れない脈。

1 …脈の位置の確認

図1は「第2部　脈診篇」で紹介した図ですが，もう一度確認しておきましょう。

第3章　沈綱脈

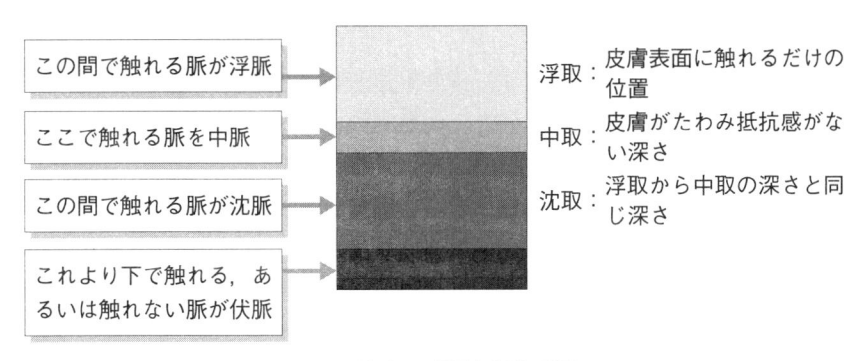

```
┌─────────────────────┐
│ この間で触れる脈が浮脈 │→  浮取：皮膚表面に触れるだけの位置
├─────────────────────┤
│ ここで触れる脈を中脈　│→  中取：皮膚がたわみ抵抗感がない深さ
├─────────────────────┤
│ この間で触れる脈が沈脈 │→  沈取：浮取から中取の深さと同じ深さ
├─────────────────────┤
│ これより下で触れる，あ │
│ るいは触れない脈が伏脈 │
└─────────────────────┘
```

図1　浮中沈取の位置と各脈の説明

2…歴代医家の伏脈

① 『難経』十八難
[原　文]「伏者，脈行筋下也」
[口語訳] 伏，その脈は筋の下を行く。

② 『脈経』
[原　文]「伏脈，極重指按之，着骨乃得」
[口語訳] 伏脈は，きわめて強く指に力を入れて按じ，骨に着いてはじめて触れる脈。

③ 『瀕湖脈学』
[原　文]「伏脈推筋着骨尋，指間裁動隠然深。傷寒欲汗陽将解，厥逆臍疼症属陰」
[口語訳] 伏脈は，指に力を入れて筋肉を推し動かし最深部の骨格まで按じてはじめて脈拍が深いところでぼんやりと拍動しているのを触れる。傷寒病で陽証〔煩躁症状〕があり伏脈がみられるものは，発汗させて陽証を除く。四肢厥逆して臍腹疼痛で伏脈は，陰寒内鬱の陰〔実寒〕証に属す。

157

④『診家正眼』
[原　文]「伏為隠伏，更下于沈，推筋着骨，始得其形」
[口語訳] 伏とは隠れ伏すことで，沈脈より下にあり，筋肉を推し骨に着いてはじめて脈形に触れる。

2. 類似脈

伏脈は，沈脈・弱脈・牢脈との鑑別が大切です。

脈	共通点	鑑別ポイント
伏	脈沈	沈取よりさらに深い。
弱		細く軟らかで無力。
牢		弦有力。

3. 主病

伏脈は，裏証で邪閉・熱厥証・陽衰などを主ります。

1 …邪閉

沈脈の裏実証の程度がひどいものを指して邪閉といいます。つまり実邪が盛んで邪正相争が裏で引き起こされ，かつ程度が強いので脈は沈からさらに伏へと向かいます。

2 …熱厥証

裏熱邪が盛んになると，陽気（熱）は裏に閉じこもり陰（寒）は外へ追いやられ，この状態を陽盛格陰と呼び，この陽盛格陰による病証を熱厥証といいます。

熱厥証の症状は，裏熱が盛んなため口渇，大便乾燥，心煩，はなはだしくは人事不省，寒が外へ追いやられるので手足が冷えるなどがみられます。

3 …陽衰
陽気衰微し絶えそうなので脈は沈脈よりさらに深くなります。

4 …伏脈の脈理
沈脈の脈理と同様，伏脈は病邪の内伏が強い，あるいは陽衰が進んでいることで脈は沈脈より深くなります。

4. 代表例

①『金匱要略』水気病脈証并治
[原　文]「夫水病人，目下有臥蚕，面目鮮沢，脈伏，其人消渇，病水腹大，小便不利，其脈沈絶者，有水，可下之」

[口語訳] 水腫病の人は，下瞼に蚕が伏せたような浮腫があり，顔色は鮮やかで光沢があり，脈は伏である。そのような病人はのどが渇き多飲する〔ただし消渇病ではない〕ので，腹部膨大し小便不利となり，脈ははなはだしい沈脈〔絶とは，ここでははなはだしい意味〕となる。これは水飲があるので下してよい。

[解　説] この水腫病は水湿が裏に停留した病証で下法可能だと述べられています。ただし，はなはだしい沈脈，あるいは伏脈は有力でなければなりません。まさに裏実証の例です。

「目下有臥蚕」（下瞼の浮腫）の病因病機は，水湿は脾胃により生じ，胃経は下瞼に通じかつ脾が主る場所のため，水湿が停留すると下瞼に浮腫ができるのです。

②『瀕湖脈学』
[原　文]「傷寒，一手脈伏，曰単伏，両手脈伏，曰双伏。不可以陽証見陰為診，乃火邪内鬱，不得発越，陽極似陰，故脈伏。必有大汗而解。正如久旱将雨，六合陰晦，雨後庶物皆蘇之義。又有夾陰傷寒，先有伏陰在内，外復感寒，陰盛陽衰，四肢厥逆，六脈沈伏。須投姜附，及灸関元，脈乃復出也」

[口語訳] 傷寒病の陽証で，片方に伏脈がみられるのを単伏，両手に伏脈を双伏という。この場合，陽証に陰脈が現れたと診断してはならない。つまり悪寒発熱・頭項強痛・無汗などで煩躁症状がみられるのは，火邪内鬱して陽気が内に閉じこもり陽盛格陰となるから脈伏となる。大いに発汗させれば内鬱病邪は解ける。ちょうど長い旱魃でまさに雨が降ろうとするときに天気が曇り，雨後には万物が蘇生するという意味に似ている。

　　　　また，夾陰傷寒でも伏脈がみられる。これは先に陰寒が内盛していて，そこへさらに外寒を感受して内外ともに寒となった陰盛陽衰を指しており，四肢厥冷して六脈〔左右寸関尺〕に沈伏が現れ，陽衰の極みで脈は無力となる。このときは急いで乾姜・附子で回陽救逆し併せて関元穴に温灸すれば脈は回復する。

[解　説] 傷寒病の伏脈には2通りの病証があり，虚実を間違えずに治療するようにしましょう。

5. 注意点

無脈

　無脈とは，強く按じても触れることのできない脈を指します。これは伏脈に属し，伏脈と同様に重篤な病証を示す脈です。しかし無脈でも正常な場合もあります。無脈で正常な人は全身症状は何もなく，脈は片方だけ無脈のことが多く，また衝陽穴の拍動ははっきりと触れると書かれてあります。

　また，反関の脈（寸口部の動脈が定位置になく反対側にある脈）と無脈を間違わないようにしましょう。

6. 『瀕湖脈学』主病詩

[原　文]「伏為霍乱*1吐頻頻，腹痛多縁宿食停，蓄飲老痰成積聚，散寒温裏要遵循」

[訳　文]「伏脈は霍乱の吐瀉頻繁・宿食の断続的腹痛・水飲停蓄・老痰積聚をなし，すべて温裏散寒すべし」
[口語訳] 伏脈は，寒霍乱で頻繁に嘔吐や下痢をする，宿食による断続的腹痛，および水飲停蓄，老痰積聚などの症状に出現する。病因は裏寒によるので，温裏散寒の方法を用いるのが適当である。

* 1　霍乱：霍乱とは，一般的に突然の激しい吐瀉があり心腹絞痛のある疾患を指します。病因と症状の違いにより，乾霍乱・寒霍乱・寒湿霍乱・暑霍乱・湿熱霍乱・熱霍乱などがあり，乾霍乱は上下不通が特徴で，その他の霍乱は侵入病邪の特徴を備えています。
　　ここでいう霍乱は寒霍乱を指し，寒邪を感受して生じる霍乱病証を指します。病因病機は，寒湿穢濁の気を感受して中焦に壅滞し，陽気が阻まれ清濁の昇降が失調するので嘔吐と下痢の霍乱となります。

第3節　弱脈

1．脈象

弱脈とは，沈ではじめて触れ，細軟無力の脈。

1 …弱脈の確定

弱脈は複合脈です。はじめから弱脈を探すのではなく，順番に脈診を進め，総合判断して結論を出しましょう。

2 …歴代医家の弱脈

① 『脈経』
[原　文]「弱脈，極軟而沈細，按之欲絶指下」
[口語訳] 弱脈は，きわめて軟らかく沈細，これを按じると絶えそうになる。

② 『瀕湖脈学』
[原　文]「弱来無力按之柔，柔細而沈不見浮。陽陷入陰精血弱，白頭猶可少年愁」
[口語訳] 弱脈は無力で按じると柔軟で細，そして力を入れ按じ沈部に達してはじめて触れ浮部では触れない。弱脈は，陽気衰微で陥入し精血虚弱により現れる。この種の気血両虚の脈象は老年〔白頭〕の人にみられてもまだ治療可能だが，もし青少年にみられたなら急ぎ治療しなくてはならない。

③ 『脈理求真』
[原　文]「沈細軟弱，挙之如无，按之乃得」
[口語訳] 沈細軟弱で，浮取では触れず，按じれば脈を触れる。

2. 類似脈

濡と弱はともに細軟無力で，浮沈の違いがあります。

脈	共通点	鑑別ポイント
濡	細軟無力	浮
弱		沈

濡脈・弱脈ともに気血両虚の脈象ですが，陰血虧損と陽気衰微のどちらが先行しているかで浮沈が決まります。脈理がわかっていれば簡単に弁別できますね。

3. 主病

弱脈は，気血虧損で陽衰気弱を主ります。

弱脈の脈理

弱脈は気血虧損で陽衰気弱に偏っている脈象ですから，脈理に従えば次のようになります。

第3章 沈綱脈

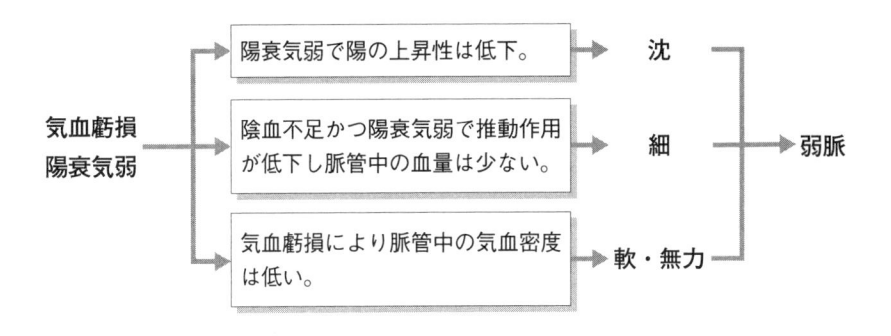

```
                 ┌─→ 陽衰気弱で陽の上昇性は低下。         ──→ 沈    ┐
気血虧損          │
        ─────→  ├─→ 陰血不足かつ陽衰気弱で推動作用     ──→ 細    ├─→ 弱脈
陽衰気弱          │    が低下し脈管中の血量は少ない。
                 │
                 └─→ 気血虧損により脈管中の気血密度   ──→ 軟・無力 ┘
                       は低い。
```

4. 代表例

①『傷寒論』辨太陰病脈証并治

[原　文]「太陰之病，脈弱，其人続自便利，設当行大黄・芍薬者，宜減之，以其人胃気弱，易動故也」

[口語訳] 太陰病，脈弱の病人ははじめ下痢しなくとも遅かれ早かれ下痢を生じる。〔太陰病で大実痛に対する桂枝加大黄湯について〕大黄・芍薬のような寒涼薬を用いる場合は使用量を減らすのがよい。なぜならこの病人は脾胃の陽気が虚弱なため，寒涼薬を使うと容易に下痢をする。

[解　説] 太陰病は主に脾の虚寒証を指します。太陰病の特徴は，「太陰之為病，腹満而吐，食不下，自利益甚，時腹自痛。若下之，必胸下結硬」（太陰病は，腹部脹満して嘔吐，食べた物が消化しない，下痢をし次第にひどくなり，ときに腹痛がある。もし下法を使うと必ず胸下部が硬くなる）です。

　　　　　さて太陰病の脈弱について考えてみましょう。脾の虚寒証により陽気衰微で脈沈，そして脾の運化機能も低下するので気血の源は損なわれて気血不足も生じるので脈は細軟無力となります。結局，沈細軟無力はイコール弱脈なのです。

② 『傷寒論』辨厥陰病脈証并治

[原　文]　「嘔而脈弱，小便復利，身有微熱，見厥者難治，四逆湯主之」
[口語訳]　〔厥陰病で〕嘔吐して脈弱，小便は正常，微熱が現れ，さらに手足厥冷するものは難治で，四逆湯が之を主る。
[解　説]　厥陰病は，主に肝の病変で，寒熱錯雑証・寒証・熱証があります。ここで紹介したのは厥陰病寒証です。この病証は厥陰に外感寒邪があり加えて陽気衰微があって引き起こされ，肝の疏泄失調と中焦虚寒により嘔吐が生じ，下焦の虚寒により小便はよく出る，微熱があるのは陰が盛んで虚陽が外側へ追いやられた結果です。また寒が盛んだから手足を温煦できず冷えるのです。そして脈弱は陽虚が強いことを表しています。

5. 『瀕湖脈学』主病詩

[原　文]　「弱脈陰虚陽気衰，悪寒発熱[*1]骨筋痿[*2]，多驚多汗精神減，益気調営急早醫」
[訳　文]　「弱脈は陰陽両虚，悪寒発熱や筋骨痿証，そして驚悸，自汗，精神不振には，急ぎ益気養営すべし」
[口語訳]　弱脈は陰精虚損・陽気衰弱，悪寒発熱や骨痿・筋痿を病む，そして営血不足して養心安神できず驚悸，衛気不足すれば表を固めることができず自汗，脾胃虚損して中気不振となれば精神が振わないなどが現れ，そのときは補気養血の治療法を用いて急ぎ治療しなくてはならない。

[*1]　悪寒発熱：気血不足だから外邪に侵襲されやすく悪寒発熱が出現します。悪寒発熱は本来表証で浮脈が現れるわけですが，悪寒発熱があり浮でなく弱であれば必ず陽気衰弱であることがわかります。
　　この状況を脈理から見てみましょう。病邪が表にあるのに病邪に対抗するだけの正気がなく沈無力，かつ陰血不足があるので細軟が現れます。

[*2]　骨筋痿：骨痿は精気不足で骨髄を滋養できなくなり，足が萎えて起立行動が不自由となります。また筋を滋養できなければ筋痿となり，筋肉痙攣や筋肉不用となります。

第4節 牢脈

1. 脈象

牢脈とは，沈あるいは伏で，弦有力の複合した脈。

1 …脈象の表現

歴代の牢脈の脈象には少し異なるところがあります。代表例をあげてその違いを示すと，以下のようになります。

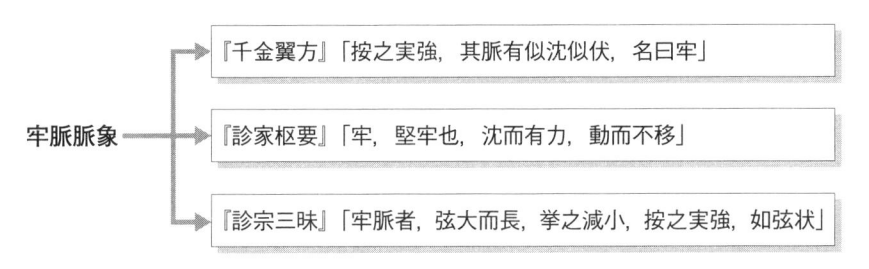

牢脈脈象
- 『千金翼方』「按之実強，其脈有似沈似伏，名曰牢」
- 『診家枢要』「牢，堅牢也，沈而有力，動而不移」
- 『診宗三昧』「牢脈者，弦大而長，挙之減小，按之実強，如弦状」

みな微妙に違うことがおわかりになると思います。現在牢脈は『診宗三昧』や『瀕湖脈学』でいわれている「沈・実・大・長・弦の複合脈」となっています。これは本書の「沈・有力・弦の複合脈」と一致しません。その不一致は「大・長脈」を除いたところです。その理由は，「3. 主病」で詳しく説明します。

2 …歴代医家の牢脈

① 『脈経』
[原　文]「革（牢）脈，有似沈・伏，実，大而長，微弦」
[口語訳] 革（牢）脈は，沈あるいは伏，実，太くて長く，少し弦を帯びる。
　　　　　『脈経』には牢脈の記載はなく，革脈の名で紹介されています。

165

第3部　病脈篇

② 『千金翼方』
[原　文]「按之実強，其脈有似沈似伏，名曰牢」
[口語訳] 按じると強く有力，その脈位は沈あるいは伏の脈を牢という。

③ 『診家枢要』
[原　文]「牢，堅牢也，沈而有力，動而不移」
[口語訳] 牢とは堅牢のことで，沈で有力，そしてまっすぐな脈。

④ 『診宗三昧』
[原　文]「牢脈者，弦大而長，挙之減小，按之実強，如弦状」
[口語訳] 牢脈は弦大で長く，軽取では弱く，按じると強く有力で弦のよう。

⑤ 『瀕湖脈学』
[原　文]「弦長実大脈牢堅，牢位常居沈伏間，革脈芤弦自浮起，革虚牢実要詳看」
[口語訳] 弦・長・実・大の複合脈は牢で，脈位は必ず沈と伏の間にある。革脈は浮で形状は弦芤，革脈の多くは虚証，牢脈は常に実証にみられるから詳細に弁別する必要がある。

2. 類似脈

牢脈は伏脈・革脈の鑑別が大切です。

脈	鑑別ポイント
牢	沈あるいは伏，弦有力。
伏	沈より深く筋骨に着いてはじめて触れる。
革	浮取で弦を帯び，按じると中空。

3. 主病

牢脈は，裏実証を主ります。

1 …裏実証の内容

牢脈の裏実証には陰寒凝結と内実堅積があります。

陰寒凝結とは，寒邪が裏に凝結して腹部や下腹部に疼痛を引き起こすものを指します。

内実堅積とは，気や血が裏で凝結して生じた気滞・血瘀・積聚などの病証を指します。

結局，牢脈の裏実証とは，寒邪が裏にある場合と気または血の凝滞が裏にある場合のことです。

2 …牢脈の不一致

なぜ，牢脈から「大・長脈」を除いたのかを説明しましょう。

牢脈は陰寒凝結や内実堅積で現れる病脈です。陰寒凝結は寒邪が体内に凝結して気機を不通にして疼痛を起こしているもの，また内実堅積とは気や血が体内に凝結している病証でしたね。たとえ正気が不足していなくても気血の流通を阻害する病邪を押し退けて，脈を太くしたり長くすることが陽熱偏盛ならともかく，牢脈の病証で可能でしょうか？ もしできるなら病邪は容易に散らされてしまうことでしょう。また，脈理から考えても病邪の抵抗があるので，太くて長い脈は現れにくいため，牢脈から「大・長脈」を除きました。

3 …牢脈の脈理

●陰寒凝結の場合

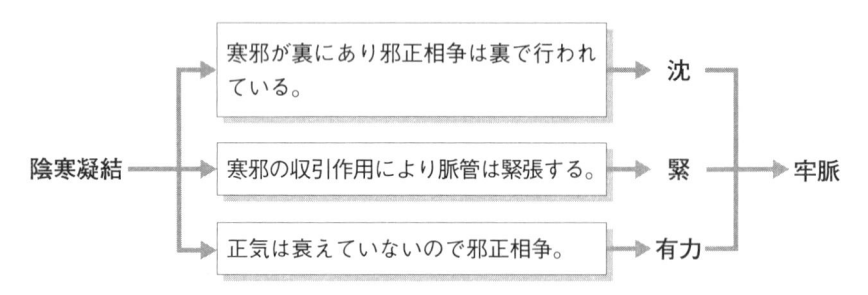

陰寒凝結 ─→ 寒邪が裏にあり邪正相争は裏で行われている。 →沈
　　　　 ─→ 寒邪の収引作用により脈管は緊張する。 →緊　→牢脈
　　　　 ─→ 正気は衰えていないので邪正相争。 →有力

陰寒凝結での脈の硬さは寒邪によるものですから，緊脈となります。

●内実堅積の場合

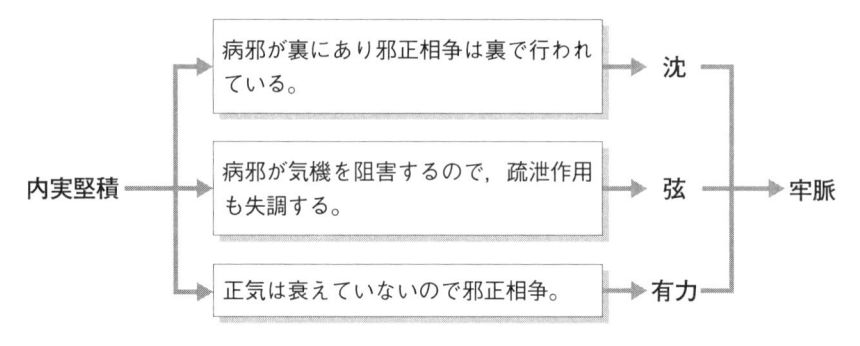

内実堅積 ─→ 病邪が裏にあり邪正相争は裏で行われている。 →沈
　　　　 ─→ 病邪が気機を阻害するので，疏泄作用も失調する。 →弦　→牢脈
　　　　 ─→ 正気は衰えていないので邪正相争。 →有力

脈が硬いのを弦としてあるのは，疏泄失調によるからです。

4. 代表例

『中医脈学研究』

[原　文]「動脈硬化与慢性腎炎的病人，曾見到一些牢脈，从而可以説，牢脈是動脈硬化的表現之一」

[口語訳] かつて動脈硬化と慢性腎炎の病人で，牢脈の人を何人かみたこ

とがある。だから牢脈は動脈硬化を表す脈象の１つであるといえる。

[解　説] 牢脈は西洋医学でいうところの硬脈で，これを按じて抵抗力があるのは動脈壁の硬化によって生じるものです。また張贊臣曰く，「凡腎臓萎縮者恒見之」〔およそ腎臓萎縮は常に牢脈をみる〕といわれるように，牢脈は動脈硬化や慢性腎炎そして腎萎縮でもみられる脈です。

5. 注意点

　牢脈は実証の病脈です。もし虚証で牢脈が現れたなら，脈と病証が一致しないから，難治であることを示しています。治療には注意しましょう。歴代医家も次のように表現しています。

　『診家正眼』「牢脈主病，以其在沈分也，故悉属陰寒，以其形弦実也，故咸為堅積，若失血亡精之人，内虚当得革脈，若反得牢脈，是脈与証反，可卜死期矣」（牢脈が主る病は，裏にあるからことごとく陰寒病証に属し，その脈形は弦で実であるからすべて堅積の病証をなす。もし失血亡精の病人は内虚であるから当然革脈が現れるけれど，反対に牢脈が現れた場合は脈と証が相反しているので，死期を予想することができる）。

6.『瀕湖脈学』主病詩

[原　文]「寒則牢堅裏有余，腹心寒痛木乗脾，疝癩癥瘕何愁也，失血陰虚却忌之」

[訳　文]「牢脈は陰寒裏実を主り，心腹寒痛や肝鬱乗脾，そして積聚病は何を愁う，失血・陰虚の牢脈は却って之を忌む」

[口語訳] 牢脈は陰寒で脈は堅牢〔弦〕そして裏証の邪気有余を表し，心腹寒痛・肝気犯脾の病でみられる。

　　　　　疝[*1]・癩[*2]・癥瘕などの積聚病で出現する牢脈は，実証による実脈だから脈と証が符合しているため少しも心配ない。もし，失血や陰虚の虚証で牢脈が出現すれば，虚証による実脈だから

脈と証が相反している。これは正気が大いに損傷し邪気は盛んである印であるため，臨床では特に注意して，治療しなければならない。

* 1　疝：①体腔内容物が外に突出することの総称。つまりヘルニアのこと。②生殖器・睾丸・陰嚢部の病証。③腹部激痛し，二便不通を伴う病証。ここでは③を指し寒疝のことである。
* 2　㿗：陰部の病。主に男子の病で，陰嚢腫大を㿗疝という。

第4章
遅綱脈

遅綱脈とは，脈拍が遅い脈の総称です。
脈の太さや硬さなどに関係なく，脈拍の遅い脈のグループを指します。

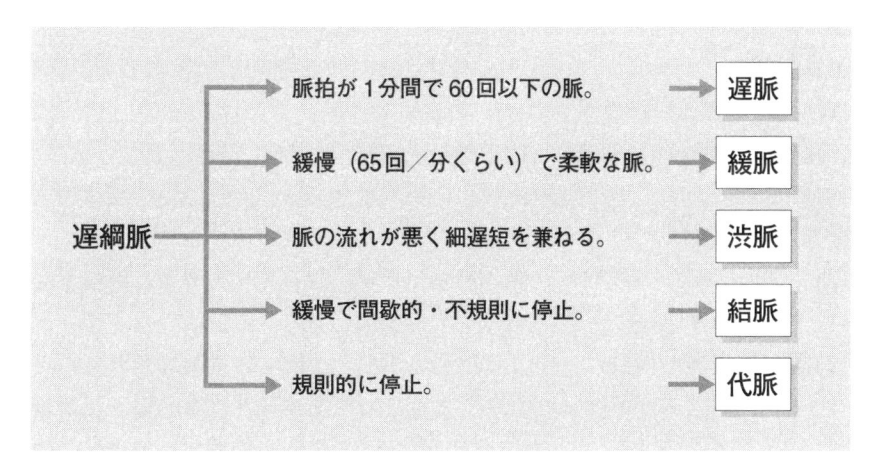

```
                 ┌→ 脈拍が1分間で60回以下の脈。      → 遅脈
                 │
                 ├→ 緩慢（65回／分くらい）で柔軟な脈。 → 緩脈
                 │
  遅綱脈 ────────┼→ 脈の流れが悪く細遅短を兼ねる。    → 渋脈
                 │
                 ├→ 緩慢で間歇的・不規則に停止。      → 結脈
                 │
                 └→ 規則的に停止。                  → 代脈
```

おのおのの脈象についてはこれから詳しく説明しますので，ここでは遅綱脈にどのような脈があるかわかれば十分です。
それでは，各脈を順次紹介していきましょう。

第1節　遅脈

1. 脈象

遅脈とは，拍動が1分間に60回以下の脈。

1 …脈の速さをみる

歴代の脈学専門書では，脈の速さを観察者の1呼吸に何回拍動するかで表現してあります。現在では時計が身近にあるので，1分間の拍動数を表示します。

また，観察者の呼吸と患者の拍動の両方をみるのは慣れないと結構難しいです。やはり時計による脈診が正確で簡便です。

2 …歴代医家の遅脈

① 『脈経』
[原　文]「遅脈，呼吸三至，去来極遅」
[口語訳] 遅脈は，1呼吸に3回拍動し，去来はきわめて遅い。

② 『瀕湖脈学』
[原　文]「遅来一息至惟三，陽不勝陰気血寒，但把浮沈分表裏，消陰須益火之原」
[口語訳] 遅脈の拍動は1呼吸にわずか3回。これは陽気が陰寒邪気に劣る，あるいは気血虚寒によるものである。ただし，浮・沈で表裏を分ける。このような陽虚陰盛の病変を治療するには，火の源を益することである。

遅脈の脈象はみな一致しているので，その他の脈書の紹介は省略します。

2. 類似脈

遅脈は緩脈・渋脈との鑑別が必要です。

脈	鑑別ポイント
緩	遅脈より少しだけ早く緩やかな脈。
渋	遅・細・短で流れが悪い脈象。

3. 主病

遅脈は，寒証を主り，病邪阻滞を主ります。

1 …寒証

寒証には2つの場合があります。1つは陽気衰微により陰寒が盛んになる虚寒証，2つめは寒邪凝滞による実寒証があります。

2 …病邪阻滞

「第1部　脈理篇」でみたように気血運行を阻滞して脈拍を遅らせるものに，寒凝・熱結・瘀血・気滞などがあります。病邪阻滞の脈理はみな共通しています。「遅脈は寒証の主脈」といわれているので，熱結証という反対の病証も主ることは奇異に感じるかもしれません。ここでいう熱結証は熱邪が結実していることで，その結実によって推動作用が圧迫されて遅脈が現れます。

3 …遅脈の脈理

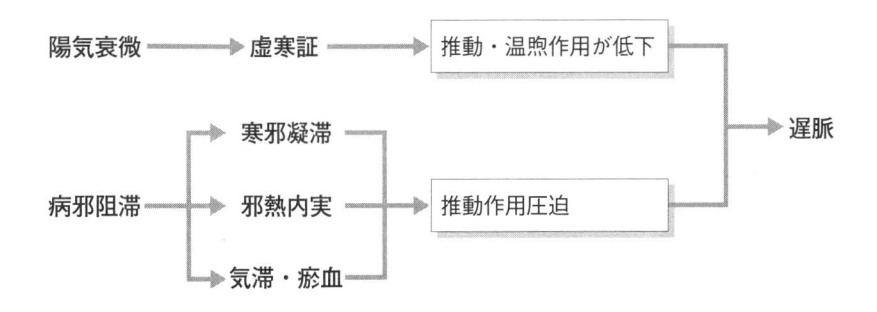

陽気衰微 → 虚寒証 → 推動・温煦作用が低下 ┐
　　　　　　　　　　　　　　　　　　　　　├→ 遅脈
病邪阻滞 →┬ 寒邪凝滞 ┐　　　　　　　　　　│
　　　　　├ 邪熱内実 ├→ 推動作用圧迫 ────┘
　　　　　└ 気滞・瘀血 ┘

4. 代表例

①『南雅堂医案』
[原　文]「脈遅，噫腐呑酸，脘痛，由胃陽不振，食滞，致成飧泄」
[口語訳] 脈遅で腐臭のするゲップや酸味の液体が込み上げ，上腹部痛が

起こるのは，胃陽不振による食滞が原因であり，未消化便の下痢を引き起こす。

[解　説] 陽気衰微の例で，胃陽不振により脾胃の昇清降濁機能が失調し，胃気は上逆そして脾は運化失調により上述の諸症が生じます。そして脈は陽気衰微であるから推動作用の低下を起こし脈は遅くなります。

② 『金匱要略』胸痺心痛短気病脈証并治

[原　文]「胸痺之病，喘息咳唾，胸背痛，短気，寸口脈沈而遅，関上小緊数，瓜蔞薤白白酒湯主之」

[口語訳] 胸痺の病気で，喘息，咳をして唾を飛ばし，胸から背中へかけて痛み，呼吸が弱々しく，寸部の脈が沈遅，関部の脈が細緊，このような病証には栝楼薤白白酒湯が主治する。

[解　説] 胸痺とは胸膺部〔胸は胸の中心部，膺(きょうよう)は胸の両側〕の疼痛のことです。その病機は胸中の陽気が不足しかつ陰邪が胸中の気機を閉塞して痛みを引き起こすものです。本証の場合は，痰飲が胸陽不足に乗じて起きた例で，胸痺に加えて痰飲による肺気不宣の呼吸器症状が表れます。

　「寸口脈沈而遅，関上小緊数」について考えてみましょう。寸部は遅で関部は数とあるのは明らかに間違いです。つまり同じ動脈に速い脈拍と遅い脈拍が同居できるわけがありません（左右の脈でも同じです）。それでは，歴代の注釈家はどのように考えたのでしょうか。ある人は「数」は間違いである，またある人は「数」を急と解釈して，疾病とともに関部に細緊の脈が急に現れると考えています。いずれにしても脈は遅であり寸部に沈，関部に細緊が現れると解釈するのが妥当でしょう。

　寸部は上焦，関部は中焦，尺部は下焦を指しています。ですから寸部沈遅とは上焦の陽気が不足している，関部細緊（緊は弦でも同じ）は中焦に痰飲があり気機を阻滞していることを表しています。

③『傷寒論』辨陽明病脈証并治
[原　文]「陽明病，脈遲，雖汗出不悪寒者，其身重，短気，腹満而喘，有潮熱者，此外欲解，可攻裏也。手足濈然汗出者，此大便已硬也。大承気湯主之」
[口語訳] 陽明病で脈遅そして汗が出ても悪寒のないものは，身体は重く，呼吸は弱く，腹部膨満して呼吸切迫があり，潮熱があれば燥熱が外泄しようとしているから裏を攻下してよく，手足に汗が集中するのは大便が已に硬いことを示している。本証は大承気湯が主治する。
[解　説] 陽明病の共通証候は「胃家実」と一言で表現されています。胃家実とは，病邪が深く陽明（胃・大腸）に入り，胃腸の燥熱が盛んとなった裏熱実証を指します。特に燥熱邪が腸中の糟粕と結合して大便を乾燥させ実邪となり気機を阻滞させるものを陽明腑証といいます。

　　　　　上述の代表例は陽明腑証で，燥熱邪にもかかわらず数脈とならないのは，実邪の阻滞が強力なため推動作用は圧迫されて遅脈となるからです。ただし陽気も旺盛なので，有力な脈が現れます。

　　　　　大腸と肺は表裏関係にあるから，大腸の腑気阻滞があるので肺気も阻滞され，腹満に短気や喘の症状も表れます。また潮熱や手足の発汗は燥熱により生じるものです。

5.『瀕湖脈学』主病詩

[原　文]「遅司臓病或多痰，沈痼癥瘕仔細看，有力而遅為冷痛，遅而無力定虚寒」
[訳　文]「遅は臓病や痰湿を主り，痼疾癥瘕にも遅脈あり，有力遅は実寒冷痛で，遅無力は虚寒と定む」
[口語訳] 遅脈は，臓器で発生する病変あるいは痰湿壅盛でみられる。沈寒痼疾・癥瘕・積聚などにも遅脈がみられ，遅で有力の場合は

寒邪疼痛の裏寒実証，遅で無力の場合は陽気虚損の虚寒証であることが多い。

第2節　緩脈

1. 脈象

正常な緩脈は，一息四至・寸尺均一・不浮不沈・従容緩和。
病脈の緩脈は，緩慢で柔軟，多くは浮沈大小滑渋などの病脈を兼ねる。

1 …正常な緩脈

一息四至とは1分間に72回の拍動で正常な拍動数，寸尺均一とは寸部尺部ともに同じ脈として触れる，従容とは去来（脈の流れ）がゆったりしている，緩和とは穏やかな状態つまり邪気がないので邪正相争を示す有力な脈でないことを指します。

この正常な緩脈は「胃気のある脈」といわれ，もし病中に緩脈が現れたなら治癒に向かっている徴候で，たとえ病状が重いようでも予後は良いと判断します。

2 …病脈の緩脈

緩慢な脈拍とは，遅脈より少し速く，平脈よりも遅い脈拍をいいます。つまり60回／分より速く，72回／分より遅いので，65回前後／分の脈拍が緩慢な脈となります。柔軟とは，脈管に緊張感がなく触れて軟らかい脈で，按じても有力でないことを指します。つまり，脈拍が緩慢で按じても有力でない脈を緩脈といいます。

3 …歴代医家の緩脈

①『脈経』
[原　文]「緩脈，去来亦遅，小駛于遅」
[口語訳] 緩脈は，去来も遅く，遅脈より少し速い。

②『瀕湖脈学』
[原　文]「緩脈阿阿四至通，柳梢鳥鳥風占軽風，欲従脈裏求神気，只在従容和緩中」
[口語訳] 緩脈の脈象は緩やかで，1呼吸で4回とちょうどよく，その拍動は春風に揺れる柳の梢のようで，軽やかで柔軟である。脈象に胃気が存在しているかは，従容緩和の様相を備えているかによる。

2. 類似脈

緩脈は，遅脈との鑑別が大切です。遅脈の項（171頁）を参照してください。

3. 主病

緩脈は，中風・湿証・脾胃虚弱を主ります。

1 …中風

中風は風邪の侵襲による太陽中風証のことで，卒中による中風ではありません。

太陽中風証は，風邪が肌表に侵襲して悪寒発熱に汗が出ることを特徴とする桂枝湯証ともいわれるものを指します。中風の緩脈は風の開泄する性質から，主に柔軟な脈として現れます。

2 …湿証

湿邪阻滞による病証全般を指します。脈拍からみると遅脈ほど病邪の阻

滞は強くなく、柔軟な脈のため正気もそれほど充実していない状況であることがわかります。

3 …脾胃虚弱

脾は後天の本、気血化生の源だから、脾胃虚弱となれば気血化生の源は働かず、気血不足となり緩脈が現れます。それではなぜ、「気血不足を主る」といわず、脾胃虚弱というのでしょうか？

正常な緩脈は、八卦では坤、季節では各季節の変わり目、人体では脾臓に相当し、緩脈は脾脈といわれ、互いに密接な関係があります。もし脾胃が調和しているなら正常な緩脈つまり胃気が現れ、脾胃虚弱になれば病脈の緩脈が現れます。

以上のことから、気血不足のなかで脾胃虚弱による場合は、緩脈が現れるので「緩脈は脾胃虚弱を主る」というのです。

4 …緩脈の脈理

脈が遅くなるのは、気の推動作用の低下または病邪による推動作用の阻滞によります。柔軟のポイントは按じても有力でないことだから、風邪の性質あるいは正気が充実していないことです。

以上の2点を考慮に入れて、脈理をみてみましょう。

● 中風の場合

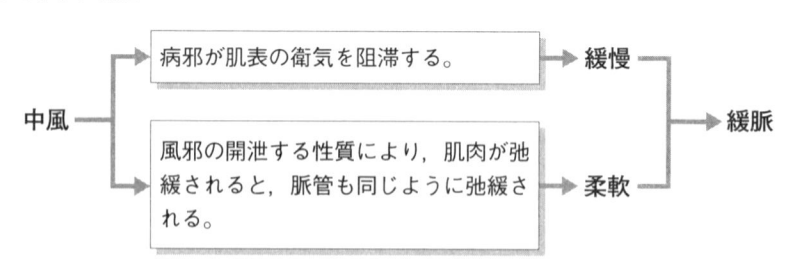

```
            ┌→ 病邪が肌表の衛気を阻滞する。         ┐→ 緩慢 ┐
中風 ──┤                                                                       ├→ 緩脈
            └→ 風邪の開泄する性質により、肌肉が弛緩  ┘→ 柔軟 ┘
                 されると、脈管も同じように弛緩される。
```

●湿邪の場合

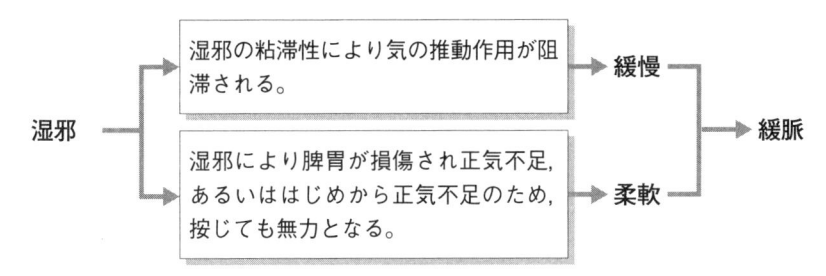

湿邪 → 湿邪の粘滞性により気の推動作用が阻滞される。 → 緩慢 ┐
　　　　　　　　　　　　　　　　　　　　　　　　　　　　　├→ 緩脈
　　　→ 湿邪により脾胃が損傷され正気不足, あるいははじめから正気不足のため, 按じても無力となる。 → 柔軟 ┘

●脾胃虚弱の場合

脾胃虚弱 → 脾胃虚弱により気血生成は減退するので, 気の推動作用も低下。 → 緩慢 ┐
　　　　　　　　　　　　　　　　　　　　　　　　　　　　　　　　├→ 緩脈
　　　　→ 脾胃虚弱で気血化生の働きは低下して正気不足となる。 → 柔軟 ┘

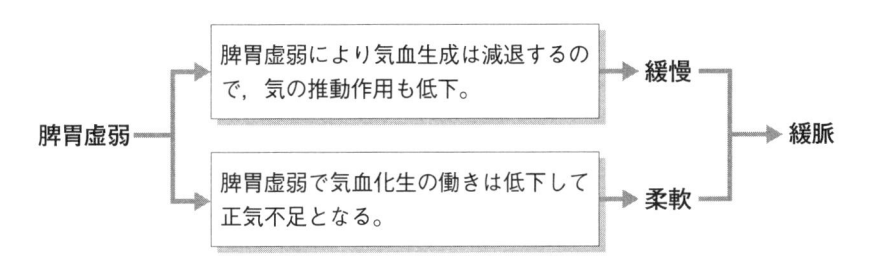

4. 代表例

①『傷寒論』辨太陽病脈証并治

[原　文]「太陽病, 発熱, 汗出, 悪風, 脈緩者, 名為中風」
[口語訳] 太陽病, 発熱, 汗出, 悪風, 脈緩の者, 名を中風となす。
[解　説] 本文は太陽中風証の脈象と病証を述べたものです。

太陽病とは, 脈浮で, 後頭部から項部がこわばり痛み, 悪寒があることを指します。ですから, この太陽病と「発熱, 汗出, 悪風, 脈緩」を加えたものが太陽中風証となります。

太陽中風証とは, 脈は浮で緩, 頭項がこわばり痛み, 悪寒があり, 発熱, 汗が出て, 悪風するものということになります。

脈浮は風邪が表にあるからで, 脈緩は風邪の開泄性により脈管が弛緩するため緩んだ脈となります。

② 『脾胃論』

[原　文]「如脈緩，怠惰嗜臥，四肢不収，或大便瀉，此湿勝，以平胃散療之」

[口語訳] 脈緩，身体がだるく横になりたがり，四肢は収縮できず，あるいは下痢をする，これは湿邪が盛んであるから平胃散で治療する。

[解　説] 緩脈は，中風や湿邪の阻滞そして脾胃虚弱で生じますが，この場合は湿邪阻滞により緩脈となっています。湿邪が身体に停滞すると，湿の重濁により身体は重く，そしてだるくなるので，身体がだるく横になりたがります。また脾は四肢を主り，四肢で湿邪が盛んになると気血阻滞となり，四肢の肌肉は営養されず筋肉運動不能となります。さらに湿邪により脾の運化機能が失調するので下痢となります。

5. 注意点

緩脈と兼脈

『瀕湖脈学』に緩脈と兼脈の関係がまとめて述べられています。

「浮緩為風，沈緩為湿，緩大風虚，緩細湿痺，緩渋脾薄，緩弱気虚」(浮緩は太陽中風証，沈緩は裏湿証，緩大は太陽中風で営陰外泄過多〔多汗で陰分損傷が進む〕，緩細は湿痺証，緩渋は脾胃虚弱による気虚血少，緩弱〔弱脈のことでなく無力の脈〕は気虚証をなす)。

緩脈は中風・湿証・脾胃虚弱を主る病脈で，これら主病のバリエーションが要領よくまとまっているのが上述の文章です。この関係を脈理に照らして考えてみると理解度を確認するのに好都合な教材となります。ぜひとも確認することをお勧めします。わからなければ，「第1部　脈理篇」を見ながら復習してみましょう。

6.『瀕湖脈学』主病詩

[原　文]「緩脈営衰衛有余，或風或湿或痺虚，上為項強下痿痺，分別浮沈大小區」

[訳　文]「緩脈は営弱衛強で現れ，風・湿・脾胃虚弱を主り，上は項強・下は痿痺をなす，兼脈の浮沈大小を弁別せよ」

[口語訳] 緩脈は営弱衛強[*1]で現れ，あるいは傷風・傷湿[*2]・脾虚でよくみられる。

　　　　風邪が上部を侵襲すれば頸項のこわばりがみられ，湿邪が下部に侵襲すれば痿痺などの証がみられる。浮・沈・大・小などの兼脈を弁別するべきである。

*1　営弱衛強：太陽中風の病理状態を表したもので，営弱とは風邪により衛気の固摂作用が失調して営気（汗）が外泄する状態，衛強とは風邪と衛気が表で相争している状態を表しています。つまり営衛不和です。強弱の文字は相対的な意味を含んでおり，強い弱いという意味ではありません。
*2　傷風・傷湿：傷風は風邪の侵襲を受けることで，傷湿も同じです。

第3節　渋脈

1. 脈象

渋脈とは，脈の拍動が不明瞭で流れが悪く，細・遅・短の複合した脈。

1 …拍動が不明瞭

拍動が不明瞭な場合は2通りあります。1つめは拍動が小さくて不明瞭，2つめは拍動がときに大きく，ときに小さくて不明瞭な場合です。ただし，不明瞭でも間歇的に停止することはありません。

2 …「脈診表」

「第2部　脈診篇」で「脈の拍動が不明瞭なら，脈診表の渋の欄に○印をつける」と書いてあります。しかし前頁の「1．脈象」で渋脈は細・遅・短の複合した脈ではないのか？　と疑問を持たれた方もいることでしょう。

実際の臨床では，細・遅・短がすべて揃わない場合でも渋脈と考えて問題ありません。ただし，脈が太い，脈が速い，脈が長いなどの兼脈がある場合は渋脈とはいえず，細・遅・短に近い脈を兼ねた場合が相当します。

3 …歴代医家の渋脈

① 『脈経』
[原　文]「渋脈，細而遅，往来難且散，或一止復来」
[口語訳] 渋脈は，細で遅，脈の往来は難渋して散漫，あるいはいったん停止して再び拍動しそうな脈。
[解　説] 下線部分は散脈や結脈のことでなく，散脈や結脈に似ていることを表現しています。

② 『瀕湖脈学』
[原　文]「細遅短濇往来難，散止依稀應指間，如雨沾沙容易散，病蠶食葉慢而艱」
[口語訳] 渋脈の脈象は，細く拍動は遅く短で，脈の流れはきわめて悪く，指下に触れる脈は散脈や間歇的に止まる脈に似ているが同じでない。つまりその脈象は，「雨が砂にしみるように」や「病気の蚕が葉を食べるように」，きわめて緩慢で流れが悪いものである。

2．類似脈

渋脈・結脈・微脈の鑑別が大切です。

脈	鑑別ポイント
渋	細・遅・短で拍動が不明瞭な脈象（遅綱脈）。
結	遅でときに停止する脈（遅綱脈）。
微	極細にして軟，按じて絶えそうな脈（虚綱脈）。

渋脈と結脈の決定的な違いは脈拍が停止するかしないかです。

微脈はきわめて細く，拍動を観察できないくらいハッキリしない脈で，虚証としての面が際立っています。

3. 主病

渋脈は血行渋滞を主り，虚実の別があります。

1 …血行渋滞の虚実

さまざまな病機による血行渋滞があります。

まずは虚証の血行渋滞については，気血両虚で推動力低下・血液量減少により血行が渋滞します。

実証の血行渋滞については，痰滞・食積・気滞血瘀などで血行が阻害されます。

2 …渋脈の虚実弁別

脈象から弁別すれば，脈の有力か無力で弁別できます。

脈を按じて抵抗力があれば有力です。これは正気が充実しているので，病理産物に圧迫されても抵抗できるため有力となります。ただし病理産物があっても正気不足の場合は，抵抗力がないので有力な脈は現れません。もし渋脈で無力の場合，虚証の渋脈と即断しないようにしましょう。なぜなら，虚実挟雑（気虚血瘀など）の場合があるからです。このときは総合的な診断を拠りどころにしなくてはなりません。実際の臨床ではこのケースが多いので，四診を総合しないで不適切な治療をすると病人に苦痛を与えてしまいます。

3 … 虚証渋脈の脈理

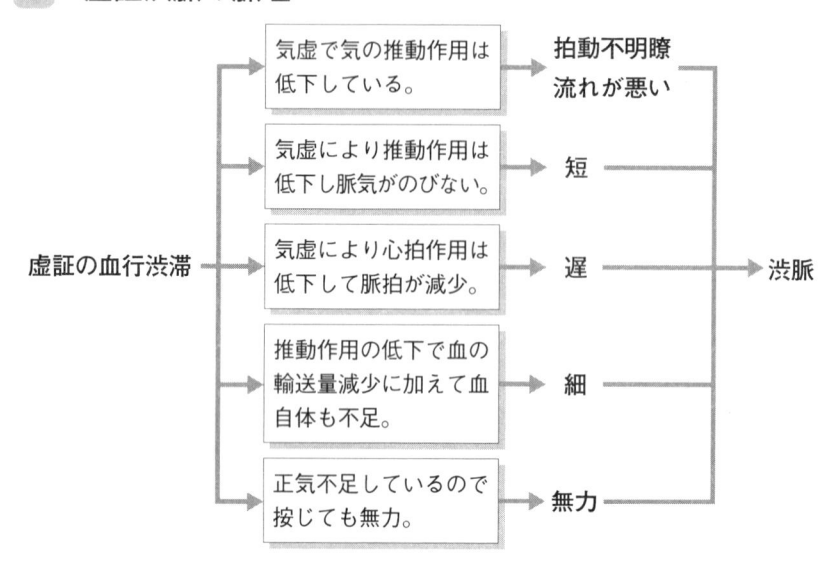

虚証の血行渋滞
- → 気虚で気の推動作用は低下している。 → 拍動不明瞭 流れが悪い
- → 気虚により推動作用は低下し脈気がのびない。 → 短
- → 気虚により心拍作用は低下して脈拍が減少。 → 遅
- → 推動作用の低下で血の輸送量減少に加えて血自体も不足。 → 細
- → 正気不足しているので按じても無力。 → 無力

→ 渋脈

4 … 実証渋脈の脈理

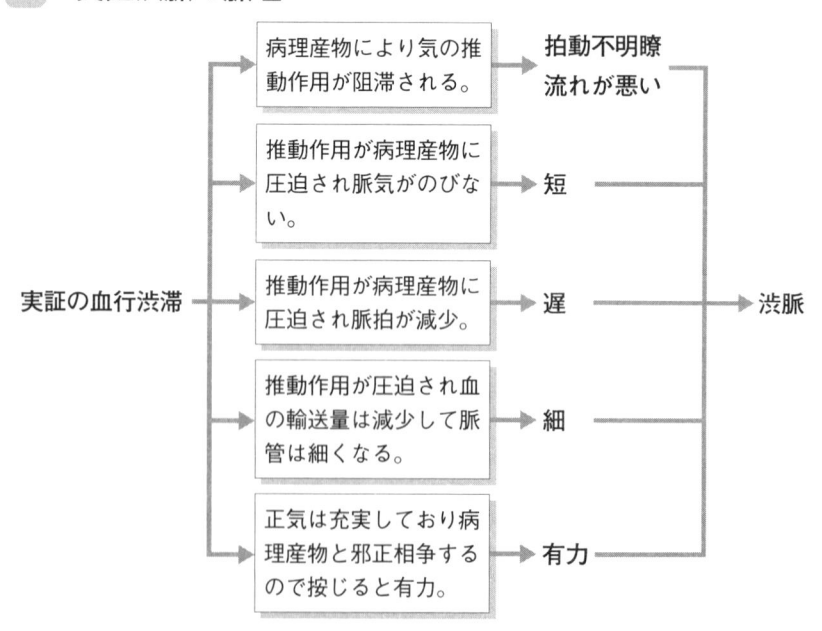

実証の血行渋滞
- → 病理産物により気の推動作用が阻滞される。 → 拍動不明瞭 流れが悪い
- → 推動作用が病理産物に圧迫され脈気がのびない。 → 短
- → 推動作用が病理産物に圧迫され脈拍が減少。 → 遅
- → 推動作用が圧迫され血の輸送量は減少して脈管は細くなる。 → 細
- → 正気は充実しており病理産物と邪正相争するので按じると有力。 → 有力

→ 渋脈

4. 代表例

① 『金匱要略』血痺虚労病脈証并治
[原　文]「男子脈浮弱而渋，為無子，精気清冷」
[口語訳] 男子の脈浮無力で渋は，男性不妊症の精気清冷〔精液量過多・精液不凝固症を指す〕である。
[解　説] 浮脈は精血不足により陰陽の制約関係が失われて現れ，無力で，渋脈は虚証の渋脈で気血不足のために生じます。
　　　　　精気清冷とは，精液の内容が稀薄な状態を表しています。精液量過多とは精液量が多く精子密度が低い病態を指し，精液不凝固症は，本来射出された精液は射出後にコロイド状を呈しますが，本症はコロイド状態にならず射出後も液化しているものを指します。

② 『金匱要略』腹満寒疝宿食病脈証并治
[原　文]「問曰，人病有宿食，何以別之？　師曰，寸口脈浮而大，按之反渋，尺中亦微而渋，故知有宿食，大承気湯主之」
[口語訳] 問いて曰く，人病んで宿食があるかを，何で弁別するのか？　師曰く，寸口脈が浮大で按じると反対に渋となり，尺脈も微で渋ならば宿食のあることがわかる，大承気湯がこれを主治する。
[解　説] 宿食とは，飲食物が中焦に停滞している病証です。飲食物が中焦つまり胃腸に停滞しているため，腑気も圧迫されることから渋脈が現れます。しかし，なぜ寸口部に浮大脈が現れるのでしょうか。中焦の停滞が上焦にある気の下降を阻害するので，上焦の気は充満し旺盛となるため上焦に相当する寸口部の脈は浮大となるのです。

5. 注意点

「第2部　脈診篇」のところでも述べましたが，渋脈を見きわめるには脈の拍動に注目しましょう。その後に脈の流れを注意深く観察しましょ

う。

　脈診に十分慣れていないときは，脈診表を使って順序よく脈診を進めていきましょう。そのうえで兼脈の細・遅・短あるいは細・遅・短に近い脈があれば，血行渋滞があると判断できます。

6.『瀕湖脈学』主病詩

[原　文]「渋縁血少或傷精，反胃亡陽汗雨淋，寒湿入営為血痺，女人非孕即無経」
[訳　文]「渋脈は血少・傷精を表し，反胃や亡陽大汗，そして寒湿入営の血痺で生じ，妊娠でなくば無経なり」
[口語訳]「渋脈は陰血虚少・精液損傷により生じ，反胃[*1]および大汗で傷津亡陽しても現れる。
　　　　　　また寒湿邪が営分に入り血行が阻滞する血痺でもみられ，妊娠していないのに渋脈[*2]がみられるなら精血枯渇しているので妊娠しにくい。

[*1] 反胃：翻胃ともいい，朝に食した物を夕暮れに吐く，あるいは夕食の飲食物を朝に吐き，嘔吐物は不消化である病態を指します。主病詩では反胃により水穀精微が補給できなくなり気血両虚となったことを示しています。
[*2] 妊娠していないのに渋脈：妊娠しても渋脈がみられます。それは胎児を養うために母体の陰血が不足するからです。

第4節　結脈

1. 脈象

結脈とは，緩慢で間歇的に停止し，停止に規則性がない脈。

1 … 停止する脈

　実際の臨床では結脈は細や短を兼ねることがよくあります。しかし結脈の脈象は緩慢で不規則な間歇的停止のある脈と定義しています。

　そのほかの停止する脈も同様に，脈の遅数と停止の規則・不規則に注目しています。つまり，脈の遅数と停止の規則・不規則以外の兼脈は病証を判断する重要な指標となります。

2 … 歴代医家の結脈

① 『脈経』
［原　文］「結脈，往来緩，時一止復来」
［口語訳］結脈は，遅緩でときに停止し，その後再び拍動する。

② 『難経』十八難
［原　文］「結者，脈来去時一止，無常数，名曰結也」
［口語訳］結脈とは，去来がときに止まり，規則的でない脈を結という。

③ 『瀕湖脈学』
［原　文］「結脈緩而時一止，独陰偏盛欲亡陽。浮為気滞沈為積，汗下分明在主張」
［口語訳］結脈の拍動は遅緩で，ときに停止する。これは陰寒偏盛で陽気亡脱の症候である。結脈で浮は経気阻滞，結脈で沈は積滞不通，治療には汗法や下法を採用するのであるが，明確に弁別する必要がある。

2. 類似脈

　促・結・代脈はみな，間歇的に停止する脈です。

脈	鑑別ポイント
促	不規則な間歇的停止，停止時間は短い。脈拍は数。
結	不規則な間歇的停止，停止時間は短い。脈拍は遅緩。
代	規則的な間歇的停止，停止時間は長い。

3．主病

結脈は，五積・七情鬱滞そして気血衰微を主ります。

1 …五積とその脈理

五積とは，気・血・痰・飲・食などの積滞を指します。具体的には，気滞・気結・血瘀・痰積・飲結・宿食などがあり，これらが気血運行を阻害します。

五積による結脈は有力であることが多いです。

五積の脈理は以下のようになります。

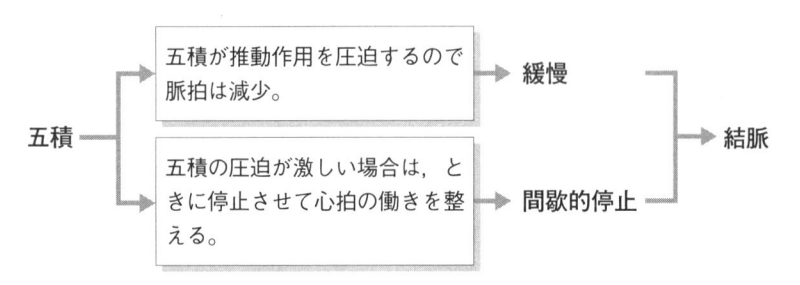

五積 → 五積が推動作用を圧迫するので脈拍は減少。 → 緩慢 ┐
　　 → 五積の圧迫が激しい場合は，ときに停止させて心拍の働きを整える。 → 間歇的停止 ┘ → 結脈

2 …七情鬱滞とその脈理

七情鬱滞とは，精神情緒失調（激しい怒りや憂慮など）により気機の運行が悪くなることを指しています。

七情鬱滞の場合も結脈は有力であることが多いです。

五積と七情鬱滞は，気血運行の阻滞が非常に強い場合に現れる脈です。

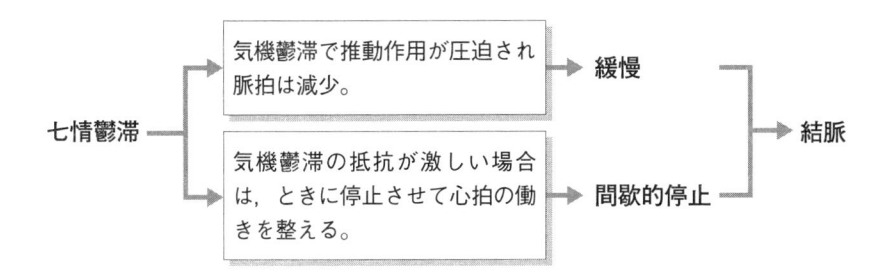

```
七情鬱滞 ┬→ [気機鬱滞で推動作用が圧迫され脈拍は減少。] →緩慢 ┐
         └→ [気機鬱滞の抵抗が激しい場合は，ときに停止させて心拍の働きを整える。] →間歇的停止 ┴→結脈
```

気機鬱滞とは，七情鬱滞により気機の運行が滞ることを指します。主に気滞や気結などを指します。

3 …気血衰微とその脈理

気血衰微の場合は「第1部 脈理篇」で述べたように，ときに休まないと拍動が継続できないガス欠状態を指します。したがって拍動は継続できずいったん停止してしまいます。当然，気血衰微の結脈は無力となります。

気血衰微の脈理は以下のようになります。

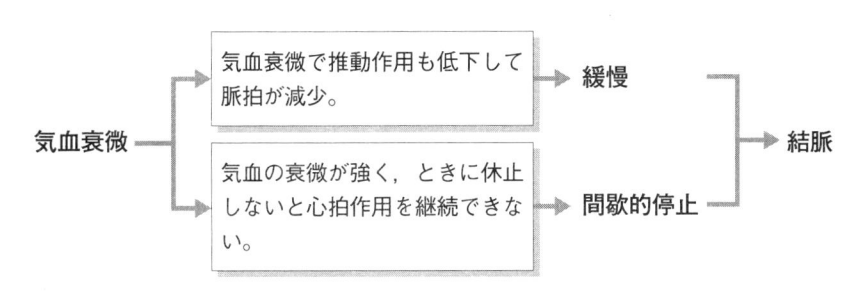

```
気血衰微 ┬→ [気血衰微で推動作用も低下して脈拍が減少。] →緩慢 ┐
         └→ [気血の衰微が強く，ときに休止しないと心拍作用を継続できない。] →間歇的停止 ┴→結脈
```

4．代表例

『傷寒論』辨太陽病脈証并治

[原　文]「傷寒脈結代，心動悸，炙甘草湯主之」
[口語訳] 傷寒病で結脈や代脈そして動悸が現れた場合は，炙甘草湯が主治する。
[解　説]「脈結代，心動悸」は，心の陰陽気血両虚があることを表してい

ます。炙甘草湯で通陽復脈・滋陰養血して治療します。

5. 注意点

1 …病の軽重

　間歇的停止の回数で病の軽重を推し量る参考になります。つまり，停止の回数が多ければ病は重いと考えられます。具体的には，1分間に7回以下ならば病は軽い方で，それ以上は重症といわれ，器質的な心臓疾患によくみられます。ただし絶対的なものではなく，あくまでも参考にしてください。

2 …無病の結脈

　臨床では結脈は心臓自身に病変のあるものに多くみられます。また無病でも結脈がみられ，これは先天的なもので生理的状態に属します。したがって結脈は有力・無力と無病の結脈を弁別する必要があります。

6. 『瀕湖脈学』主病詩

［原　文］「結脈皆因気血凝，老痰結滞苦沈吟，内生積聚外痛腫，疝瘕為歹央病属陰」

［訳　文］「結脈の原因は気血凝滞なり。老痰結滞・積聚・癥腫・疝瘕で生じ，陰証に属す」

［口語訳］結脈の原因は気血凝滞により起こる。例えば，老痰結滞・積聚・癥腫・疝瘕などに出現する。結脈は陰証に属している。

第4章　遅綱脈

第5節　代脈

1. 脈象

代脈とは，規則的に停止して，停止時間が長い脈。

1 …停止時間が長い

　結脈や促脈の停止間隔は比較的短く，代脈の停止間隔は長いです。停止時間が長いのは，虚衰状態が強く回復に時間がかかるからです。

　一般に脈が1回停止した後，再び拍動するときは早く連続して2回拍動するもので，これを「脈能自還」といい，まだ自力で停止を補償する能力があることを意味しています。一方，代脈は停止時間が長く，ようやく拍動が回復するもので，1回の停止を補うだけの力がないことから，代脈によって虚衰状態の程度を推測することができます。

2 …脈拍の遅数

　代脈の脈象に脈の遅数がないのは，虚衰状態が進んでいる脈ですから，虚熱がない限り脈は遅だからです。

　ときに風証・痛証・七情過度などで脈代数がみられますが，症状の回復に従って脈も回復します。

3 …歴代医家の代脈

① 『脈経』
[原　文]「代脈，来数中止，不能自還，因而復動」
[口語訳] 代脈は，一定数だけ拍動すると停止し，ようやく回復して，停止前の拍動に戻る。

② 『瀕湖脈学』
[原　文]「動而中止不能還，復動因而作大看。病者得之猶可治，平人却與壽相関」
[口語訳] 拍動中に間歇的に停止してただちに回復できず，しばらくして拍動を開始する。病人に代脈が出現しても，治療を行えば心配ない。もし正常人に代脈がみられたら，それは寿命と関係している。

③ 『三指禅』
[原　文]「代脈動中看，遅遅止復還，平人多不利，惟有養胎間」
[口語訳] 代脈は拍動中に規則的停止がみられ，脈拍の回復が遅く，正常人での代脈は生死に関わり，妊婦の代脈は生死を弁ずる必要はない。

2. 類似脈

促・結・代脈はみな，間歇的に停止する脈です。

脈	鑑別ポイント
促	不規則な間歇的停止，停止時間は短い。脈拍は数。
結	不規則な間歇的停止，停止時間は短い。脈拍は遅緩。
代	規則的な間歇的停止，停止時間は長い。

3. 主病

代脈は，臓気衰微を主ります。

1 …臓気衰微

臓気とは臓腑の機能活動を指し，臓気衰微というのはその機能活動が衰えていることを指します。例えば気血の衰えは，脾胃の運化機能低下により気血が製造されず生じます。さらにこの状態が続くと脾胃自体を栄養す

る物質も枯渇するので脾胃の機能活動は衰え，臓気衰微することになります。以上のことからわかるように，臓気衰微とは気血虚衰のさらに進んだ虚的状態のことを指しています。ですから，臨床上，代脈が現れるのは病気がかなり危険な状態にあるということです。

2 …代脈の脈理

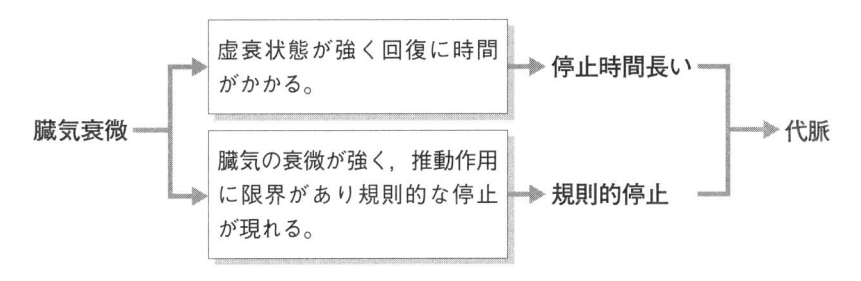

```
臓気衰微 → 虚衰状態が強く回復に時間がかかる。 → 停止時間長い ┐
         → 臓気の衰微が強く，推動作用に限界があり規則的な停止が現れる。 → 規則的停止 ┴→ 代脈
```

推動作用の限界とは，気の衰微が強く，ときに休止しないと拍動を継続できないことで，簡単にいえば拍動する体力のことを指します。

規則的に停止するとは，体力に応じた分だけ拍動して休まないと拍動を続けられないということです。したがって，体力（推動作用）の衰弱は不規則な停止より進んでいることから，規則的停止が短い間隔で現れるのは臓気衰微が激しいためと考える人もいます。

4．代表例

『傷寒論』辨太陽病脈証并治

[原　文]「脈来動而中止，不能自還，因而復動者，名曰代，陰也。得此脈者，必難治」

[口語訳] 脈拍が拍動中に停止し，脈の回復に時間がかかり再び拍動する脈を代といい，陰脈で陰証に属す。この脈を得る病は難治である。

[解　説] 代脈が現れると必ず難治と即断しないように，よく脈象と病証を観察しましょう。病邪があるのに補法などしないように。

5.『瀕湖脈学』主病詩

[原　文]「代脈都因元気衰，腹疼泄痢下元虧，或為吐瀉中宮病，女子懐胎三月兮」

[訳　文]「代脈の原因は元気衰微。下元虧損の腹痛・泄痢，中陽不足の嘔吐・泄瀉，妊娠3カ月でも現れる」

[口語訳]　代脈は元気衰弱により生じ，下元虧損の腹痛，泄痢，そして中陽不足の嘔吐泄瀉などでみられる。妊娠3カ月以後の婦女子にも代脈がみられる。

第5章 数綱脈

数綱脈とは，脈拍が速い脈の総称です。
脈の太さや硬さなどに関係なく，脈拍の速い脈のグループを指します。

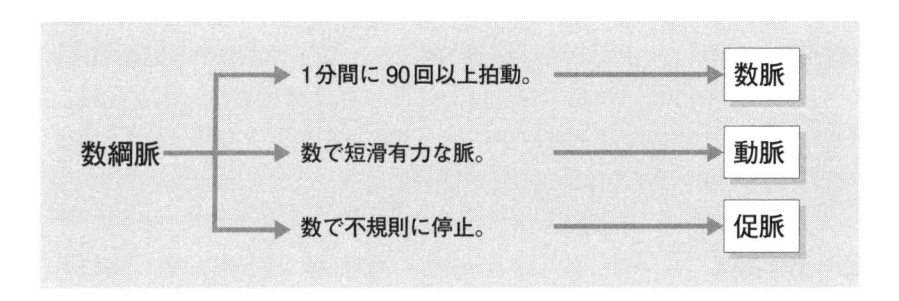

```
                    ┌→ 1分間に90回以上拍動。  →  数脈
数綱脈  →  ├→ 数で短滑有力な脈。      →  動脈
                    └→ 数で不規則に停止。      →  促脈
```

おのおのの脈象についてはこれから詳しく説明しますので，ここでは数綱脈にどのような脈があるかわかれば十分です。

それでは，各脈を順次紹介していきましょう。

第1節 数脈

1. 脈象

数脈とは，1分間に脈拍が90回以上の脈。

歴代医家の数脈

① 『脈経』
[原　文]「数脈，去来促急（一息六至）」
[口語訳] 数脈は，去来が速い（1呼吸に6回拍動する）。

② 『瀕湖脈学』
[原　文]「数脈息間常六至，陰微陽盛必狂煩。浮沈表裏分虚実，惟有児童作吉看」
[口語訳] 数脈は一呼吸の間に6回拍動する。これは陰虚や陽盛の熱によるもので，煩躁不安，はなはだしきは発狂の病人にみられる。浮沈表裏で虚実にわかれる。児童の脈拍は一般的に成人に比べて速くても正常である。

2. 類似脈

脈	鑑別ポイント
滑	脈の流れが滑らかでも，脈拍数は数脈に及ばない。
促	脈拍は速く，ときに停止する。
動	短数滑有力の複合脈。

3. 主病

数脈は，熱を主ります。そのほかに気脱や陽脱でもみられます。

数脈の脈理

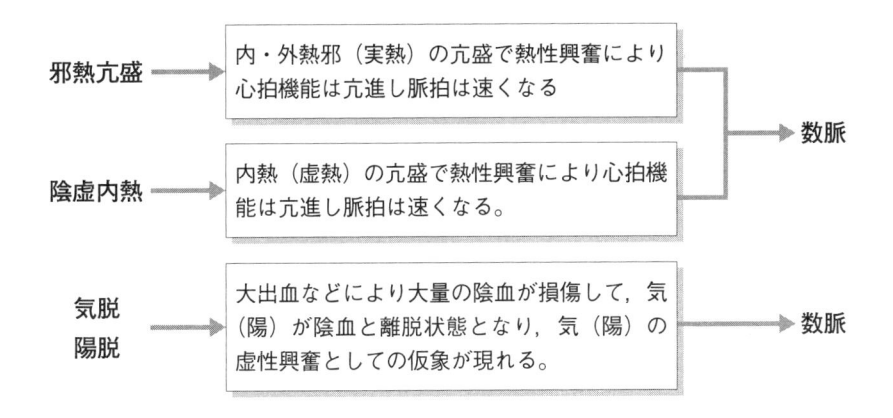

```
邪熱亢盛 → 内・外熱邪（実熱）の亢盛で熱性興奮により
          心拍機能は亢進し脈拍は速くなる        ┐
                                                 ├→ 数脈
陰虚内熱 → 内熱（虚熱）の亢盛で熱性興奮により心拍機 ┘
          能は亢進し脈拍は速くなる。

気脱    → 大出血などにより大量の陰血が損傷して，気
陽脱      （陽）が陰血と離脱状態となり，気（陽）の  → 数脈
          虚性興奮としての仮象が現れる。
```

　この虚性興奮は，気血陰陽が尽きようしているときに生じる一時的な興奮を指します。しかし，この興奮は根拠となる気血陰陽が少ないため，脈を按じると非常に無力です。このような例は浮綱脈で紹介した芤脈で数脈の場合があります。

4．代表例

① 『温病条弁』上焦篇
[原　文]「太陰之為病，脈不緩不緊而動数，或両寸独大，尺膚熱，頭痛，微悪風寒，身熱自汗，口渇，或不渇，而咳，午后熱甚者，名曰温病」
[口語訳] 温邪が手太陰肺経を侵犯して発生する病変は，脈象は緩でも緊でもなく数脈，あるいは両寸部の脈が関・尺部より大で有力。前腕内側の皮膚が発熱，頭痛，軽微な悪風，発熱自汗，口渇あるいは口渇なく咳嗽，午後の発熱がはなはだしい。このような疾病を温病という。
[解　説]「脈不緩不緊而動数」で不緩不緊というのは，太陽中風での緩脈と太陽傷寒での緊脈は現れず，熱邪による数脈が現れることを

意味しており，太陽病との違いをはっきりさせています。

② 『傷寒論』辨太陽病脈証并治
[原　文] 「病人脈数，数為熱，当消穀引食，而反吐者，此以発汗，令陽気微，膈気虚，脈乃数也。数為客熱，不能消穀，以胃中虚冷，故吐也」
[口語訳] 病人の脈数，数は熱であるから飲食物をよく消化し食欲もあるはずだが，反対に数脈で吐くものがある。これは発汗により陽気が衰え，胸膈部の陽気もさらに虚弱となり脈は数の場合である。この数は客熱を表し，消化できず胃中は虚冷しているので吐いてしまう。
[解　説] この場合の客熱は陰虚によるものではなく，真寒仮熱の仮熱のことです。胸膈部の陽気が不足しているところに発汗法を行えば，陽気はさらに損傷するので胸膈部（胃中）の陽気不足も虚衰して胃中は虚冷となります。この虚冷状態が盛んになれば，虚した陽気は外へ推しやられるか，あるいは虚陽が独り浮いてしまうので見かけの熱象が現れます。これを仮熱といいます。見かけの熱象による数脈だから，按じると無力な脈が現れます。

5. 注意点

虚証の数脈

　虚証の数脈には，陰虚内熱による虚熱と真寒仮熱の仮熱があります。ともに数で無力な脈ですが，治療法には異なるところがあるので注意しましょう。陰虚内熱の治療は，陰分の不足を補う（これを滋陰といいます）ことで内熱を清めます。

　胃中虚冷の真寒仮熱の治療は，冷えた胃中を温めて（これを温中といいます）虚冷状態を温化させて仮熱を収めます。

　例えば『診宗三昧』に「人見数脈，悉以為熱，不知亦有胃虚及陰盛拒陽者」（人は数脈をみると，すべて熱とする。胃陽虚および陰盛拒陽もあることを知らない）とあるように，熱を冷ます治療だけでなく温める治療が

必要な病証もあります。これは次の『瀕湖脈学』主病詩の「実宜涼瀉虚温補」の下線部にも紹介してあります。はじめこの文を読んだとき，数脈は陰虚内熱によるものであるから，虚温補ではなく虚滋陰の間違いではないかと思いましたが，仮熱の治療を指していたわけです。

6.『瀕湖脈学』主病詩

[原　文]「数脈為陽熱可知，只将心腎火来醫。<u>実宜涼瀉虚温補</u>，肺病秋深却畏之」
[訳　文]「数は陽，熱と知るべし，ただ心腎の火を弁別し治せ。実は涼瀉・虚は温補，肺病秋に数は却って畏れよ」
[口語訳]　数脈は，陽亢熱盛により現れる。ただし，火熱には心または腎の違いと虚実を区別して治療する。実火には涼熱瀉火がよく，虚火には温中回陽や滋補がよい。
　　　　　肺病の人で秋季に数脈がみられるものは火熱内盛して肺陰が損傷されている。

第2節　動脈

1. 脈象

> 動脈とは，脈形が豆の如く短く，滑数有力の脈。

1 …豆の如く短い

　「豆の如く短い」というのは，寸・関・尺部の1カ所でのみ拍動していることを指します。
　ただし関部の脈は寸・尺部の脈に比べて触れやすいので，動脈は関部に現れることが多いです。

2 …歴代医家の動脈

① 『傷寒論』平脈法
[原　文]「若数脈見于関上，上下无頭尾，如豆大，厥厥動揺者，名曰動也」
[口語訳] もし関部に数脈がみられ，〔関部の〕上下の頭と尻尾がなく，形は豆のようで，短くて拍動している脈を動という。

② 『脈経』
[原　文]「動脈，見于関上，无頭尾，如豆大，厥厥然動揺[*1]」
[口語訳] 動脈は関部にみられ，頭と尻尾がなく豆粒のように1点に現れ，短くて拍動している。

③ 『診家正眼』
[原　文]「動无頭尾，其形如豆，厥厥動揺，必兼滑数」
[口語訳] 動は頭と尻尾がなく，その形は豆のようで，短くて拍動しており，必ず滑と数を兼ねる。

[*1] 厥厥然動揺：厥厥は「短く硬く緊張している」，あるいは「短く流れが速く円滑である」などと注釈されています。このように「厥厥然動揺」については諸説あり，統一されていません。ここでは，「厥厥然動揺」を「(脈は) 短くて拍動している」と訳しました。「厥」には「曲る」という意味から「短」と引用されているので，「厥厥然動揺」を「短くて拍動している」と解釈しました。

2. 類似脈
短脈・動脈・渋脈の鑑別が大切です。

脈	鑑別ポイント
短	短脈は，数でなく滑でなく，短いだけ（虚綱脈）
動	動脈は，短数で滑を兼ねる（数綱脈）
渋	遅・細・短で流れが悪い脈象（遅綱脈）

3. 主病

動脈は，痛証・驚証を主ります。

動脈の脈理

●激痛の場合

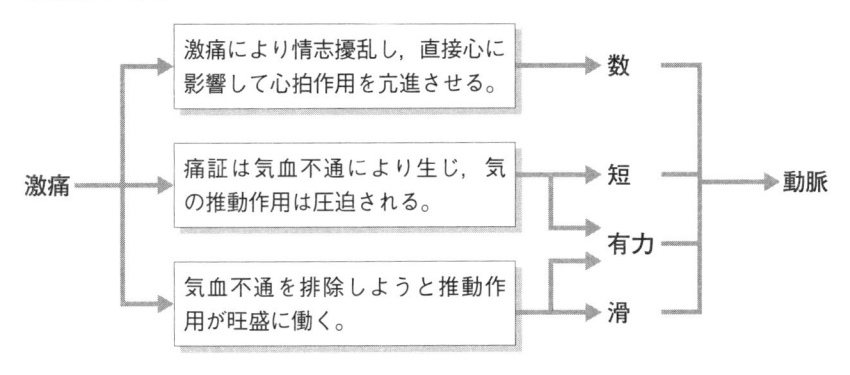

激痛 →
- 激痛により情志擾乱し，直接心に影響して心拍作用を亢進させる。 → 数
- 痛証は気血不通により生じ，気の推動作用は圧迫される。 → 短／有力
- 気血不通を排除しようと推動作用が旺盛に働く。 → 有力／滑

→ 動脈

●驚証の場合

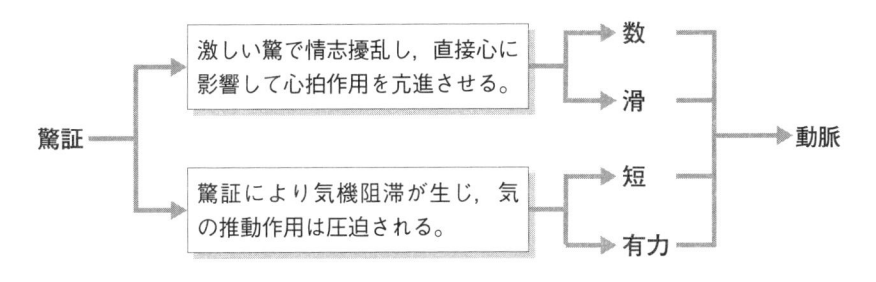

驚証 →
- 激しい驚で情志擾乱し，直接心に影響して心拍作用を亢進させる。 → 数／滑
- 驚証により気機阻滞が生じ，気の推動作用は圧迫される。 → 短／有力

→ 動脈

　心は神明を主るので，精神情緒の変化は必ず心に影響します。特に激しい精神情緒の変化は心への影響も強く，直接心の拍出亢進を引き起こします。

4. 代表例

『金匱要略』驚悸吐衄下胸満瘀血病脈証并治
[原　　文]「寸口脈動而弱，動則為驚，弱則為悸」
[口語訳] 寸口脈の動脈や弱脈は，動脈は驚であり，弱脈は心悸である。
[解　　説] 驚と心悸，臨床では同時にみられることが多いです。もし驚と心悸があり脈が動であれば驚による病証で，また脈が弱ならば心悸による病証であると判断します。

5. 注意点

　歴代の医家のなかには関部に現れる脈だけを動脈としていますが，寸部や尺部に現れる動脈もないわけではありません。関部だけにこだわらないようにしましょう。

6. 『瀕湖脈学』主病詩

[原　　文]「動脈専司痛與驚，汗因陽動熱因陰，或為泄痢拘攣病，男子亡精女子崩」
[訳　　文]「動脈は痛と驚を主り，陽虚自汗や陰虚発熱，あるいは泄痢や経脈拘縮，男子亡精・女子崩漏をなす」
[口語訳] 動脈は痛証と驚証を主り，そのほかに陽虚自汗や陰虚発熱，あるいは泄痢の陰液大損そして経脈拘縮，男子では亡精，女子では血崩などでみられる。

第3節 促脈

1. 脈象

促脈とは，脈が速く，不規則に停止する脈。

1 …脈の速さ

「脈が速く」とは，基本的に数脈（90回／分以上）を指します。しかし90回／分前後で不規則に停止する脈も促脈とします。

2 …歴代医家の促脈

① 『脈経』
［原　文］「促脈，来去数，時一止復来」
［口語訳］促脈は，脈は速く，ときに停止し再び拍動する。

② 『瀕湖脈学』
［原　文］「促脈，来去数，時一止復来『脈経』。如蹶之趣，徐疾不常『脈訣』」
［口語訳］促脈は，脈は速く，ときに停止し再び拍動する『脈経』。あたかも急いで歩いている人が偶然つまずくのに似ている。間歇的停止の回数は不規則『脈訣』。

2. 類似脈

促・結・代脈はみな，間歇的に停止する脈です。

脈	鑑別ポイント
促	不規則な間歇的停止，停止時間は短い。脈拍は数。
結	不規則な間歇的停止，停止時間は短い。脈拍は遅緩。
代	規則的な間歇的停止，停止時間は長い。

3. 主病

促脈は，火熱内盛・五積化火を主ります。

促脈の脈理

火熱内盛には実証と虚実挟雑証の別があるので，それぞれについて紹介します。

●火熱内盛で実証の場合

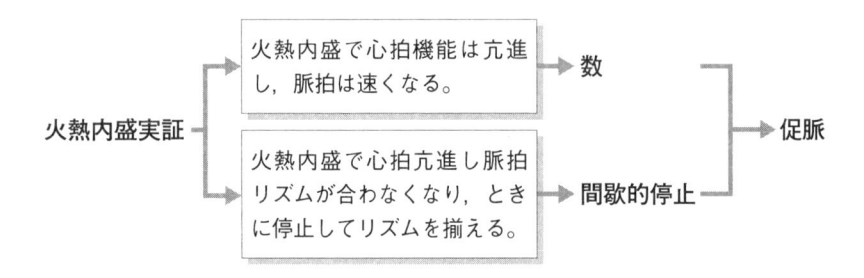

火熱内盛実証 → 火熱内盛で心拍機能は亢進し，脈拍は速くなる。→ 数
　　　　　　 → 火熱内盛で心拍亢進し脈拍リズムが合わなくなり，ときに停止してリズムを揃える。→ 間歇的停止
→ 促脈

●火熱内盛で虚証の場合

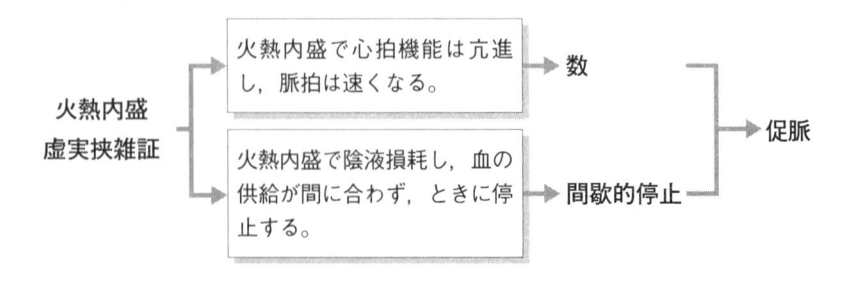

火熱内盛虚実挟雑証 → 火熱内盛で心拍機能は亢進し，脈拍は速くなる。→ 数
　　　　　　　　　 → 火熱内盛で陰液損耗し，血の供給が間に合わず，ときに停止する。→ 間歇的停止
→ 促脈

●五積（気・血・痰・飲・食）の場合

　これは，鬱滞が強く心拍を圧迫して間歇的に停止させ，化火により数となります。

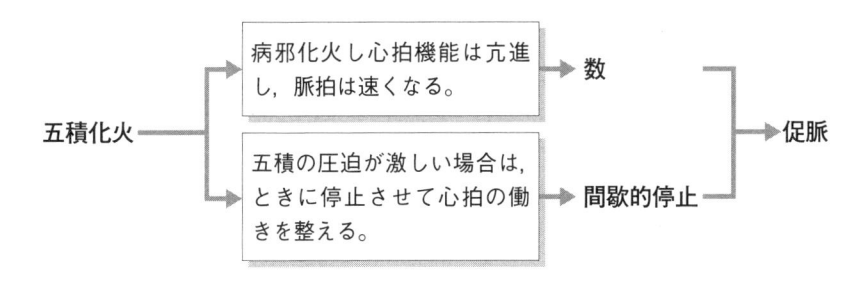

```
                    ┌─ 病邪化火し心拍機能は亢進 ─→ 数 ─┐
                    │  し，脈拍は速くなる。            │
五積化火 ──→        │                                  ├─→ 促脈
                    │  五積の圧迫が激しい場合は，      │
                    └─ ときに停止させて心拍の働 ──→ 間歇的停止 ┘
                       きを整える。
```

4．代表例

『温病条弁』中焦篇

［原　文］「陽明温病，脈浮而促者，減味竹葉石膏湯主之」
［口語訳］陽明温病で，脈浮促の者には，減味竹葉石膏湯が主治する。
［解　説］これは温邪が中焦の陽明気分に転入して陰液が損傷された病証です。つまり陽明熱盛で数，熱盛で陰液損傷がはなはだしく浮，かつ陰液供給が間に合わず，脈はときに停止するのです。

5．注意点

　『診家正眼』には「虚証の促脈も十に二，三はある」とありますが，これは熱盛が強く陰液損傷も激しい場合を指しています。この場合の脈は促で無力となり，臨床症状はかなり重症です。

6．『瀕湖脈学』主病詩

［原　文］「促脈惟將火病醫，其因有五細推之，時時喘咳皆痰積[*1]，或発狂[*2]斑[*3]與毒疽[*4]」
［訳　文］「促脈は火熱内盛により，その原因は五つありこれを分類すると，

第3部　病脈篇

　　　　　　喘咳脈促は痰積，火熱内盛は発狂・発斑・毒疽す」
［口語訳］促脈は主に火熱内盛による，その原因は気・血・痰・飲・食などが鬱積した場合にみられる。ときどき咳嗽しはなはだしいときに喘逆するのは痰積で，また発狂や発斑そして毒疽で促脈がみられるのは鬱火内盛による。

＊1　痰積：痰飲喘咳の疾病で，痰が凝集し熱化したものを指します。
＊2　発狂：火邪が心を擾乱して発狂がみられます。
＊3　斑：斑とは皮膚表面にできる斑点あるいは斑塊のことです。その病機は熱毒が営血に及び皮膚へ溢れ出て発斑が現れます。
＊4　毒疽：熱が肌肉にあり，気血が鬱して腐り，皮膚に生じる腫れ物。

第6章
虚綱脈

　虚綱脈とは，無力な脈（例外もある）の総称です。脈の位置や速さなどに関係なく，無力な脈のグループを指します。

　例外とは，虚綱脈はすべて虚証に属するわけではなく，以下の4脈中の短脈と細脈には実証で有力な脈の場合もあることを指します。

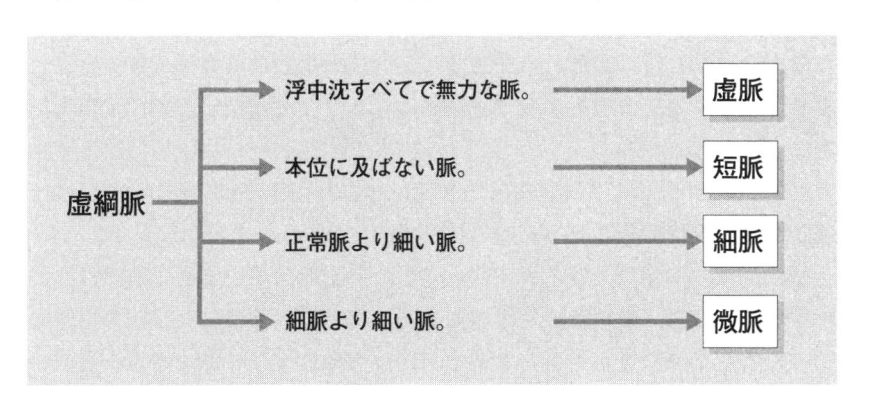

```
                 ┌─→ 浮中沈すべてで無力な脈。 ──→ [虚脈]
                 │
                 ├─→ 本位に及ばない脈。    ──→ [短脈]
    虚綱脈 ──────┤
                 ├─→ 正常脈より細い脈。    ──→ [細脈]
                 │
                 └─→ 細脈より細い脈。      ──→ [微脈]
```

　おのおのの脈象についてはこれから詳しく説明しますので，ここでは虚綱脈にどのような脈があるかわかれば十分です。

　それでは，各脈を順次紹介していきましょう。

第1節 虚脈

1. 脈象

虚脈とは，浮・中・沈いずれも無力の脈。

1 …浮・中・沈いずれも無力

この意味は，一番はっきり脈に触れる位置で少し按じたときに脈の抵抗力がなくなる場合を指します。

例えば，浮取で一番触れる脈を按じて抵抗力がなければ浮で虚脈となります。この場合，中取・沈取では脈にはっきりと触れないので，すでに無力です。

2 …虚脈の脈象

歴代医家の虚脈は，遅・大・軟・空虚などを兼ねています。虚脈は虚証を主ることから，脈理からいえば気血陰陽不足の程度により，無力な脈にこれらの脈が兼ね合わさると考えるのが妥当でしょう。ですから，虚脈の脈象は「浮・中・沈いずれも無力な脈」とします。

例えば，浮取で触れ，大そして浮中沈すべて無力，つまり浮大虚は，気血両虚で陰血不足に偏る，また沈取で触れ浮中沈すべて無力つまり沈虚，あるいは沈遅虚は，気血両虚で陽虚に偏ると考えることができます。

結局，虚脈は虚証を代表しており，さまざまな兼脈は虚証の内容を表わす指標となっています。臨床で虚脈にどのような脈が合わさっても，脈理から判断すれば虚証の状況は把握できますので心配する必要はありません。

3 …歴代医家の虚脈

① 『脈経』
[原　文]「虚脈，遅，大而軟，按之不足，隠指豁豁然空」
[口語訳] 虚脈は，遅で太く軟らかく，按じると無力で，指下にはっきりしない拍動と広く空虚な感覚がある。

② 『瀕湖脈学』
[原　文]「挙之遅大按之鬆，脈状無涯類谷空。莫把芤虚為一例，芤来浮大似慈葱」
[口語訳] 軽く触れて遅で大，そして少し按じると柔らかく無力で，その形状は空虚な感覚がある。虚脈と芤脈は似ているが同じでない，芤脈は浮大で葱のように周りが実で中が空虚である。

③ 『三指禅』
[原　文]「虚脈大而松，遅柔力少充」
[口語訳] 虚脈は大で無力，遅で柔軟空虚。

2. 類似脈

脈	共通点	鑑別ポイント
虚	無力	浮・中・沈いずれも無力な脈
芤		浮大，少し按じると中空な脈。
弱		沈取で細く軟らかく按じると無力な脈。
濡		浮取で細く軟らかく按じると消える。
散		浮で，脈の去来が散漫無根ではっきりしない。

3. 主病

虚脈は虚証を主ります。

虚脈の脈理

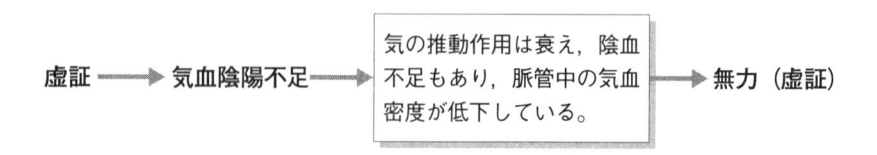

虚証 ⟶ 気血陰陽不足 ⟶ 気の推動作用は衰え，陰血不足もあり，脈管中の気血密度が低下している。 ⟶ 無力（虚証）

　虚脈は気血陰陽が不足していることを表していますから，気血陰陽おのおのの不足の程度により，浮沈・遅数などの違いが現れます。

4. 代表例

『傷寒論』辨厥陰病脈証并治
[原　文]「傷寒五六日，不結胸，腹濡，脈虚，復厥者，不可下，此亡血，下之死」
[口語訳] 傷寒で五, 六日して，結胸でなく，腹部も柔らかく，脈虚，また四肢厥冷する者には攻下法を採用してはならない。これは陰血不足であるから，下法すれば死亡する。
[解　説] 外感病を患って5～6日というのは，邪気が裏へ伝入することを指しています。このときに結胸証（胸部から下腹部にかけて邪気が結した病証）でなく，かつ腹部脹満する陽明腑実証でないことを「不結胸，腹濡」で表現しています。そして傷寒が厥陰に入ると陽虚で寒が盛んになるので四肢厥冷するのですが，本証は脈虚で陰血不足もあることを示しています。
　　　　　ここでは陰血不足を強調していますが，実際には陽気も寒邪に損傷されています。ですから陰血不足だけではなく，気血陰陽も不足しているので，無力な脈が現れます。

5. 注意点

　臨床では虚脈が単独で現れることは少なく，必ず兼脈と合わさり最終的には複合脈として診断されることが多いです。

6.『瀕湖脈学』主病詩

[原　文]「脈虚身熱為傷暑，自汗怔忡驚悸多，発熱陰虚須早治，養営益気莫蹉跎」

[訳　文]「脈虚で身熱は傷暑，自汗，怔忡，驚悸もあり，陰虚内熱は早期治療し，養営や益気の時機も失するな」

[口語訳] 外感暑邪による身熱は，元気が先に損傷しているので虚脈がみられ，これを傷暑という。衛気虚の自汗や心虚血少の怔忡や驚悸でも虚脈がみられる。陰虚内熱には急ぎ養陰する。血虚の養血，気虚の益気には治療する時期を逃さなければ，過失を犯すことはない。

第2節　短脈

1. 脈象

短脈とは，脈の長さが寸関尺に満たない脈。

1 …短脈の決め方

　短脈と判断するのは，脈診篇でも述べたように拍動が最もよく触れる位置です。浮・中・沈と触れ，はっきり拍動している位置で長短を判断します。

　短脈の現れ方は，寸部のみ触れない，尺部のみ触れない，寸尺両部が触れない場合があります。関部のみ触れない場合は臨床で出合ったことがありません。

2 … 歴代医家の短脈

① 『脈訣』
[原　文]「短者，陰也。指下尋之不及本位曰短」
[口語訳] 短脈は陰に属す。脈を按じても本位に及ばないものを短という。

② 『瀕湖脈学』
[原　文]「両頭縮縮名為短，濇短遅遅細且難」
[口語訳] 寸部で短縮，尺部で短縮のいずれも短とする。短脈は渋脈と同じではなく，渋脈も短であるけれど，脈形は細く拍動は遅で難渋している。

③ 『診家正眼』
[原　文]「両頭沈下，而中間独浮也」
[口語訳] 寸尺両部が沈で，中間の関部だけが浮である。

2. 類似脈

短脈・動脈・渋脈の鑑別が大切です。

脈	共通点	鑑別ポイント
短	脈短	不数不硬不滑（虚綱脈）
動		数・滑・有力（数綱脈）
渋		遅・細で流れが悪い脈象（遅綱脈）

3. 主病

短脈は，気虚・血虚・血寒・気滞・瘀血・痰滞食積を主ります。

短脈の主病

短脈の主病はたくさんあり覚えるのが面倒なようですが，脈理は単純で

す。つまり推動作用が不足している場合と推動作用が阻害されている場合に分けられます。この分類に従えば，気虚・血虚は気の推動作用が不足あるいは十分に発揮できないグループに属し，血寒・気滞・瘀血・痰滞食滞は気の推動作用が阻害されているグループに属します。

①推動作用不足グループ
〈気虚証の短脈〉

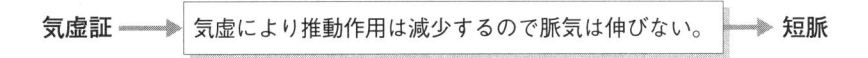

気虚証 → 気虚により推動作用は減少するので脈気は伸びない。 → 短脈

気虚の程度がひどい気脱や陽脱の場合でも，短脈はみられます。

〈血虚証の短脈〉

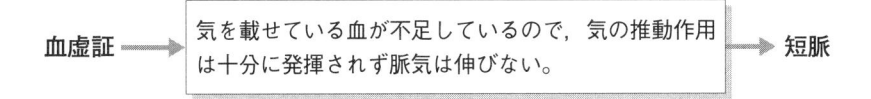

血虚証 → 気を載せている血が不足しているので，気の推動作用は十分に発揮されず脈気は伸びない。 → 短脈

②推動作用阻滞グループ
〈血寒の短脈〉

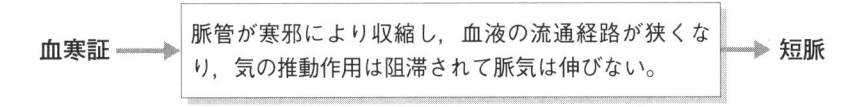

血寒証 → 脈管が寒邪により収縮し，血液の流通経路が狭くなり，気の推動作用は阻滞されて脈気は伸びない。 → 短脈

〈気滞の短脈〉

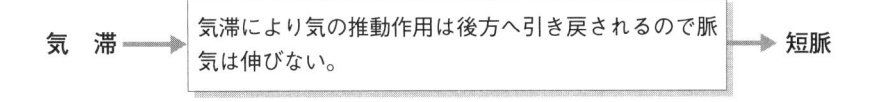

気滞 → 気滞により気の推動作用は後方へ引き戻されるので脈気は伸びない。 → 短脈

〈瘀血の短脈〉

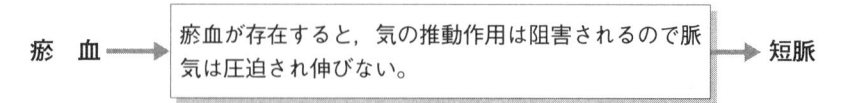

瘀　血　→　瘀血が存在すると，気の推動作用は阻害されるので脈気は圧迫され伸びない。　→　短脈

〈痰滞食積の短脈〉

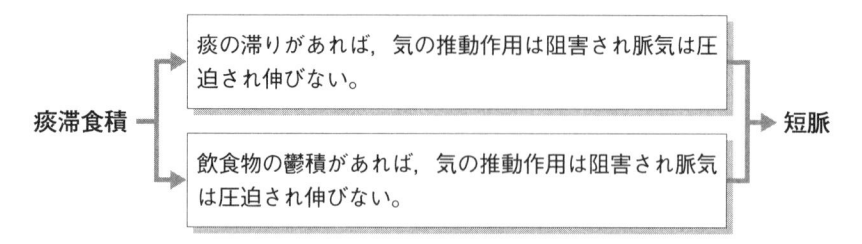

痰滞食積　→　痰の滞りがあれば，気の推動作用は阻害され脈気は圧迫され伸びない。
　　　　　　飲食物の鬱積があれば，気の推動作用は阻害され脈気は圧迫され伸びない。　→　短脈

4. 代表例

『診家正眼』
[原　文]「短主不及，為気虚証」
[口語訳] 短は不及（本位に及ばない）を主り，気虚証をなす。
[解　説] 似たような記載は『素問』脈要精微論篇にも「短則気病」があり，短脈が気病を代表することは，歴代医家の認めるところです。

5. 注意点

　寸口部の脈は同じ深さを真っすぐに走行していません。いくらかの高低差がありますので無病の人にも短脈が現れることがあります。詳しく四診を行い，正確に弁証をしましょう。

6.『瀕湖脈学』主病詩

[原　文]「短脈惟於尺寸尋，短而滑数酒傷神，浮為血渋沈為痞，寸主頭疼尺腹疼」
[訳　文]「短は寸尺で起こり，短滑数は酒毒の損傷，浮短血渋，沈短痞塊，

寸部短は頭痛・尺部短*¹は腹痛」

[口語訳] 短脈はただ尺部，あるいは寸部の両部位に現れるものである。短で滑数は酒毒による損傷，浮短は血虚不充，沈短は胸腹痞満。寸部短は頭痛，尺部短は腹痛。

*1 寸部短は頭痛，尺部短は腹痛：寸部は上焦を主り，陽気が上部で虚していることを示しており，頭部の気血不暢となり頭痛が生じます。また尺部は下焦を主り，陽気が下部で虚しているので腹部の気血不暢となり腹痛が生じます。

第3節 細脈

1．脈象

細脈とは，細いがはっきりと指に応じる脈。

1 …はっきりと指に応じる

はっきりと指に応じるといっても有力ではありません。これは微脈との違いを明確にするための表現で，細くてあるかないかはっきりしない脈を微脈とし，細くてもその存在がはっきりわかる脈を細脈としています。

2 …歴代医家の細脈

①『脈経』

[原　文]「細者，小大于微，常有，但細耳」
[口語訳] 細脈は，細さは微脈より大きく，常に触れるが細いだけである。

②『瀕湖脈学』
[原　文]「細脈，小於微*¹而常有，直而細軟，若絲線之應指」
[口語訳] 細脈は微脈に比べて大きく常に触れることができ，まっすぐで

細く軟らかい。まるで指下の感覚は一本の糸のようである。

＊1　小於微：「小於微」（微脈より細い）は微脈の脈象から推して，「小大於微」（細さは微脈より大きい）としなければ矛盾するので，原文に従わずに訳します。

2．類似脈

共通点は脈が細い。その鑑別ポイントは，次のとおりです。

脈	鑑別ポイント
微	きわめて細く軟らかく，あるようでないようで，絶えそうで絶えない脈。
細	細いが微脈より太く，脈は指に応じる。

3．主病

細脈は，気血両虚・陰血不足・精血不足・病邪阻滞を主ります。

1 …気血両虚・陰血不足・精血不足の場合

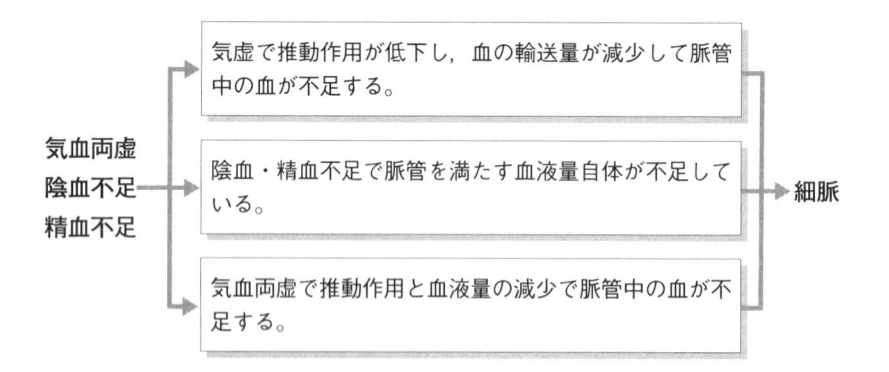

気血両虚
陰血不足　→　気虚で推動作用が低下し，血の輸送量が減少して脈管中の血が不足する。
精血不足
　　　　　　陰血・精血不足で脈管を満たす血液量自体が不足している。　→　細脈
　　　　　　気血両虚で推動作用と血液量の減少で脈管中の血が不足する。

脈が細いというのは，結局のところ脈管中の血液量が少ないことにより現れるものです。虚証の場合は，気虚・気血両虚・陰血不足・精血不足により現れ，おのおのの程度の差により細だけでなくいろいろな脈象を兼ね

ます。

　精血同源であるから，精の不足は血の不足を引き起こし，血の不足も精の不足を生じることになります。

2 …病邪阻滞の場合

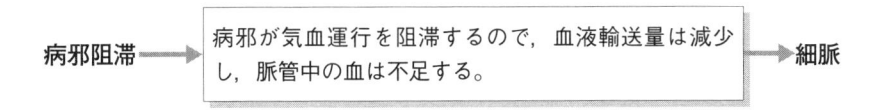

病邪阻滞 → 病邪が気血運行を阻滞するので，血液輸送量は減少し，脈管中の血は不足する。 → 細脈

　「第1部　脈理篇」でも述べましたが，気滞の存在も忘れないようにしましょう。

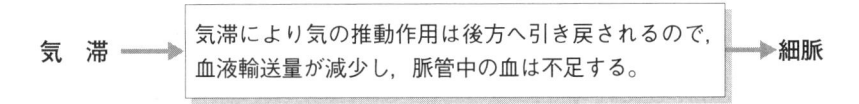

気　滞 → 気滞により気の推動作用は後方へ引き戻されるので，血液輸送量が減少し，脈管中の血は不足する。 → 細脈

　最後に，病邪があるからといって脈は必ずしも有力になるとは限りません。正気が不足していれば抵抗力はありませんから無力となります。もし脈診だけで判断すると気血両虚となってしまいます。脈診は四診の大切な要素ですが，診断は四診合算して判断しなくてはなりません。

4．代表例

①『金匱要略』痙湿暍病脈証
［原　文］「太陽病，関節疼痛而煩，脈沈而細者此名湿痺。湿痺之候，小便不利，大便反快，但当利其小便」
［口語訳］太陽病，関節疼痛で苦しみ，脈沈で細の者を湿痺という。湿痺の証候で小便不利で泄瀉するものは，小便を通利させればよい。
［解　説］脈が細なのは，湿邪が気血運行を阻滞するので，血流量が減少するため細くなるのです。太陽病は病邪が表にあるのですから，脈は浮のはずです。なぜ脈沈なのでしょうか？　この病証は内

湿つまり裏にある湿邪に重きが置かれているため脈は沈となるのです。これは治療法からも推測できます。つまり表邪が主ならば発汗法で除けばいいのですが，本証は利小便で裏邪を除いています。したがって裏にある湿邪を除けば，表邪は自ずと消えます。

5.『瀕湖脈学』主病詩

[原　文]「細脈縈縈血気衰，諸虚労損七情乖。若非湿気侵腰腎，即是傷精汗泄来」

[訳　文]「細脈は細く気血両虚を主る。諸虚労損や七情内傷[*1]でも細，湿痺でなくば陰精損傷[*2]や多汗で現れる」

[口語訳] 細脈は細長い糸のようであり，これは気血虚衰によるものである。およそ諸虚労損や七情内傷により生じた病でもよくみられる。このほか，湿邪侵襲による腰腎病でなければ，陰精損傷，多汗でも出現する。

*1　七情内傷：七情（喜・怒・思・悲・恐・憂・驚）が過度になれば五臓の働きは損なわれ，気血は損傷し，かつ生成も低下するので気血両虚となります。
*2　陰精損傷：腎陽虚衰などにより固摂作用が働かない遺精・滑精による陰精損傷を指します。あるいは脾腎陽虚による泄瀉もこれに相当します。

第4節　微脈

1. 脈象

　微脈とは，きわめて細軟，あるようでないようで，絶えそうで絶えない脈。

第6章　虚綱脈

1 …細脈と微脈の区別

　この区別を微脈は細脈より細いとした場合，両者を区別する境界を決めるのは実際上とても難しいです。それではどうすればよいのか？「2. 類似脈」で紹介しますが，共通点は細い脈で，相違点ははっきり触れるか，触れても模糊としてわかりにくいかです。
　細脈の気血両虚がさらに虚衰した状態が微脈として現れるのですから，触れている脈が曖昧模糊としているのは当然です。

2 …脈の位置

　微脈は陽気と陰血の損傷が同程度あるいは陽気損傷にやや偏るので，脈の位置は中間位から沈に多くみられます。もし陰血の損傷も進み陽気が浮くようになると，脈は浮の位置へ向かい濡脈や散脈に属します。

3 …歴代医家の微脈

① 『脈経』
［原　文］「微者，極細而軟，或欲絶，若有若無」
［口語訳］微脈はきわめて細くまたきわめて軟らかい，少し力を入れて按じるとすぐに断ち切れそうな細い糸のようで，拍動ははっきりせず，あるようであり，ないようでもある。

② 『瀕湖脈学』
［原　文］「微脈軽微瀲瀲乎，按之欲絶有如無，微為陽弱細陰弱，細比於微略較粗」
［口語訳］微脈の拍動はきわめて軽く柔らかで無力なものであり，少し力を入れるとあるようでもありないようでもある脈となる。微脈と細脈には区別があり，微脈は陽気衰弱によるもので，細脈は営血虚少によるものである。細脈は微脈より少し太い。

2. 類似脈

共通点は脈が細い。その鑑別ポイントは，次のとおりです。

脈	鑑別ポイント
微	きわめて細く軟らかく，あるようでなくないようであり，絶えそうで絶えない。（虚綱脈）
細	細いが微脈より少し大きく，脈は指に応じる。（虚綱脈）

3. 主病

微脈は陰陽気血衰微を主ります。

微脈の脈理

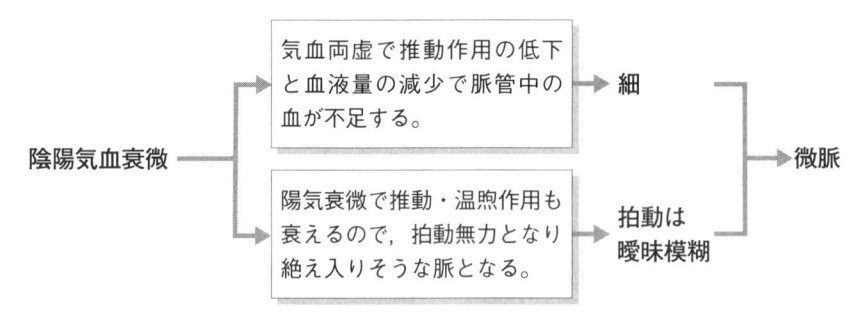

陰陽気血衰微 → 気血両虚で推動作用の低下と血液量の減少で脈管中の血が不足する。 → 細
陽気衰微で推動・温煦作用も衰えるので，拍動無力となり絶え入りそうな脈となる。 → 拍動は曖昧模糊
→ 微脈

4. 代表例

①『傷寒論』辨太陽病脈証并治

[原　文]「太陽病，発熱悪寒，熱多寒少，脈微弱者，此无陽也，不可発汗」

[口語訳] 太陽病，発熱悪寒で熱多く悪寒少なく，脈微弱の者は陽虚なり，発汗するべきでない。

[解　説] これは太陽病の表証が未だに解けず内に熱があるけれど，本に陽虚のある病証です。つまり本来陽虚の人が感冒になった例です。微弱の脈象は正気不足の確たる根拠ですから，証（太陽病・発熱悪寒・熱多寒少）を捨てて脈（微弱）に従うべきで発汗は

絶対に禁止です。ゆえに「不可発汗」といいます。
　発汗すれば汗とともに正気も失われるので，絶対にしてはなりません。これに関連する記載として，『傷寒論』辨太陽病脈証并治に「太陽傷寒，脈浮緊，発熱悪寒，身疼痛，不汗出而煩躁者，大青竜湯主之，若脈微弱，汗出悪風者，不可服，服之則厥逆，筋惕肉瞤，此為逆也」（太陽傷寒で脈浮緊，発熱悪寒，身体疼痛があり，汗が出ず煩躁する者には大青竜湯が主治する。もし脈微弱で汗が出て悪風のある者には，大青竜湯を服用させてはいけない，服用すれば手足は冷え，筋肉痙攣が生じる，これは正しい治療ではない）があります。発汗法も使い方を間違えると恐いのです。

② 『傷寒論』辨少陰病脈証并治
[原　文]「少陰之為病，脈微細，但欲寝也」
[口語訳] 少陰病の特徴は，脈微細で，意識がハッキリせず寝ているようでもあり醒めているようでもある状態。
[解　説] 少陰病は心と腎の病変で，しかも心腎陽虚を主としています。つまり，陽気不足で推動作用は弱く脈は微細（とても細く無力な脈），また心の神を温煦できないので精神がはっきりしないのです。

5．注意点

　微脈は久病そして急病にも現れます。おのおのの違いを弁別しましょう。
　久病の脈微は元気がまさに絶える徴候といわれ，急病の脈微は陽気暴脱や邪気が衰え正気が回復している徴候です。
　陽気暴脱には急ぎ温補回陽薬を使います。例えば，四逆湯・通脈四逆湯・回陽救急湯などです。
　邪気が衰え正気が回復している徴候としては，『傷寒論』辨厥陰病脈証并治に「下利脈沈弦者，下重也。脈大者，為未止。脈微弱数者，為欲自止，雖発熱不死」（痢疾で脈沈弦の者は，裏急後重する。脈大ならば下痢は止

まず、脈微弱で数となれば下痢は自ずと止み、発熱しても死なない）にあるように、脈微弱になったのは病邪が衰え邪正相争がなくなったことを表しています。そして数脈や発熱は正気の回復を表現しています。

6.『瀕湖脈学』主病詩

[原　文]「気血微兮脈亦微，悪寒発熱汗淋漓，男為労極諸虚候，女作崩中帯下醫」

[訳　文]「気血両虚で微脈，悪寒発熱多汗でも現れ，男子は五労六極の虚損証，女子は崩漏帯下をなす」

[口語訳] 気血両虚の特に陽気虚衰に偏る者に脈微がみられるから、陽気虚衰で衛気不固の悪寒・発熱・汗が出すぎる等の表虚証でもみられる。男子の「五労」「六極」の諸虚損症および婦女子の崩漏・帯下などでも脈微がみられる。

[解　説]「五労」「六極」について，『諸病源候論』虚労候の原文を掲載しますので参考にしてください。

　　夫虚労者，五労・六極・七傷是也。五労者，一曰志労，二曰思労，三曰心労，四曰憂労，五曰瘦労。又，肺労者，短気而面腫，鼻不聞香臭。肝労者，面目乾黒，口苦，精神不守，恐畏不能独臥，目視不明。心労者，忽忽喜忘，大便苦難，或時鴨溏，口内生瘡。脾労者，舌本苦直，不得咽唾。腎労者，背難以伏仰，小便不利，色赤黄而有余瀝，茎内痛，陰湿，囊生瘡，小腹満急。

　　六極者，一曰気極，令人内虚，五臓不足，邪気多，正気少，不欲言。二曰血極，令人無顔色，眉髪墜落，忽忽喜忘。三曰筋極，令人数転筋，十指爪甲皆痛，苦倦不能久立。四曰骨極，令人疼痛，歯苦痛，手足煩疼，不可以立，不欲行動。五曰肌極，令人羸瘦，無潤沢，飲食不為肌膚。六曰精極，令人少気吸吸然，内虚，五臓気不足，髪毛落，悲傷喜忘。

第7章 実綱脈

実綱脈とは有力な脈の総称です。
脈の位置や速さなどに関係なく，有力な脈のグループを指します。

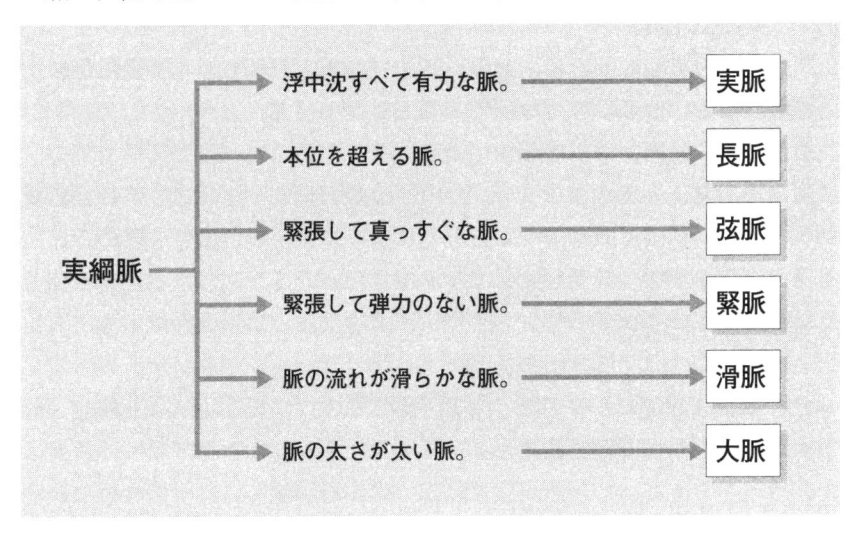

実綱脈		
	浮中沈すべて有力な脈。	実脈
	本位を超える脈。	長脈
	緊張して真っすぐな脈。	弦脈
	緊張して弾力のない脈。	緊脈
	脈の流れが滑らかな脈。	滑脈
	脈の太さが太い脈。	大脈

おのおのの脈象についてはこれから詳しく説明しますので，ここでは実綱脈にどのような脈があるかわかれば十分です。
それでは，各脈を順次紹介していきましょう。

第1節 実脈

1. 脈象

> 実脈とは，長大で，浮・中・沈3部ともに有力な脈。

1 …実脈の脈象

　歴代医家の実脈をみると，実脈の脈象は長・大の脈も兼ねて表現されています。なぜ，按じて有力な脈で実脈としないのでしょうか？
　その理由を脈理によって説明しましょう。
　病邪と正気が激しく相争すると，正気は病邪の圧迫を受け，もし正気が充実していれば，脈は按じると有力になります。しかし，病邪の存在する場所により浮沈の区別が生じます。ですから，邪正相争だけでは3部ともに有力にはなりません。また正気は圧迫を受けるので推動作用も圧迫され，長・大にはなり得ません。
　それでは，どのような状況で実脈が生じるのでしょうか？
　それは火熱邪が表裏ともに亢盛で正気と相争している状況です。この場合は病邪の圧迫よりも火熱亢盛で気の生理作用が盛んになって有力な脈が現れており，かつ表裏ともに火熱が盛んなので3部ともに有力となります。合わせて有力な脈の外に長・大の兼脈が現れます。
　このことから，歴代医家が表現している実脈は，火熱邪が亢盛な場合を指してることがわかります。
　一般的に，長大3部有力を実といい，また按じて有力な脈も実といい，はっきりとした使い分けがなく混乱しています。そこで本書では，長大3部有力を実脈とし，按じて有力な脈を有力とします。

2 …歴代医家の実脈

① 『脈経』
[原　文] 「実脈，浮沈皆得，脈大而長，微強，応指逼逼然」
[口語訳] 実脈は浮あるいは沈部のいずれでも触れることができ，その脈は大かつ長でやや弦を帯びており，脈拍を触れたときには堅実な感覚がある。

② 『瀕湖脈学』
[原　文] 「浮沈皆得大而長，応指無虚逼逼強，熱蘊三焦成壮火，通腸発汗始安康」
[口語訳] 実脈は浮沈いずれでも触れ，大で長くそして指下には強くて有力な感覚がある。三焦邪熱蘊積により壮火となる。もし熱邪が表にあれば辛涼発汗を用いて解熱する。熱邪が裏にあれば苦寒瀉下で清熱する。このようにしてはじめて健康を回復することができる。

③ 『診家正眼』
[原　文] 「実脈有力，長大而堅，応指逼逼，三候皆然」
[口語訳] 実脈は有力，長大で堅実で，指には強い感覚を感じ，浮・中・沈3部みなこのようである。

2. 類似脈

脈	共通点	鑑別ポイント
実	有力	長大，浮・中・沈3部で有力。
洪		浮取でのみ現れる。（浮綱脈）
牢		沈あるいは伏で，弦を帯びる。（沈綱脈）

3. 主病

実脈は火熱亢盛を主ります。

実脈の脈理

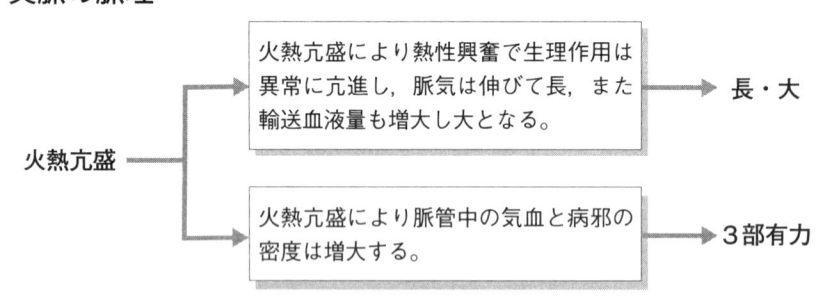

```
                    ┌─→ 火熱亢盛により熱性興奮で生理作用は
                    │   異常に亢進し，脈気は伸びて長，また  ─→ 長・大
                    │   輸送血液量も増大し大となる。
     火熱亢盛 ──────┤
                    │
                    └─→ 火熱亢盛により脈管中の気血と病邪の  ─→ 3部有力
                        密度は増大する。
```

そのほか，虚証でも実脈がみられることがあります。これは邪気が充実しているが正気不足の正虚邪実の場合で，脈と証が合わない予後不良のものです。このときの実脈は虚陽によるものですから，強く按圧すれば脈は必ず無力となります。

4. 代表例

①『傷寒論』辨陽明病脈証并治
[原　文]「病人煩熱，汗出則解，又如瘧状，日晡所発熱者，属陽明也。脈実者，宜下之。脈浮虚者，宜発汗」
[口語訳] 煩熱する病人に発汗して解けても，瘧疾のように夕方にまた発熱する者は，陽明病に属す。このとき脈実のものは下法が適宜であり，脈浮軟のものは発汗法が最適である。
[解　説] いったん表邪が除かれても病が陽明へ伝わっている場合は，陽明の気が盛んになる申の刻〔午後4時頃〕になると発熱するのが特徴で，かつ陽熱が表裏で盛んなので脈実となります。
　　　　　脈浮軟の場合は，表邪が未だに解けず，かつ裏実証は未だ強くないことを表しています。

5. 注意点

正常人にも実脈は現れますが，それは正気が充足して臓腑機能が良好なことを表しており，その脈は従容緩和な脈象が現れます。つまり邪正相争がないのでゆったりとして柔和な（従容緩和）脈となります。

6.『瀕湖脈学』主病詩

[原　文]「実脈為陽火鬱成，発狂譫語吐頻頻，或為陽毒*1或傷食，大便不通或気疼」

[訳　文]「実脈は陽を為し火鬱積して生じ，発狂・譫言・嘔吐，あるいは陽毒・食滞・大便不通・気滞疼痛で生ず」

[口語訳]「実脈は陽に属し，火熱邪鬱積によって生じるものである。臨床では，発狂・譫言（せんげん）・嘔吐・陽毒・傷食・便秘・気痛などであり，邪熱鬱積して起こる病証はすべて実脈がみられる」

*1　陽毒：陽毒とは，多くは熱毒が営血に鬱して引き起こされる病証名である。具体的には，『金匱要略』百合狐惑陰陽毒病証治に「陽毒之為病，面赤斑斑如錦文，咽喉痛，唾膿血。五日可治，七日不可治，升麻鼈甲湯主之」（陽毒の病は，顔面に赤い斑疹ができ錦の花模様のようであり，咽喉が腫れて痛み，膿血を唾する。5日で治り，7日経って治らなければ，升麻鼈甲湯が主治する）とある。

第2節　長脈

1. 脈象

長脈とは，本位（寸関尺）を超えた脈。

1 …無病脈と病脈の鑑別

本位（寸関尺）を超えても，その拍動が軟らかく安定した脈は無病です。

一方，平脈に比べ硬くて勢いがあるなどの脈を兼ねるのが病脈です。このことから，長脈の脈象は正常脈と病脈の共通点をいっているのです。

　なぜこのようになるのでしょうか？　それは長脈となる病因，例えば陽熱や痰熱などにより兼脈が異なるからです。この煩雑さを避けるために，本位を超えた脈を長脈としています。

　実際の脈診で長い脈に触れたときは，「脈診表」の長の項に○印を書きますが，まだ病脈と確定したわけではありません。病脈であるか否かは弦脈や滑脈などの兼脈と合わせて判断します。

2 …歴代医家の長脈

①『診家枢要』
[原　文]「長，不短也，指下有余，而過于本位」
[口語訳] 長脈は短くなく，指に有力な脈を触れ，本位を過ぎる。

②『瀕湖脈学』
[原　文]「長脈，不大不小，迢迢自若（朱氏[*1]）。如揭長竿末梢，為平，如引縄，如循長竿，為病（《素問》）」
[口語訳] 長脈は，大でなく小でなく，長いなかにも一種安定した柔和な拍動がある（朱氏）。もし長い竿の末梢を手でもっているような柔軟な感覚があれば，正常な脈象で，もし脈がまっすぐに引っ張られた縄のようで，少しも柔和でなく長竿をなでているような硬直したものを感じれば，これは病脈に属す（『素問』）。

③『瀕湖脈学』
[原　文]「過于本位脈名長，弦則非然但満張」
[口語訳] 長脈は尺寸を超えた脈であるが，弦脈のような充満し緊張した感覚はない。

---

*1　朱氏：元代の医家で，朱震亨（丹渓）のこと。診断学書『脈訣指掌式図説』中の記

載と思われる。

2. 類似脈

脈	鑑別ポイント
長	本位を超えた脈。
弦	まっすぐな脈で，琴弦に触れているような感じがある。

3. 主病

長脈は，陽証を主ります。

1 …具体的には

　陽証の内容は，陽の亢盛した実証全般を指します。具体的には，肝陽有余・内外熱邪の亢盛があります。肝陽有余には，肝火や肝陽上亢などがあり，内外熱邪亢盛には，外感病では陽邪侵襲，内傷病では陽明熱盛や三焦鬱熱などがあります。詳しくは，「6.『瀕湖脈学』主病詩」の解説をご覧ください。

2 …長脈の脈理

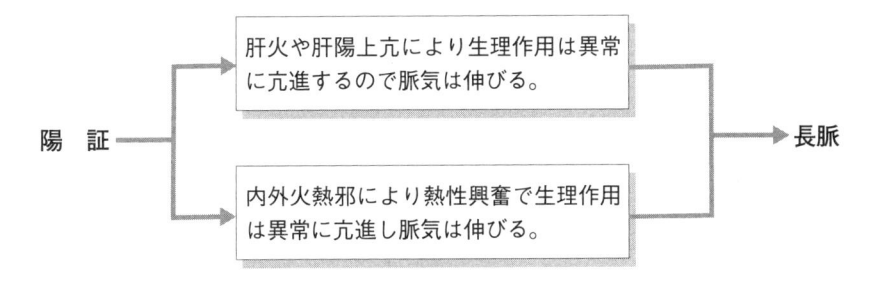

陽　証 → [肝火や肝陽上亢により生理作用は異常に亢進するので脈気は伸びる。／内外火熱邪により熱性興奮で生理作用は異常に亢進し脈気は伸びる。] → 長脈

4. 代表例

　長脈の代表例は，「6.『瀕湖脈学』主病詩」に詳しくあります。

5. 注意点

寸口部の長さは患者さんの体格により決まるので，脈診する人の3指を基準にしないよう注意しましょう。脈診者より体格の小さい人に対しては，単指で各部を脈診する場合もあります。

6.『瀕湖脈学』主病詩

[原　文]「長脈迢迢大小均，反常為病似牽縄，若非陽毒[*1]癲癇病[*2]，即是陽明熱勢深」

[訳　文]「正常脈は長く均一，病脈は引いた縄の如し，陽毒や癲癇病に非ずんば，裏熱熾盛の陽明病証なり」

[口語訳] 正常な長脈は長く太さが均一で，柔和条達である。そして病脈は引っ張った縄のように緊張している。例えば，陽毒，癲癇病および裏熱熾盛の陽明病証ではすべて長脈がみられる。

[*1] 陽毒：実脈で紹介したもの（227頁）とは異なります。ここでの陽毒は，『金匱心典』に「毒とは邪気蘊蓄して解せざるの謂なり。陽毒は必ずしも極熱にあらず。……邪陽に在るを陽毒となす」とあるように，陽熱が表にある病証を指します。

[*2] 癲癇病：陽熱と痰が合わさり心神を擾乱して，癲癇発作を起こしたり，狂証となることを指しています。このときには長洪有力の脈が多くみられます。

第3節　弦脈

1. 脈象

弦脈とは，琴弦のように緊張した脈。

1 …脈象

弦脈の脈象には，「まっすぐ」あるいは「長い」という表現もありますが，

私は以下の理由で加えませんでした。

「まっすぐ」については，緊脈との違いをいっているのか，あるいは緊張していることを強調していると思われます。したがってことさら脈象に加える必要はないと考えます。

「長い」については，弦で長の脈が現れることはあるでしょうが，弦脈の主病から考えると，必ず長脈が現れるわけではないので加えませんでした。

2 ···歴代医家の弦脈

① 『脈経』
[原　文]「弦脈，挙之无有，按之如弓弦状」
[口語訳] 弦脈は，軽取すると触れるようで触れず，按じると弓の弦のようである。

② 『瀕湖脈学』
[原　文]「弦脈迢迢端直長，肝経木王土應傷」
[口語訳] 弦脈は長くてまっすぐな感覚が出現する。弦脈の出現は，肝気亢盛していることを表示しており，その勢いは必ず脾胃の消化に影響する。

2．類似脈

共通点は脈が緊張していることです。

脈	共通点	鑑別ポイント
緊	緊張した脈	左右側面から触れても緊張している。
革		浮取で弦，按じると中空。
牢		沈と伏の間にだけ出現する。

3. 主病
弦脈は肝胆病・食滞胃腸・疼痛・痰飲を主ります。

1 …正常な弦脈
　気血旺盛な正常人（例えば妊婦など）でも弦脈は現れます。これは「第1部　脈理篇」でも紹介したように，脈管中に気血が充満して脈管自身の張力が増加したことで生じたものです。
　また，病邪が脈管中に充満した場合でも張力の増加により弦脈が現れますが，兼脈として病邪の性質が反映されてきますので弁別できます。例えば，痰飲や湿邪なら滑脈を兼ねます。

2 …肝胆病
　具体的に肝胆病を紹介すると以下のようになります。
　疏泄太過では肝火上炎や肝陽上亢，疏泄不暢では肝気鬱結や疼痛，痰飲が肝胆経脈を阻滞させる痰飲病（懸飲），少陽経に病邪が伝わる少陽病の瘧疾などはすべて疏泄機能を失調させる病証です。

3 …疏泄失調の脈理
　なぜ疏泄不暢すると脈が緊張するのでしょうか？　「第1部　脈理篇」でも紹介しましたが，もう一度復習しておきましょう。
　「柔和」な脈象が現れるのは，正常な疏泄機能が気を隅々まで行き渡らせているからで，木気衝和や木気条達として表現されています。ですから疏泄機能が不暢になれば，木気条達は失われ脈管は引っ張られて脈管の張力は増加して弦脈が現れます。

4 …弦脈の脈理
　以上のことから弦脈が現れるのは，疏泄失調により脈管が引っ張られる場合と，気血や病邪が脈管中に充満した場合があります。
　臨床で弦脈を得た場合は，何らかの理由で疏泄機能が失調しているか，または脈管に気血あるいは病邪が充満していると判断することができま

す。そして兼脈やそのほかの診断内容を加えると詳しい病因病機を知ることができます。

● 疏泄失調の場合

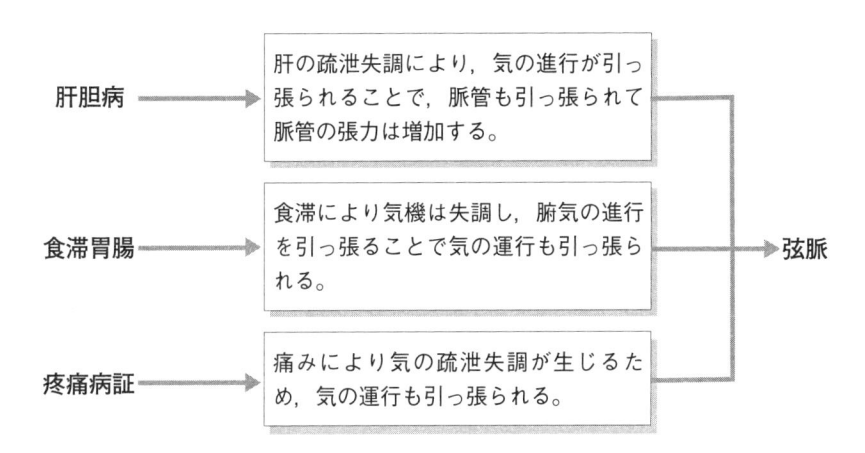

肝胆病 → 肝の疏泄失調により，気の進行が引っ張られることで，脈管も引っ張られて脈管の張力は増加する。

食滞胃腸 → 食滞により気機は失調し，腑気の進行を引っ張ることで気の運行も引っ張られる。

疼痛病証 → 痛みにより気の疏泄失調が生じるため，気の運行も引っ張られる。

→ 弦脈

● 脈管中充満の場合

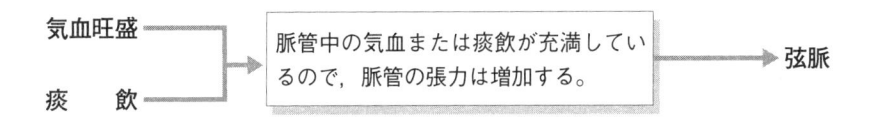

気血旺盛
痰飲
→ 脈管中の気血または痰飲が充満しているので，脈管の張力は増加する。 → 弦脈

4．代表例

①『傷寒論』平脈法
[原　文]「脈弦者，必両脇拘急」
[口語訳] 脈弦のものは，必ず両脇が拘縮して痛む。
[解　説] 両脇は肝経と胆経の循行する経路です。肝胆の疏泄機能が失調すれば循行する経脈は不暢となり，特に両脇が拘縮して痛みがでます。
　　　　　脈弦は肝の疏泄機能失調を表し，両脇拘急は肝胆経脈上の気

機鬱滞を表しているので，疏肝理気をすれば両脇拘急は解消します。

② 『金匱要略』痰飲咳嗽病脈証并治
[原　文]「脈沈而弦者，懸飲内痛」
[口語訳] 脈沈で弦は，懸飲で胸脇が痛む。
[解　説] 懸飲というのは，飲邪が脇下に停留して肝・肺の気機昇降を阻害する病証です。主な症状は肺気が粛降できず咳嗽，肝気の疏泄が阻害されて胸脇部痛が現れます。

飲邪が裏にあるので脈は沈，そして飲邪が胸脇部にあり肝の疏泄機能を阻害しているので弦脈が現れます。

弦脈は飲邪があるために現れると解釈するものもありますが，前述したように飲邪が肝の疏泄機能を阻害したために弦脈となります。飲邪による病証で必ず弦脈が現れるわけではありません。

5. 注意点

弦脈と緊脈

臨床で弦脈と緊脈の脈象の違いはほとんどありません。あるのは病因（発病原因）と病機（発病過程）の違いだけで，その違いで弦脈あるいは緊脈と呼んでいるだけです。

要するに肝の疏泄失調で現れる緊張した脈を弦脈，寒邪により現れる緊張した脈を緊脈と呼びます。

したがって脈診時には，まず脈が硬く緊張していることを確認すればよいのです。その硬く緊張した脈が弦なのか緊なのかは，四診を総合して判断すれば問題ありません。

また，一般に虚寒証でも弦脈が現れるとありますが，これは寒証ですから弦脈ではなく緊脈を指します。同様に，気機不通の疼痛は弦脈で，寒邪による疼痛は緊脈となります。

6. 『瀕湖脈学』主病詩

[原　文]「肝胆脈弦陰陽分，飲痰寒熱瘧纏身。浮沈遅数須分別，大小單雙有重軽」

[訳　文]「肝胆病を主り陰陽の別あり，痰飲・寒熱往来・瘧疾も主る。兼脈の浮沈・遅数を弁別し，大小・単弦双弦で病の軽重を知る」

[口語訳]肝と胆の病変では弦脈が現れ，必ず陰陽の区別[*1]があり，ほかに飲症・痰症・寒熱往来・瘧疾などの病変も弦がみられるが，浮・沈・遅・数の違いを仔細に弁別しなければならず，弦脈の弦大・弦小・単弦（片手だけ弦）・双弦（双手ともに弦）[*2]で病の軽重を予測できる。

[*1] 陰陽の区別：陰陽の区別とは，陰邪（寒邪を指し，本来は緊脈）あるいは陽邪（肝火・痰湿など）による病を指し，陰邪の病は弦緊に細を兼ねるものが多く，陽邪の病は弦大に滑を兼ねるものが多い。

[*2] 単弦（片手だけ弦）・双弦（双手ともに弦）：『金匱要略』痰飲咳嗽病証并治に「夫病人飲水多……脈双弦者寒，皆大下后喜虚。脈偏弦者飲也」（痰飲病人あるいは脾胃虚弱の人が飲水過多すると……双手の脈弦は虚寒証で，大いに下したあと容易に虚となる。片手の脈弦は水飲停留を示す）とあるのを参考にすると，両手の弦脈は，体内全体が虚寒状態だから両手に弦脈が現れ，片手の弦脈は，水飲が体内に偏在するので片方の手に現れると考えられます。再三指摘しているように，寒による緊張した脈は緊とした方が脈理に適うので「脈双弦者寒」は「脈双緊者寒」と考えます。

第4節　緊脈

1. 脈象

緊脈とは，脈管の弾力性がなく緊張している脈。

1 …脈象

　緊脈の脈象は弦脈と同じく，脈管が緊張した脈を指します。緊張状態の表現は弦・緊で多少異なりますが，要するに緊張している脈のことです。

　緊脈の表現で，「左右に指を弾く」「らせん状の縄のよう」とありますが，これはつまり左右交互に拍動が触れるということです。このような脈状を基準にして，緊脈と判断する機会はほとんどないでしょう。

2 …歴代医家の緊脈

① 『脈経』
[原　文]「緊脈，数如切縄状」
[口語訳] 緊脈は，勢いがあり縄を擦っているような脈。

② 『瀕湖脈学』
[原　文]「挙如轉索如縄，脈象因之得緊名，總是寒邪来作寇，内為腹痛外身疼」
[口語訳] 緊脈の拍動はすべてらせん状の縄のように緊迫し力強い，これが緊脈ととなえる理由である。緊脈が現れるものの多くは，寒邪の侵襲を受けて発生した病変，あるいは寒邪凝滞による腹痛，あるいは寒邪侵襲による経脈緊縮による身体疼痛である。

③ 『診家正眼』
[原　文]「緊脈有力，左右弾指，如絞轉索，如切緊縄」
[口語訳] 緊脈は有力で，左右に指を弾き，まるでらせん状に絞ったようであり，ピーンと張った縄を擦っているようである。

2. 類似脈

　「弦脈」の項（230頁）を参照してください。

3. 主病

緊脈は寒証や諸痛を主ります。

緊脈の脈理

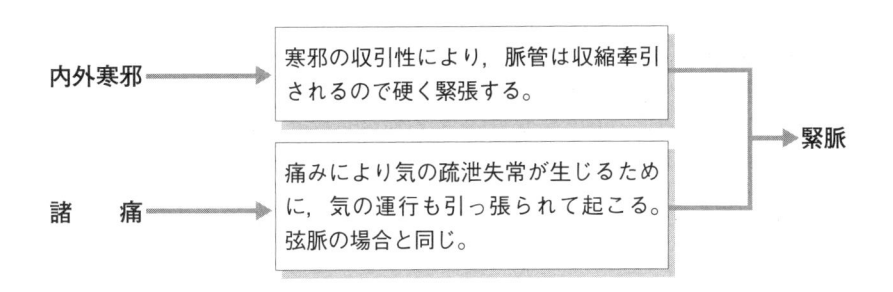

内外寒邪 → 寒邪の収引性により，脈管は収縮牽引されるので硬く緊張する。

諸　痛 → 痛みにより気の疏泄失常が生じるために，気の運行も引っ張られて起こる。弦脈の場合と同じ。

→ 緊脈

4. 代表例

① 『傷寒論』辨太陽病脈証并治

[原　文]「太陽病，或已発熱，或未発熱，必悪寒，体痛，嘔逆，脈陰陽倶緊者，名為傷寒」

[口語訳] 太陽病，已に発熱あるいは未だ発熱せず，必ず悪寒，身体痛，嘔逆，脈陰陽ともに緊の者，名は傷寒となす。

[解　説] 脈陰陽とは，脈の寸尺を指しており，脈は寸・関・尺3部に分けられ寸脈を陽・尺脈を陰とします。また脈の浮沈を指して，浮取を陽・沈取を陰とする説もあります。しかし本証は太陽病ですから脈浮です。ですから脈陰陽は，寸尺を指しています。この傷寒とは，風寒邪が表に侵襲した病証を指し，麻黄湯証の狭義の傷寒のことです。

② 『金匱要略』腹満寒疝宿食病脈証并治

[原　文]「脈緊如轉索无常者，有宿食也」

[口語訳] 脈緊つまり螺旋状に左右に拍動するような脈の者は，宿食がある。

[解　説] 緊脈は寒による病証です。この寒証と宿食の関係はどうなっているのでしょうか？　それは，脾胃が寒により損傷され，運化機能が失調するので飲食物が停滞して宿食を引き起こしているのです。

③『金匱要略』腹満寒疝宿食病脈証并治
[原　文]「脈緊，頭痛風寒，腹中有積食不化也」
[口語訳] 脈緊には，頭痛風寒あるいは腹中に宿食があり消化しないものがある。
[解　説] これは，代表例の①傷寒と②宿食をそれぞれ表現しています。この文は「頭痛風寒，腹中有積食不化也」を1つの病証として訳さない方が，意味が通じると思います。

5. 注意点

緊脈と弦脈

両脈についてまとめると次のようになります。

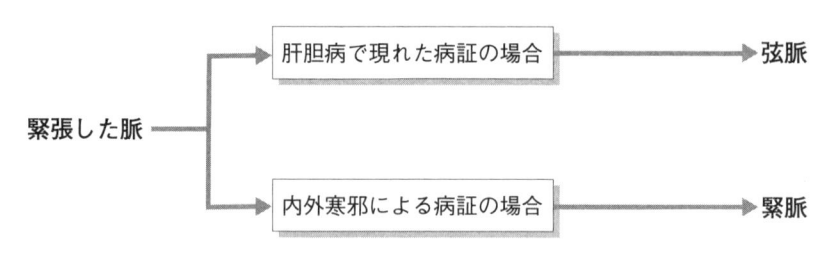

```
                 ┌─→ 肝胆病で現れた病証の場合 ─→ 弦脈
緊張した脈 ──────┤
                 └─→ 内外寒邪による病証の場合 ─→ 緊脈
```

6.『瀕湖脈学』主病詩

[原　文]「緊為諸痛主於寒，喘咳風痼吐冷痰，浮緊表寒須発越，緊沈温散自然安」
[訳　文]「緊は寒による諸痛を主り，喘咳・風痼・冷痰もあり，浮緊は表寒で辛温解表，緊沈は温散裏寒すれば自ずと安んず」

[口語訳] 寒邪により引き起こされた各種疼痛には緊がみられる。そのほか，肺に寒邪があって喘咳を病む，風癇*¹を病む，脾が寒邪を受けて冷痰を吐く等も緊脈がみられる。もし表寒証であれば浮緊がみられ，麻黄湯などを用いて寒邪を発散させるべきである。裏寒証ならば沈緊がみられ，苓桂朮甘湯などを用いて裏寒を温散させれば自ずと治る。

＊1　風癇：これは癇症発作の1つで，本虚蓄熱・風邪乗襲あるいは肝経有熱によって引き起こされたものを指します。したがって寒邪による風癇ではなく，むしろ肝風内動を表現していると思われます。ですから，むしろ弦脈の範疇に入れた方がよいのではないかと考えられます。

第5節　滑脈

1．脈象

滑脈とは，脈の拍動がはっきりして，流れが滑らかな脈。

歴代医家の滑脈

① 『脈経』
[原　文] 「滑脈，往来前却流利，展転替替然，与数相似」
[口語訳] 滑脈は，往ったり来たり前後したりきわめて滑らかで，反復旋転し，数脈に似ている。

② 『診家枢要』
[原　文] 「滑，不渋也，往来流利，如盤走珠，不進不退」
[口語訳] 滑脈は渋ではなく，脈拍の往来が滑らかで，算盤の珠のように，進まず退かず転がるようだ。

③『瀕湖脈学』
[原　文]「滑脈如珠替替然，往来流利却還前，莫将滑数為同類，数脈唯看至数間」
[口語訳] 滑脈は，円珠のように絶えまなく。滑らかで往ったり来たり前後している。しかし滑脈と数脈を混同してはならない。数脈は脈拍数の増加，一方滑脈はただ拍動が滑らかなだけである。

2. 類似脈

滑脈と数脈の鑑別が大切です。ポイントは，次のとおりです。

脈	鑑別ポイント
滑	脈の流れが滑らかで脈拍数は正常（実綱脈）
数	脈拍数が一息に6回（90回／分）以上（数綱脈）

3. 主病

滑脈は，痰飲・宿食・実熱・虚熱等を主ります。

滑脈の脈理

主病の種類が多いですが，これらを暗記するのではなく，滑脈の脈理から演繹すると臨床で混乱しません。

第7章 実綱脈

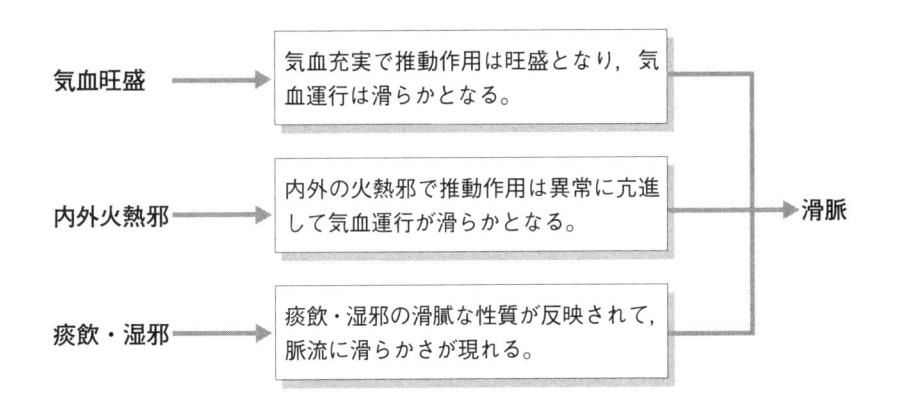

```
気血旺盛 ──→ 気血充実で推動作用は旺盛となり，気
              血運行は滑らかとなる。           ─┐
                                                 │
内外火熱邪 ──→ 内外の火熱邪で推動作用は異常に亢進    ├──→ 滑脈
                して気血運行が滑らかとなる。       │
                                                 │
痰飲・湿邪 ──→ 痰飲・湿邪の滑膩な性質が反映されて， ─┘
                脈流に滑らかさが現れる。
```

　正常な場合は，気血充溢して気の推動力は旺盛で脈流は通暢し，血は脈管に溢れているため脈は滑らかに流れ緩和な脈となります。

　内外火熱邪には虚実の場合があり，実邪は滑で有力，虚証は元気衰少で陰火内生して無力の脈滑が現れます。

　痰飲や湿邪の存在により，滑脈には痰飲・湿邪の滑膩の性質が反映されます。

　臨床で脈滑・有力の場合は，四診を総合すればどの病邪による滑脈かは判断できるので，暗記する必要はありません。

4. 代表例

①『金匱要略』腹満寒疝宿食病脈証并治

[原　文]「脈数而滑者，実也，此有宿食，当下之，宜大承気湯」

[口語訳] 脈数で滑は実証で，宿食があるから下す必要があり，大承気湯がよい。

[解　説] 宿食は飲食物が胃腸に停滞しているものを指し，その宿食が鬱滞して化火したので数脈が現れます。一方，宿食があるために滑脈が現れるのではありません。それは宿食を排除しようと旺盛な正気が働いているから現れるのです。

　　　　　もし宿食の鬱滞が強く正気の抵抗より勝るならば，むしろ渋

脈が現れます。このあたりの内容は本条文の前の条文に書かれています。興味のある方は『金匱要略』を調べてみてください。

②『金匱要略』嘔吐噦下痢病脈証并治
[原　文]「下痢，脈反滑者，当有所去，下乃愈，宜大承気湯」
[口語訳]下痢して脈が反って滑のものは，除くべきものがあるからで下せば治癒する。大承気湯が適宜である。
[解　説]下痢すれば気血は損傷されるので，脈象は弱くなるはずです。しかし滑脈（有力を兼ねる）ということは，除きたい病邪があり，かつ正気も衰えていないことを示しています。だから大承気湯を用いて下すことができるのです。

③『傷寒論』辨厥陰病脈証并治
[原　文]「傷寒脈滑而厥者，裏有熱，白虎湯主之」
[口語訳]傷寒となってから，脈滑で手足厥冷する者は，裏に熱があるから白虎湯がこれを主治する。
[解　説]本証は裏にある陽熱が盛んになり，そのため陰が外へ押しやられて四肢が冷える熱厥証を指します。これは滑脈の実熱による例です。

5.『瀕湖脈学』主病詩

[原　文]「滑脈為陽元気衰，痰生百病食生災，上為吐逆下蓄血，女脈調時定有胎」
[訳　文]「滑は陽脈，元気衰少や痰飲・宿食でも生じ，上は吐逆・下は畜血，脈滑で無病は妊娠である」
[口語訳]滑脈は本来陽脈であるが，元気衰少の虚熱による滑脈もある。特に痰飲内阻あるいは飲食停滞による病証で多くみられる。上焦では嘔吐や気逆，下焦では瘀血鬱滞による蓄血証でも滑脈を触れる。生理が止まり無病な女性に滑脈がみられると，これは

妊娠の徴候であることが多い。

第6節 大脈

1. 脈象

大脈とは，脈幅が太い脈。

1 …脈が太い

大脈とは脈形が太いことを指し，脈の有力・無力は含みません。虚実ともに大脈となるからです。

それでは，虚実があるのに実綱脈に属しているのはなぜでしょうか？実際は浮綱脈に所属させてもよいのですが，大脈は細脈（虚綱脈）と相応しているので，実綱脈に入れました。

2 …歴代医家の大脈

『診宗三昧』
[原　文]「大脈者，応指満溢，倍于尋常」
[口語訳] 大脈は，脈の太さが指に溢れ，通常の倍はある。

2. 類似脈

鑑別を要するのは，正常な脈より太いか細いかです。これについては，「第2部　脈診篇」(73頁)を参照してください。

3. 主病

大脈は，陽熱亢盛や亡血気衰を主ります。

大脈の脈理

●実証の大脈

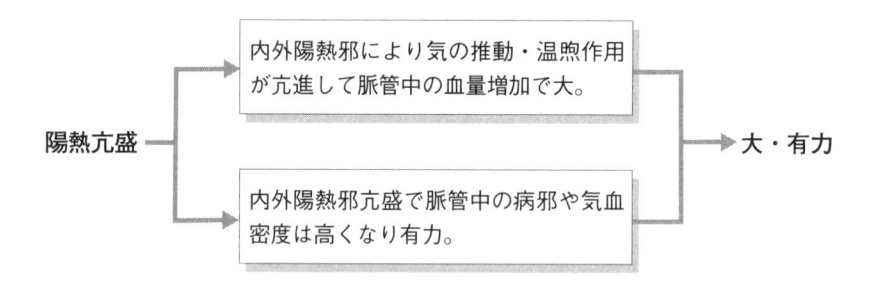

陽熱亢盛 →
- 内外陽熱邪により気の推動・温煦作用が亢進して脈管中の血量増加で大。
- 内外陽熱邪亢盛で脈管中の病邪や気血密度は高くなり有力。

→ 大・有力

実証の大脈は脈管内の血量増加と気血密度増加により生じます。

●虚証の大脈

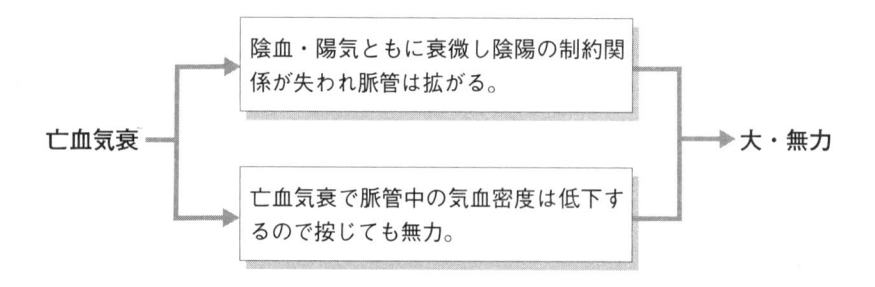

亡血気衰 →
- 陰血・陽気ともに衰微し陰陽の制約関係が失われ脈管は拡がる。
- 亡血気衰で脈管中の気血密度は低下するので按じても無力。

→ 大・無力

虚証の大脈は脈管を満たす血不足だけでなく，合わせて気も衰え陰陽の制約関係が失われ脈管の締め付けが効かず太くなります。さらに，気血が脈管に充満していないので無力な脈となります。

4. 代表例

①『傷寒論』辨陽明病脈証并治
[原　文]「傷寒三日，陽明脈大」
[口語訳] 外感病を患い数日して，陽明経に病が伝入すれば脈は大となる。

[**解　説**]　陽明経に病が伝入すれば裏熱は盛んになるので，大脈が現れます。これは病が進行していることを示しており，『素問』脈要精微論篇に「大則病進」（脈大ならば病は進行している）という記載があります。

② 『金匱要略』血痺虚労病脈証并治
[**原　文**]　「夫男子平人，脈大為労，極虚亦為労」
[**口語訳**]　男子〔男子に限らない〕で平人〔病的状態が現れていない〕なのに，脈大は虚労であり，極度の虚脈も虚労である。
[**解　説**]　平人とは病的状態が現れていない人を指します。しかし，脈は大で精血が已に不足していることを示す病脈です。このような人は難治であると『難経』二十一難ではいっています。
　　　　　ここでの大脈は，精血不足による虚労ですから無力な脈です。

5. 注意点

　大脈は洪脈と同じと考えて，洪脈だけを論じている場合もあります。確かに脈理も共通していますし，省略してもよいのですが，洪脈の途中の段階の脈として本書では紹介することにしました。

6. 『瀕湖脈学』主病詩

　瀕湖脈学には大脈は含まれていません。

[付録篇] 脈診の臨床実践の例「相兼脈」

本書は，脈診の内容をよく理解できるように，脈理篇・脈診篇・病脈篇とそれぞれ分けて紹介しました。これで脈診は理解したことになるのですが，まだ問題が残っています。

もし病脈と病証が1対1に対応する場合（例えば風邪により浮脈が現れたり，風寒邪による浮緊脈が現れたりする場合）は単純ですが，実際の臨床では複雑な場合が多いものです。病脈が複合して現れ，また病証も複雑な場合に対応できるようにしなくてはなりません。

そこでここでは，これらの知識を個別に利用するのではなく，縦横に駆使して脈診を進め，そして弁証する方法を例をあげて紹介します。

ただし，すべての臨床例を網羅することは困難ですので，ここでは主に「相兼脈」について例をあげて説明します。

まずそれぞれの脈象の主る病気を改めて紹介しましょう。詳しい脈理は煩雑になるので，病脈篇の各病脈のところをみて確認してください。

1. 病脈の復習

【1】浮綱脈の6脈

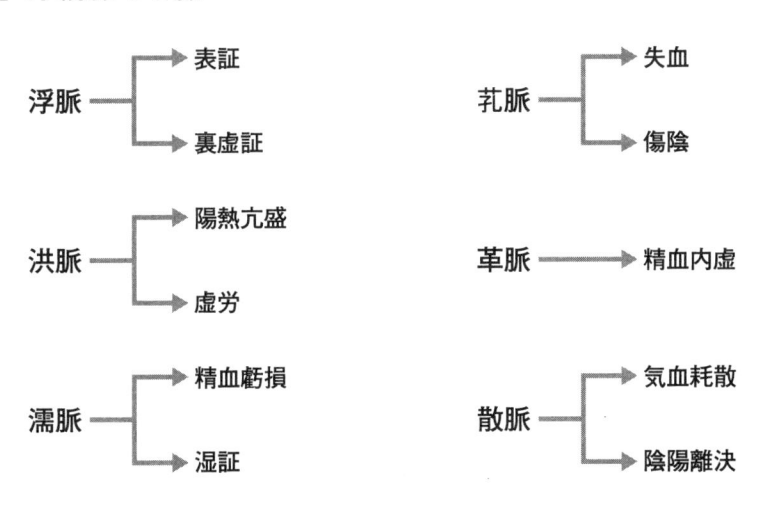

浮脈 → 表証 / 裏虚証

洪脈 → 陽熱亢盛 / 虚労

濡脈 → 精血虧損 / 湿証

芤脈 → 失血 / 傷陰

革脈 → 精血内虚

散脈 → 気血耗散 / 陰陽離決

【2】沈綱脈の4脈

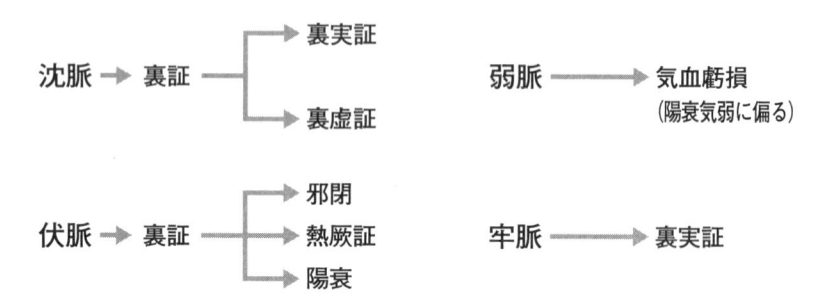

沈脈 → 裏証 ─┬→ 裏実証
　　　　　　└→ 裏虚証

弱脈 ──→ 気血虧損
　　　　　（陽衰気弱に偏る）

伏脈 → 裏証 ─┬→ 邪閉
　　　　　　├→ 熱厥証
　　　　　　└→ 陽衰

牢脈 ──→ 裏実証

【3】遅綱脈の5脈

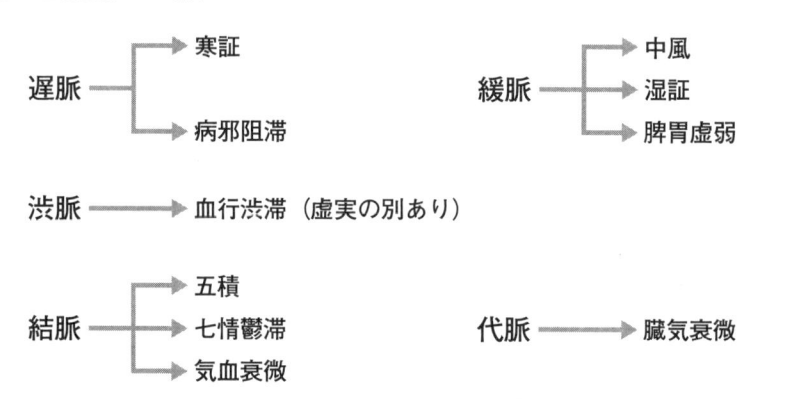

遅脈 ─┬→ 寒証
　　　└→ 病邪阻滞

緩脈 ─┬→ 中風
　　　├→ 湿証
　　　└→ 脾胃虚弱

渋脈 ──→ 血行渋滞（虚実の別あり）

結脈 ─┬→ 五積
　　　├→ 七情鬱滞
　　　└→ 気血衰微

代脈 ──→ 臓気衰微

【4】数綱脈の3脈

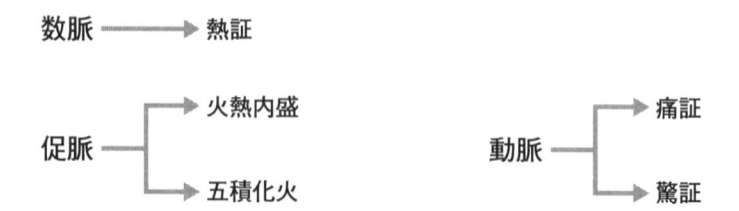

数脈 ──→ 熱証

促脈 ─┬→ 火熱内盛
　　　└→ 五積化火

動脈 ─┬→ 痛証
　　　└→ 驚証

【5】虚綱脈の4脈

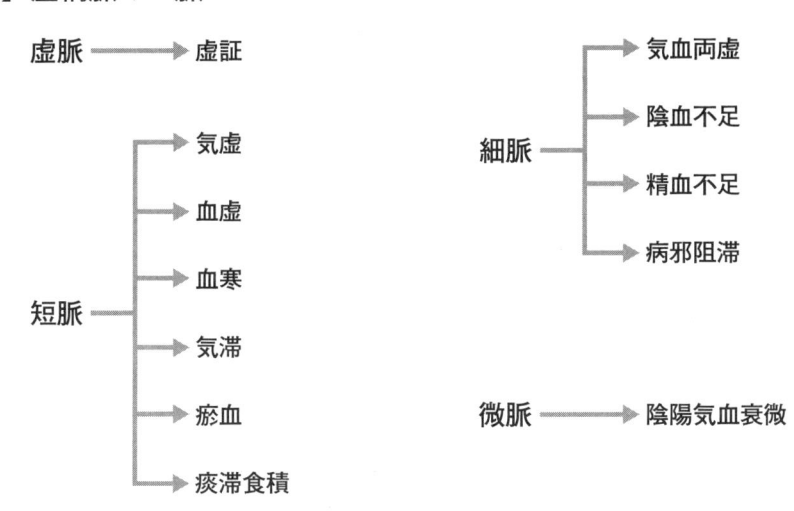

虚脈 ── 虚証

短脈
- 気虚
- 血虚
- 血寒
- 気滞
- 瘀血
- 痰滞食積

細脈
- 気血両虚
- 陰血不足
- 精血不足
- 病邪阻滞

微脈 ── 陰陽気血衰微

【6】実綱脈の6脈

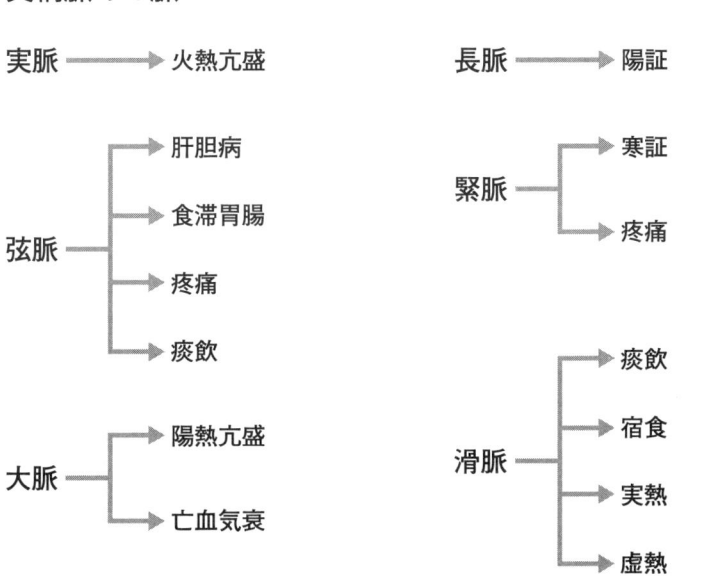

実脈 ── 火熱亢盛

弦脈
- 肝胆病
- 食滞胃腸
- 疼痛
- 痰飲

大脈
- 陽熱亢盛
- 亡血気衰

長脈 ── 陽証

緊脈
- 寒証
- 疼痛

滑脈
- 痰飲
- 宿食
- 実熱
- 虚熱

以上で 27 病脈の主病を復習したので，いよいよ代表的な脈象（相兼脈）を例にして臨床実践での力をつけていきましょう。

弁証は四診合算しますが，ここでは臨床症状と脈診の関係として紹介していきます。

まずは外邪による場合から始めましょう。

2. 外邪による場合

【1】風寒邪

臨床症状	脈象	解析
悪寒・発熱・頭痛・身体痛などがある	浮緊	風邪で浮，寒邪で緊の単純なケース。
	沈緊	風寒邪による症状があり沈とは，外邪に抵抗する正気不足を表す。緊は寒邪によるものです。
	浮緊滑	風寒邪により浮緊。滑脈は体内に痰湿の存在を表し，喀痰が多い症状が加わる。
	浮緊細有力	細脈は陰血不足よりも寒邪が強く収引作用により脈管が細く，また有力脈が陰血不足でないことを証明している。

【2】湿邪

臨床症状	脈象	解析
頭重・口が粘る・脘腹部痞満・食欲低下・悪心嘔吐・泥状便・帯下・身体が重い・浮腫などがある	濡緩	湿邪により脾胃虚弱となり気血は不足するので細く無力な濡脈が現れ，推動作用も低下して脈拍のゆっくりした緩脈が現れる。単純なケース。
	濡数	湿邪が停滞して湿熱邪となり熱証を示す数脈が現れ，舌苔黄膩や身熱不揚などの熱症状が加わる。
	濡緩渋	脾胃損傷が長引き気血損耗が進み，気虚血少となり脈流が渋滞する。

【3】熱邪

臨床症状	脈象	解析
発熱症状が現れる	浮数	風邪により浮脈，熱邪により心拍機能亢進して数脈が現れる。風熱邪による単純なケース。
	洪大数	陽明熱証で陽熱亢盛のため脈拍の勢いは波のように押し寄せ太い。熱邪は表裏とも盛んなために4大証（大熱・大汗・大渇・脈洪大）が現れます。

次に臓腑相関弁証の場合を紹介しましょう。ここでは，特に臨床上よくみられる肝の病証を中心に考えてみます。

3. 臓腑弁証

【1】心肝火旺

臨床症状	脈象	解析
頭痛・眩暈・顔面紅潮・心煩・易怒・舌紅などがある	弦数	肝の病証で弦脈，火旺で数脈の単純なケース
	弦数細	火旺で陰血損傷して脈管中の陰血不足で細脈，そして陰虚症状も加わる。
	弦数滑	滑脈は痰湿の存在を示し，痰も上昇して眩暈の増悪症状が加わる。

【2】肝陽上亢

臨床症状	脈象	解析
頭痛・眩暈・耳鳴り・顔面紅潮・目の充血・不眠・多夢・心悸・健忘・易怒・舌紅などがある	弦細数	疏泄太過で弦，また肝陽亢盛で熱症状が現れ数脈，そして陰血不足があり細脈の単純なケース。
	弦細数無力	陰虚が進み脈管中の気血が衰えて按じても無力な脈が現れ，亢進症状があっても気血不足の症状も加わる。
	弦細数長	肝陽による陽証が顕著の場合は，長脈も合わせて現れることがある。

【3】肝腎陰虚

臨床症状	脈象	解析
眩暈・健忘・不眠・耳鳴り・胸脇部疼痛・足腰がだるい・口や咽喉の乾燥・五心煩熱・頰が赤くなる・寝汗・遺精・月経過少・舌紅・少苔などがある	細数	陰虚で細脈，内熱で数脈の単純なケース。
	細数渋無力	陰虚が進み陰血だけでなく気も衰えるので，脈流が悪く按じても無力な脈が現れる。
	細数滑	虚火により陰液が痰に変化して滑脈が加わる。虚火とともに上昇すると眩暈を増悪させ，痰が中焦に停滞すれば悪心嘔吐などが現れる。

【4】肝鬱脾虚

臨床症状	脈象	解析
胸脇部の脹満や脹痛・溜息・鬱々とする・易怒・食欲低下・腹部脹満・泥状便あるいは大便不調・腸鳴・失気あるいは腹痛・下痢などがある	弦	肝気鬱結があり疏泄不暢するので弦脈が現れる単純なケース。
	弦滑	脾気虚により運化機能失調して痰湿を生じるので滑脈が現れる。
	弦数細無力	気鬱化火して数脈が現れ，脾気虚で気血を化生できず脈管中の気血は不足するので，細く按じても無力な脈が現れる。

　以上のように1つの病証でもさまざまな相兼脈が現れることをみてきました。実際の臨床ではこのような場合が多いので，解析で紹介したように判断していけばよいのです。難しいようですが，実は脈理を把握していればかなり複雑な脈象が現れても迷うことはあまりないでしょう。後は，臨床実践を積み，そして繰り返し確認していくことが大切です。

　［付録篇］で述べた内容を十分に理解して，日々の臨床実践で繰り返し訓練し思うように運用できるようになれば，知らないうちに実力を高める

ことができます。そうすれば，臨床実践において「左右逢源」（どんなに複雑な病気に遭遇しても弁証論治できる）の領域に入ることができるようになります。

用語索引

あ

按 ································ 85

い

胃家実 ···························· 175
胃気 ······························· 4
胃気上逆 ·························· 62
位置 ······························· 5
一息四乃至五 ············· 44, 100
胃熱鬱盛 ························ 136
陰 ·························· 16, 18
陰寒凝結 ························ 167
陰虚内熱 ············ 39, 45, 135
陰虚陽亢 ························· 39
陰血 ····························· 18
陰血虚少 ························ 136
陰血不足 ························ 216
陰邪 ····························· 26
飲食 ····························· 79
陰陽気血衰微 ···················· 220
陰陽の制約関係 ··················· 36
陰陽離決 ························ 146

う

運動 ····························· 79
温病 ···························· 197

え

営弱衛強 ························ 181
營脈 ····························· 81
衛気営血弁証 ···················· 123
益気滋陰 ························ 130
衛分証 ·························· 123
炎熱 ····························· 24

お

瘀血 ················ 32, 47, 173, 212
温煦作用 ······················ 10, 12
温散裏寒 ························ 238
温中回陽 ························ 199
温補回陽 ························ 221
温裏散寒 ························ 161

か

火 ································ 29
外感陽邪 ························· 38
外向性 ··························· 14
開泄 ····························· 20
外部環境 ························· 79
回陽救逆 ························ 155
革脈 ························· 9, 136
霍乱 ···························· 161
夏洪 ····························· 82
下降性 ··························· 16

255

滑	54	気虚血瘀	183
滑膩	27, 31	気虚証	180
滑数有力	199	気機を阻遏	26
滑脈	7, 9, 107, 239	気結	49
仮熱	198	気血陰陽	10
火熱	29	気血鬱滞	39
火熱亢盛	226	気血虧損	162
火熱内盛	204	気血津液弁証	59
夏脈	80	気血衰微	188
寒	22	気血損耗	42
肝鬱脾虚	252	気血耗散	146
肝火上炎	45	気血両虚	69, 216
肝火上逆	62	気随血脱	69
肝気鬱結	49, 62	季節	79
肝気上逆	62	基礎となる脈	8
寒凝	47, 173	気滞	49, 62, 173, 212
寒邪凝滞	173	気滞血瘀	68
寒証	90, 173, 237	気脱	64, 196
肝腎陰虚	252	気不統血	69
肝胆病	232	気閉	63
関部	95	基本病脈	34
緩脈	9, 176	逆脈	88
肝陽上亢	251	挙	85
		夾陰傷寒	160

き

		橈骨茎状突起後方膨隆部	95
気	10, 18	橈骨動脈	97
気鬱	49	驚証	201
気鬱化火	39, 45	凝滞	22
気化作用	10, 13	胸痺	174
気陥	63	虚寒証	23, 139, 163, 173, 176
気逆	49, 62	虚綱脈	207
気虚	59, 212	虚実挟雑	183, 204

256

虚証･･････････････････････209
虚熱･･････････････････････240
虚熱性興奮･･････････････････45
虚脈･･････････････････6, 9, 208
虚労････････････････126, 133
緊････････････････････････47
緊張･･････････････････････100
緊張脈･････････････････････6, 9
緊脈･････････････････6, 9, 235

く

苦寒瀉下･･････････････････225

け

下焦･･････････････････････174
結･･････････････････････････57
血････････････････････15, 18
厥陰中風病････････････････126
厥陰病････････････････････164
血瘀･･････････････････････65
血寒･･････････････････66, 212
血虚･･････････････････65, 212
結胸証･･･････････････････210
血虚証･･･････････････････127
血行渋滞･････････････････183
血滞･･････････････････････67
血熱･･････････････････････66
結脈･･･････････････7, 9, 186
弦････････････････････47, 252
懸飲･････････････････232, 234
弦滑･･････････････････････252
弦細数････････････････････251

弦細数長････････････････251
弦細数無力･･････････････251
弦数････････････････････251
弦数滑･･････････････････251
弦数細･･････････････････251
弦数細無力･･････････････252
弦脈･･････････････････6, 9, 230
弦有力･･････････････････165

こ

洪大数･･････････････････251
洪脈･･････････････････9, 131
芤脈･･････････････････9, 127
鈎脈････････････････････80
五十動････････････････････83
五積････････････････････188
五積化火･･････････････････204
固摂作用･･････････････10, 13
個体差････････････････････76

さ

細数････････････････････252
細数滑･･････････････････252
細数渋無力･･････････････252
細軟無力･･････････････････161
細脈････････････････6, 9, 215
数････････････････････････44
数綱脈････････････････････195
数脈･･････････････6, 9, 44, 195
三部有脈････････････････････4
散脈････････････････････9, 144

257

し

滋陰養血	190
弛緩	100
時間	83
四診合算	59, 88
姿勢	84
七情鬱滞	188
湿	26
湿温病	143
実寒証	173
失血	129
実綱脈	223
湿邪	250
湿証	141, 177
実熱	240
実熱証	42
実熱性興奮	45
湿痺証	143, 180
実脈	6, 9, 224
滋補	199
尺部	95
尺部拍動	5, 7
弱脈	9, 161
尺脈有根	4
捨症従脈	90
邪正相争	13, 51
斜飛脈	78
邪閉	158
捨脈従症	89
渋	54
収引	23
重濁	26
秋脈	81
渋脈	7, 9, 107, 181
秋毛	82
従容和緩	4
濡緩	250
濡緩渋	250
宿食	185, 237, 240
濡数	250
濡脈	9, 140
循	85
春弦	82
春脈	80
順脈	87
暑	24
傷陰	129
少陰病	154, 221
傷寒	125, 160, 189, 210, 237, 242, 244
昇散	25
情志失調	39
上焦	174
上昇性	14
少陽病	232
職業	79
食滞胃腸	232
諸痛	237
神	4
尋	85
腎萎縮	169
津液	70
津液停留	71

津液不足‥‥‥‥‥‥‥‥‥‥‥ 70
辛温解表‥‥‥‥‥‥‥‥‥‥‥ 238
心火上炎‥‥‥‥‥‥‥‥‥ 45, 136
心肝火旺‥‥‥‥‥‥‥‥‥‥‥ 251
真寒仮熱‥‥‥‥‥‥‥‥‥‥‥ 198
腎陽虚衰‥‥‥‥‥‥‥‥‥‥‥ 153
心陽不振‥‥‥‥‥‥‥‥‥‥‥ 23
腎陽不足‥‥‥‥‥‥‥‥‥‥‥ 23
辛涼発汗‥‥‥‥‥‥‥‥‥‥‥ 225

す

推‥‥‥‥‥‥‥‥‥‥‥‥‥‥ 85
水腫病‥‥‥‥‥‥‥‥‥‥‥‥ 159
推動作用‥‥‥‥‥‥‥‥‥ 10, 11
寸部‥‥‥‥‥‥‥‥‥‥‥‥‥ 95

せ

正気‥‥‥‥‥‥‥‥‥‥‥ 10, 18
精気清冷‥‥‥‥‥‥‥‥‥‥‥ 185
精血虧損‥‥‥‥‥‥‥‥‥‥‥ 141
精血内虚‥‥‥‥‥‥‥‥‥‥‥ 138
精血不足‥‥‥‥‥‥‥‥‥‥‥ 216
清瀉胃熱‥‥‥‥‥‥‥‥‥‥‥ 136
精神状態‥‥‥‥‥‥‥‥‥‥‥ 78
正水‥‥‥‥‥‥‥‥‥‥‥‥‥ 153
清熱瀉火‥‥‥‥‥‥‥‥‥‥‥ 132
清熱生津‥‥‥‥‥‥‥‥‥‥‥ 130
性別‥‥‥‥‥‥‥‥‥‥‥‥‥ 76
石水‥‥‥‥‥‥‥‥‥‥‥‥‥ 153
石脈‥‥‥‥‥‥‥‥‥‥‥‥‥ 81
節律一致‥‥‥‥‥‥‥‥‥‥‥ 4

そ

燥‥‥‥‥‥‥‥‥‥‥‥‥‥‥ 28
臓気衰微‥‥‥‥‥‥‥‥‥‥‥ 192
相兼脈‥‥‥‥‥‥‥‥‥‥‥‥ 247
双伏‥‥‥‥‥‥‥‥‥‥‥‥‥ 160
促‥‥‥‥‥‥‥‥‥‥‥‥‥‥ 57
促脈‥‥‥‥‥‥‥‥‥‥‥ 7, 9, 203
疏泄作用‥‥‥‥‥‥‥‥‥‥‥ 49
疏泄太過‥‥‥‥‥‥‥‥‥‥‥ 232
疏泄不暢‥‥‥‥‥‥‥‥‥‥‥ 232

た

代‥‥‥‥‥‥‥‥‥‥‥‥‥‥ 57
太陰温病‥‥‥‥‥‥‥‥ 130, 134, 148
太陰病‥‥‥‥‥‥‥‥‥‥‥‥ 163
体格‥‥‥‥‥‥‥‥‥‥‥‥‥ 77
大出血‥‥‥‥‥‥‥‥‥‥‥‥ 42
代脈‥‥‥‥‥‥‥‥‥‥‥ 7, 9, 191
大脈‥‥‥‥‥‥‥‥‥‥‥ 6, 9, 243
太陽傷寒‥‥‥‥‥‥‥‥‥‥‥ 221
太陽中風証‥‥‥‥‥‥‥ 177, 179, 180
太陽病‥‥‥‥ 123, 124, 179, 217, 220, 237
多汗‥‥‥‥‥‥‥‥‥‥‥‥‥ 42
短‥‥‥‥‥‥‥‥‥‥‥‥‥‥ 38
痰飲‥‥‥‥‥‥‥‥‥‥ 31, 232, 240
痰飲病‥‥‥‥‥‥‥‥‥‥‥‥ 232
痰滞食積‥‥‥‥‥‥‥‥‥‥‥ 212
単伏‥‥‥‥‥‥‥‥‥‥‥‥‥ 160
短脈‥‥‥‥‥‥‥‥‥‥‥ 6, 9, 211

ち

遅	44
地域	82
遅綱脈	171
遅脈	6, 9, 44, 171
中空	127, 136
中取	85, 92
中焦	174
中風	177
中風証	127
長	38
長大	224
長大3部有力	224
長脈	6, 9, 227
腸癰	135
沈	34
沈緊	250
沈綱脈	150
沈取	85, 92
沈脈	5, 9, 150

つ

痛証	201
通陽復脈	190
強さ	5

て

停止する脈	7
停止脈	9, 108

と

冬石	82
疼痛	232
冬脈	81
動脈	9, 199
動脈硬化	168

な

内火	30
内寒	23
内向性	16
内湿	27
内実堅積	167
内生五邪	19
内生陽邪	38
内燥	29
内熱	30
内風	20
長さ	5
流れ	5
軟	48

に

28病脈	9, 117
柔和有力	4, 47

ね

熱	196
熱結	47, 173
熱厥証	158, 242
熱邪	251

熱証	90	風寒証	127
熱性興奮	30	風水	125
粘滞	26	風熱証	127
年齢	76	浮緊	250
		浮緊滑	250
は		浮緊細有力	250
肺気鬱滞	62	複合脈	9
肺気上逆	62	伏脈	9, 156
拍出能力	41	浮綱脈	120
速さ	5	浮細軟	140
反関脈	78	浮数	251
		浮散無根	144
ひ		浮取	85, 92
脾胃気滞	62	浮大	131
脾胃虚弱	177	浮大軟	127
脾腎陽虚	153	不大不小	4
脾脈	178	不遅不数	4
微脈	9, 218	浮中沈	6
表寒証	239	太さ	5
表実証	127	不浮不沈	4
病邪	19	浮脈	5, 9, 121
病邪鬱結	39		
病邪阻滞	173, 216	**へ**	
表証	35, 123, 155	平息	86
脾陽不足	23	平脈	4
病理産物	19		
表裏同病	155	**ほ**	
		防御作用	10, 13
ふ		亡血気衰	243
浮	34	補気養血	164
風	20	本位	227
風寒邪	250		

261

ま

慢性腎炎 168

み

脈症従捨 89
脈症順逆 87
脈症相応 87
脈症不相応 87
脈診表 110
脈能自還 191
脈の基礎知識 3
脈の強さ 6
脈の長さ 6
脈の流れ 7
脈の速さ 6
脈の深さ 5
脈の太さ 6
脈のリズム 7
脈拍 5
脈浮 120
脈流 105

む

無根 144
無病 155, 190, 227
無脈 160
無力 48, 100
無力脈 6, 9

め

命門火衰 23

も

毛脈 81
木気条達 49
木気衝和 49

ゆ

有力 48, 100
有力脈 6, 9
輸送能力 41

よ

陽 14, 18
養陰清熱 136
陽気 18
陽気亢進 39
陽気衰微 173
陽気不足 23
陽気偏盛 39
陽気暴脱 221
陽気有余 39
陽邪 20, 24, 30
陽証 229
陽衰 158
陽衰気弱 162
陽盛格陰 158
陽脱 196
陽熱亢盛 133, 136, 243
陽明温病 205
陽明熱証 135
陽明熱盛 45
陽明病 175, 226

陽明腑実証	210
陽明腑証	175

ら

来盛去衰	131
来大去長	131

り

裏寒実証	176
裏寒証	155, 239
裏虚証	123, 152, 155
裏湿証	180
裏実証	152, 167
裏証	37, 126, 152, 158
留飲	154
涼熱瀉火	199
淋証	135

ろ

牢脈	9, 165
六淫外邪	19
六経弁証	123
六綱脈	118

書名，篇名索引

い

『医学入門』（明・李梴）
　切脈脈訣 ………………………… 146

う

『温病条弁』（清・呉鞠通）
　上焦篇 …… 130, 134, 143, 148, 197
　中焦篇 …………………………… 205

き

『金匱心典』（清・尤怡）
　陽毒 ……………………………… 230
『金匱要略』（東漢・張仲景）
　嘔吐噦下痢病脈証并治 ……… 242
　驚悸吐衄下胸満瘀血病脈証并治
　　………………………………… 202
　胸痺心痛短気病脈証并治 …… 174
　痙湿暍病脈証 ………………… 217
　血痺虚労病脈証并治
　　………………… 125, 139, 185, 245
　水気病脈証并治 …… 125, 153, 159
　瘡癰腸癰浸淫病脈証并治 …… 135
　痰飲咳嗽病脈証并治… 154, 234, 235
　百合狐惑陰陽毒病証治 ……… 227
　腹満寒疝宿食病脈証并治
　　………………… 185, 237, 238, 241

け

『景岳全書』（明・張介賓）
　脈症順逆 ………………………… 88

さ

『三指禅』（清・周学霆）
　虚与実対 ………………………… 209
　動与代対 ………………………… 192

し

『傷寒論』
　平脈法 …………………… 200, 233
　辨厥陰病脈証并治
　　………………… 126, 164, 210, 221, 242
　辨少陰病脈証并治 ……… 154, 221
　辨太陰病脈証并治 …………… 163
　辨太陽病脈証并治 … 124, 125, 155,
　　179, 189, 193, 198, 220, 221, 237
　弁脈法 …………………………… 136
　辨陽明病脈証并治 … 175, 226, 244
『諸病源候論』（隋・巣元方）
　虚労候 …………………………… 222
『診家正眼』（明・李中梓）
　緊脈 ……………………………… 236
　実脈 ……………………………… 225
　促脈 ……………………………… 205
　短脈 ……………………………… 212, 214

264

動脈 ……………………… 200
　　伏脈 ……………………… 158
　　牢脈 ……………………… 169
『診家枢要』（元・滑寿）
脈陰陽類成
　　滑 ………………………… 239
　　濡 ………………………… 142
　　長 ………………………… 228
　　牢 ………………………… 166
『診宗三昧』（清・張璐）
師伝三十二則
　　洪 ………………………… 132
　　数 ………………………… 198
　　大 ………………………… 243
　　沈 ………………………… 152
　　浮 ………………………… 122
　　牢 ………………………… 166
『診脈三十二辨』（清・管玉衡）
　　地域 ……………………… 82

せ

『千金要方』（唐・孫思邈）
　　性別 ………………………… 76
『千金翼方』（唐・孫思邈）
　　濡脈 ……………………… 140
　　牢脈 ……………………… 166

そ

『素問』
　　玉機真臓論篇 ………… 80, 81
　　挙痛論篇 …………………… 78
　　大奇論篇 ………………… 146

　　平人気象論篇
　　　　………… 80, 81, 121, 126, 155
　　脈要精微論篇 ……… 83, 214, 245

ち

『中医脈学研究』
　　牢脈 ……………………… 168

な

『南雅堂医案』（清・陳修園）
　　遅脈 ……………………… 173
『難経』（秦越人）
　　十八難 ………… 122, 157, 187
　　二十一難 ………………… 245
　　四難 ……………………… 148

ひ

『脾胃論』（金・李杲）
　　緩脈 ……………………… 180
『瀕湖脈学』（明・李時珍）
　　革 …………………… 137, 139
　　滑 …………………… 240, 242
　　緩 …………… 177, 180, 181
　　虚 …………………… 209, 211
　　緊 …………………… 236, 238
　　結 …………………… 187, 190
　　弦 …………………… 231, 235
　　芤 …………………… 128, 130
　　洪 …………………… 132, 135
　　細 …………………… 215, 218
　　数 …………………… 196, 199
　　散 …………………… 145, 149

実	……………… 225, 227	散脈	……………………… 145
弱	……………… 162, 164	実脈	……………………… 225
濡	……………… 140, 144	弱脈	……………………… 161
渋	……………… 182, 186	渋脈	……………………… 182
促	……………… 203, 205	促脈	……………………… 203
代	……………… 192, 194	代脈	……………………… 191
短	……………… 212, 214	遅脈	……………………… 172
遅	……………… 172, 175	沈脈	……………………… 151
長	……………… 228, 230	動脈	……………………… 200
沈	………… 76, 151, 156	軟(濡)脈	………………… 140
動	……………… 199, 202	微脈	……………………… 219
微	……………… 219, 222	浮脈	……………………… 121
浮	………… 122, 126, 127	伏脈	……………………… 157
伏	………… 157, 159, 160	牢脈	……………………… 165
牢	……………… 166, 169		

『脈訣』(王叔和脈訣に同じ)
九道脈
 短脈 ……………………… 212
『脈訣刊誤』(元・載起宗)
 芤 ……………………… 128
 洪 ……………………… 132
 散 ………………… 145, 149
『脈理求真』(清・黄宮綉)
新著脈法心要
 洪脈 ……………………… 132
 散脈 ………………… 146, 147
 弱脈 ……………………… 162

み

『脈義簡摩』(清・周学海)
 個体差 ……………………… 76
『脈経』(西晋・王叔和)
脈形状指下秘訣第一
 革脈 ……………………… 137
 滑脈 ……………………… 239
 緩脈 ……………………… 177
 虚脈 ……………………… 209
 緊脈 ……………………… 236
 結脈 ……………………… 187
 弦脈 ……………………… 231
 芤脈 ……………………… 128
 洪脈 ……………………… 132
 細脈 ……………………… 215
 数脈 ……………………… 196

れ

『霊枢』
 根結篇 ……………………… 83
 天年篇 ……………………… 77
 癰疽篇 ……………………… 135

方剤索引

か

回陽救急湯·················· 221
栝楼薤白白酒湯·············· 174

け

桂枝加大黄湯················ 163
桂枝湯······················ 177
減味竹葉石膏湯·············· 205

し

四逆湯················ 155, 164, 221
炙甘草湯···················· 189
升麻鼈甲湯·················· 227

た

大黄牡丹湯·················· 135
大承気湯·········· 175, 185, 241, 242
大青竜湯···················· 221

つ

通脈四逆湯·················· 221

ひ

白虎湯··················· 134, 242
白虎加人参湯············· 130, 148

ふ

附子湯······················ 154

へ

平胃散······················ 180

ま

麻黄湯··················· 237, 239

り

苓桂朮甘湯·················· 239

267

あとがき

　自分なりに得た脈診のコツや考え方を，呼泉堂の白川徳仁先生に話したところ興味をもってくださり，ぜひ一冊の本にまとめてみなさいとアドバイスされたことが始まりでした。

　その後，できあがった原稿を持って，約15年にわたり指導を受けている上海中医薬大学の何金森教授のもとに，2年の間に4回上海へ行きご指導を受けました。その間に受けた的確な指摘や懇切丁寧な指導があったおかげで，本書が読むに堪える内容となりました。

　出版については，白川先生が熱心に東洋学術出版社の山本勝曠社長へ働きかけてくださり，山本社長のご快諾を得ました。これも日頃から中医学普及に情熱を傾けておられる白川先生の無私の行為と感謝しております。

　また一介の針灸臨床家である私の原稿を，出版決定された山本社長のご決断に感謝しております。「中国伝統医学を現代にいかす」という東洋学術出版社の一助になれたことと，たいへんうれしく思っております。

2007年11月吉日
山田　勝則

【監修者略歴】
何　金森（か・きんしん）

　1952年生まれ。福建省医科大学中医専門科を卒業。上海中医学院医学専攻修士および博士課程を修了。中国ではじめての中医医学博士号を取得。現在，上海中医薬大学教授。上海中医薬大学の針灸・推拿・気功学位授与委員会秘書，上海市衛生系列高級専業技術職務任職資格評審議委員会中医学科評審委員（1996年より），中国針灸学会実験針灸研究会理事（1998年より），中国高等中医院校針灸推拿教育研究会秘書長（1996年より），米国フロリダ州マイアミ大西洋中医学院終身客員教授（2001年）を兼任。

日本での活動：
　1988〜89年，昭和医科大学医学部臨床病理学教室にて「Ｂ型肝炎の免疫学」を研修。1991〜92年，東京都中国伝統医学研究院の名誉院長に就任。

学術分野：
　「教学と研究との関係成果賞」を16回受賞，そのなかで省部級の受賞は7回。1991年には，国家教育部委員会・国務院学位委員会より「作出突出貢献的中国博士学位獲得者」を受賞。発表論文は百数編。

【著者略歴】
山田　勝則（やまだ・かつのり）

　1954年，東京都生まれ。1988年，早稲田針灸専門学校卒業。同年，現在地において針灸治療院・オリエンタル治療院（東京都品川区）を開業。1991年より，呼泉堂において，はじめて何金森教授より中医学の指導を受ける。以後，現在にいたるまで，ときには上海あるいは来日時に継続して指導を受ける。指導内容は，中医基礎理論・中医診断学・中医内科学・中医婦科学・針灸治療学・バセドウ病の針灸治療・男性不妊症の針灸治療など，理論と臨床技術と多岐にわたる。

脈診――基礎知識と実践ガイド――

| 2007年12月25日 | 第1版 第1刷発行 |
| 2017年1月15日 | 第5刷発行 |

監修者　何　　金　森
著　者　山田　勝則
発行者　井ノ上　匠
発行所　東洋学術出版社
　　　　〒272-0021　千葉県市川市八幡2-16-15-405
　　　　販売部：電話 047(321)4428　FAX 047(321)4429
　　　　　　　　e-mail　hanbai@chuui.co.jp
　　　　編集部：電話 047(335)6780　FAX 047(300)0565
　　　　　　　　e-mail　henshu@chuui.co.jp
　　　　ホームページ　http://www.chuui.co.jp/

装幀・本文デザイン／山口　方舟　　編集協力／松村　泉
印刷・製本／モリモト印刷（株）
◎定価はカバーに表示してあります　◎落丁，乱丁本はお取り替えいたします
2007 Printed in Japan©　　　　ISBN 978-4-924954-99-1　C3047

中医基本用語辞典

高金亮監修　劉桂平・孟静岩主編
中医基本用語辞典翻訳委員会翻訳
Ａ５判　ビニールクロス装・函入　872頁　　本体8,000円＋税
中医学の基本用語約3,500語を収載。引きやすく，読みやすく，学習にも臨床にも役立つ1冊。
- 中医学の専門用語を，平易な説明文で解説。中医学の基礎がしっかり身に付く。
- 用語を探しやすい五十音順の配列を基本にしながら，親見出し語の下に子見出し語・孫見出し語を配列してあるので，関連用語も参照しやすい。
- 中医病名の後ろには，代表的な弁証分型が子見出し語として併記されており，用語の解説に加えて弁証に応じた治法・方剤名・配穴など，治療の際の参考になる情報もすぐに得られる。
- 類義語集・年表・経絡図・中薬一覧表・方剤一覧表など，付録も充実。

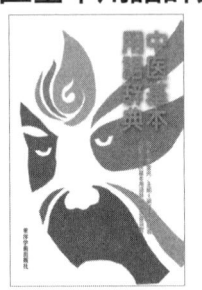

中医学の基礎

平馬直樹・兵頭明・路京華・劉公望監修
Ｂ５判上製　340頁　　本体5,600円＋税
中国の第5版教材を徹底的に洗いなおした「中医学基礎理論」の決定版。日中共同討議で日本の現状を踏まえながら推敲に推敲を重ねた精華。各地の中医学学習会で絶賛好評を博す。『針灸学』［基礎篇］を改訂した中医版テキスト。

やさしい中医学入門

関口善太著　Ａ５判並製　204頁　　本体2,600円＋税
入門時に誰もが戸惑う中医学の特異な発想法を，爽やかで楽しいイラストと豊富な図表で親切に解説する。3日間で読める中医学の入門書。本書に続いて『中医学の基礎』に入るのが中医学初級コース。

中医診断学ノート

内山恵子著　Ｂ５判並製　184頁　　本体3,200円＋税
チャート式図形化で，視覚的に中医学を理解させる画期的なノート。中医学全体の流れを俯瞰的に理解できるレイアウト。平易な文章で要領よく解説。増刷を重ねる好評の書。

［詳解］中医基礎理論

劉燕池・宋天彬・張瑞馥・董連栄著　浅川要監訳
Ｂ５判並製　368頁　　本体4,500円＋税
212の設問に答えるＱ＆Ａ方式。中医学の基礎理論をより深く理解するための中級用解説書。中国では大学院クラスの学生が必ず学習するテキストである。最新の学説を加えた手応えのある基礎理論。症例に対する弁証論治は初級から中級へ進む人の必読の内容である。巻頭の哲学部分は最新の高レベルの内容を含む。

医学生のための漢方医学【基礎篇】

安井廣迪著　Ａ４変形判並製　242頁　　本体4,200円＋税
医学生向け漢方セミナーで好評の入門テキスト。歴史と現況を把握したうえで，臨床で必要な中医学と漢方医学の最低限の基本知識を学べる。巻末には便利な「生薬一覧」「処方一覧」「医事年表」付き。

中医病因病機学

宋鷺冰著　柴崎瑛子訳　Ａ５判並製　608頁　　本体5,600円＋税
病因病機は中医学の核心中の核心といわれる部分。患者の証候を分析し，病因と病態メカニズムを明らかにすることによって，治療方針を立てるのが中医学。診断のポイントであり，治療の指針となる最も大切な部分といえる。

問診のすすめ
―中医診断力を高める

金子朝彦・邱紅梅著　A5判並製　2色刷　200頁　本体2,800円＋税
患者の表現方法は三者三様、発せられる言葉だけを頼りにすると正しい証は得られません。どんな質問を投げかければよいのか、そのコツを教えます。

「証」の診方・治し方
―実例によるトレーニングと解説―

呉澤森・高橋楊子著　B5判並製　328頁　本体3,800円＋税
厳選した30の実症例を例に、呈示された症例をまず自力で解き、その後に解説を読むことで「証」を導く力を鍛える。経験豊富な著者らによる丁寧かつ実践的な解説。

［新装版］中医臨床ための舌診と脈診

神戸中医学研究会編著　B5判上製　オールカラー　本体6,500円＋税
神戸中医学研究会の名著が復刊。中医診断において不可欠の「舌診」と「脈診」のための標準的な教科書。豊富なカラー写真を収載し、舌診の診断意義を丁寧に解説。

［CD-ROMでマスターする］舌診の基礎

高橋楊子著　CD-ROM付き　B5判並製　88頁　本体6,000円＋税
CD-ROMを使った新しい舌診ガイド。舌診の基礎と臨床応用法を詳説。付属CD-ROMとの併用で、舌診を独習できる画期的なテキスト。繰り返し学習することで、舌診の基礎をマスターできる。著者は、中国の代表的な診断学研究室の出身で、確かな内容。

いかに弁証論治するか
［正篇］［続篇］
―漢方エキス製剤の中医学的運用

菅沼伸監修　菅沼栄著　B5判並製　296頁　本体各3,700円＋税
疾患別に病因病機と弁証論治、方剤選択を簡潔・明解に解説。日本の漢方エキス製剤を中医学的に運用するためのわかりやすい説明。教科書スタイルでない興味溢れる解説。日本でおなじみの熱血講師・胡栄（菅沼栄）先生の熱気あふれる名講義を図表を加えて単行本化。

漢方方剤ハンドブック

菅沼伸・菅沼栄著　B5判並製　312頁　本体4,000円＋税
日本の漢方エキス製剤と市販中成薬136方剤を解説。方剤の構成と適応する病理機序・適応症状の関係を図解し、臨床応用のヒントを提示する。

名医の経方応用
―傷寒金匱方の解説と症例

姜春華・戴克敏著　藤原了信監訳　藤原道明・劉桂平訳
A5判並製　592頁　本体5,400円＋税
上海の名老中医・姜春華教授の講義を整理・加筆。『傷寒・金匱』収載の約160方剤について、構成生薬・適応証・方解・歴代名医の研究・応用を解説。

わかる・使える漢方方剤学
［時方篇］

小金井信宏著　B5判並製　352頁　本体4,200円＋税
今までにない面白さで読ませる方剤学の決定版。知らず知らずのうちに広大な中医学の世界へと入りこむ。原典のほか、歴代の多様な用法、関連する理論・手法を紹介。「漢方製剤の使い方」から「生薬の処方」まで、段階的に理解できるような工夫がされている。中医学の教材としても臨床の実用書としても使える1冊。

わかる・使える漢方方剤学
［経方篇1］

小金井信宏著　B5判並製　340頁　本体4,200円＋税
シリーズ第2作は『傷寒・金匱』の広大な「経方」の世界を紹介する。各方剤をさまざまな用薬法の集合体と捉え、図解・表解・比較方式でわかりやすく解説。歴代のさまざまな解釈を紹介するとともに、テーマ毎に多くの症例・針処方も提示し、より具体的な理解をサポート。臨床の実用書として、また、仲景学説（『傷寒論』『金匱要略』）の教材として、学習意欲をかき立てる内容となっている。

『針灸学』シリーズ4部作 兵頭明監訳 学校法人後藤学園中医学研究室訳

シリーズ1 [基礎篇] （第三版）	天津中医学院＋学校法人後藤学園編　Ｂ５判並製　368頁　　本体5,600円＋税 第二版に文章表現上の修正，補足を大幅に加えた。 日中の共有財産である伝統医学を，現代日本の針灸臨床に活用するために整理しなおし，平易に解説した好評の教科書。
シリーズ2 [臨床篇]	天津中医学院＋学校法人後藤学園編　Ｂ５判並製　548頁　　本体7,000円＋税 日常よく見られる92症候の治療方法を「病因病機─証分類─治療」の構成で詳しく解説。各症候に対する古今の有効処方を紹介。
シリーズ3 [経穴篇]	天津中医学院＋学校法人後藤学園編　Ｂ５判並製　508頁　　本体6,000円＋税 全409穴に出典・由来・要穴・定位・取穴法・主治・作用機序・刺法・灸法・配穴例・局部解剖を解説。豊富な図版全183点。日中経穴部位対照表。
シリーズ4 [手技篇]	鄭魁山（甘粛中医学院教授）著　Ｂ５判並製　180頁　　本体4,200円＋税 著者は，中国の最も代表的な針灸名医。針灸手技全般の知識を，豊富な写真（203枚）と刺入後の皮膚内をイラスト化して丁寧に解説。 ＊旧版『写真でみる針灸補瀉手技』の書名を改め，『針灸学』シリーズ4部作に編入しました。内容は旧版と変わりません。ご注意ください。

李世珍先生の本

臨床経穴学	李世珍著　兵頭明訳 Ｂ５判並製　824頁　　　　　　　　　　　　　　　本体9,600円＋税 李家4代100年の家伝の集大成ではあるが，一家伝という狭い経験の世界でなく，鍼灸の弁証論治という一大体系を形成した画期的な書である。いわば現代中医鍼灸学の王道を極めた書といえるだろう。臨床的にも目を見張る効果を生み出す点で，日本鍼灸界にも大衝撃を与えている。太い鍼を使用しながらソフトな「心地よい感覚」を与える。初心者でも割合に短期間に習得できる鍼だ。本書では86穴の効能と手技を示す。
中医鍼灸臨床発揮	李世珍・李伝岐・李宛亮著　兵頭明訳 Ｂ５判並製　762頁　　　　　　　　　　　　　　　本体7,600円＋税
ムック 李世珍の針 ─弁証の針，効かせる技	附録：CD-ROM　Ｂ５判並製　206頁　　　　　本体2,800円＋税 追試報告や座談会を含む多彩な一大総合特集。痛みが少なく，心地よい針は，日本の臨床現場で不可欠な要素。

針灸経穴辞典	山西医学院李丁・天津中医学院編　浅川要・塩原智恵子・木田洋・横山瑞生訳 Ａ５判上製　函入　524頁　図206点　　　　本体6,700円＋税 経穴361穴，経外奇穴61穴に〔穴名の由来〕〔出典〕〔別名〕〔位置〕〔解剖〕〔作用〕〔主治〕〔操作〕〔針感〕〔配穴〕〔備考〕を示し，ツボに関する必要知識を網羅。重版を重ねる好評の経穴辞典。
針灸二穴の効能 [増訂版]	呂景山著　渡邊賢一訳　Ａ５判並製　340頁　　本体4,000円＋税 二穴の配合は，すべての鍼灸師が知っておくべき針灸処方の原点。二穴を組み合わせることによって，相乗効果で効力を高めたり，新たな効能を生み出して，単穴とは異なる独特の治療効果を得ることができる。本書には，223対の腧穴の組み合わせが収録され，単穴の作用・相互作用・主治・治療方法・治療経験が詳細に記載されている。増訂版では初版の巻末に2穴の作用一覧など附録を追加。

【図解】経筋学 ―基礎と臨床―	西田晧一著 B5判並製　2色刷　504頁　　　　　　　　　本体6,800円＋税 経筋療法を学体系化し，徹底した追試によってその効果を確認。日常診療でよく遭遇する疾患から難病まで幅広くカバーし，豊富な図版によって解説。具体性に富む内容で，臨床ですぐに使える刺針技術が満載。	
針灸一穴療法	趙振景・西田晧一著 A5判並製　312頁　　　　　　　　　　　　本体3,800円＋税 1つの疾患に1つの治療穴を対応させた実践治療マニュアル。趙振景氏がまとめた一針一穴の内容を，それに共鳴した西田晧一先生が追試。西田先生の経験をふんだんに盛り込み，日本での臨床的価値をさらに高めている。日中の臨床家が手を結んだ画期的な針灸臨床ハンドブック。	
［原文］傷寒雑病論	B6判上製　三訂版　440頁　　　　　　　　　本体3,500円＋税 原文宋版『傷寒論』『金匱要略』の合冊本。明・趙開美刊刻の『仲景全書』（内閣文庫本）を底本とする。1字下げ条文を復活，旧漢字を使用して原典に最も忠実な活字版テキストとして高い評価を受ける。	
傷寒論を読もう	髙山宏世著 A5判並製　480頁　　　　　　　　　　　　本体4,000円＋税 必読書でありながら，読みこなすことが難しい『傷寒論』を，著者がやさしい語り口で条文ごとに解説。初級者にも中級者にも，最適。40種の患者イラスト入り「重要処方図解」付きで，臨床にも大いに参考になる。	
金匱要略も読もう	髙山宏世著 A5判並製　536頁　　　　　　　　　　　　本体4,500円＋税 慢性疾患治療における必読書『金匱要略』を，条文ごとに著者がやさしい語り口で解説。同著者による好評の書『傷寒論を読もう』の姉妹篇。50種の患者イラスト入り「処方図解」付き。初級者にも中級者にも最適の1冊。	
現代語訳◉ **黄帝内経素問** 全3巻	石田秀実（九州国際大学教授）監訳 A5判上製　函入　縦書。原文（大文字）と和訓は上下2段組。 ［上巻］512頁　本体10,000円＋税 ［中巻］458頁　本体 9,500円＋税 ［下巻］634頁　本体12,000円＋税 【全巻揃】本体31,500円＋税 ［原文―和訓―注釈―現代語訳―解説］の構成。発行以来，大好評の解説書。「運気七篇」「遺篇」を含む全巻81篇。	
現代語訳◉ **黄帝内経霊枢** 上下2巻	石田秀実（九州国際大学教授）・白杉悦雄（東北芸術工科大学助教授）監訳 A5判上製　函入　縦書。原文（大文字）と和訓は上下2段組。 ［上巻］568頁　本体11,000円＋税 ［下巻］552頁　本体11,000円＋税 【上・下巻揃】本体22,000円＋税 ［原文―和訓―注釈―現代語訳―解説］の構成。東洋医学臨床家待望の書。中国で定評のある最もポピュラーなテキスト。	

中医学の魅力に触れ，実践する

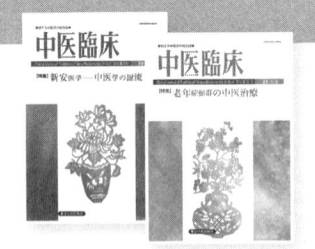

[季刊] 中医臨床

- ●定　　価　本体1,571円＋税（送料別210円）
- ●年間予約　本体1,571円＋税　4冊（送料共）
- ●3年予約　本体1,429円＋税　12冊（送料共）

●──中国の中医に学ぶ

現代中医学を形づくった老中医の経験を土台にして，中医学はいまも進化をつづけています。本場中国の経験豊富な中医師の臨床や研究から，最新の中国中医事情に至るまで，編集部独自の視点で情報をピックアップして紹介します。翻訳文献・インタビュー・取材記事・解説記事・ニュース……など，多彩な内容です。

●──湯液とエキス製剤を両輪に

中医弁証の力を余すところなく発揮するには，湯液治療を身につけることが欠かせません。病因病機を審らかにして治法を導き，ポイントを押さえて処方を自由に構成します。一方エキス剤であっても限定付ながら，弁証能力を向上させることで臨機応変な運用が可能になります。各種入門講座や臨床報告の記事などから弁証論治を実践するコツを学べます。

●──古典の世界へ誘う

『内経』以来2千年にわたって連綿と続いてきた古典医学を高度に概括したものが現代中医学です。古典のなかには，再編成する過程でこぼれ落ちた智慧がたくさん残されています。しかし古典の世界は果てしなく広く，つかみどころがありません。そこで本誌では古典の世界へ誘う記事を随時企画しています。

●──薬と針灸の基礎理論は共通

中医学は薬も針も共通の生理観・病理観にもとづいている点が特徴です。針灸の記事だからといって医師や薬剤師の方にとって無関係なのではなく，逆に薬の記事のなかに鍼灸師に役立つ情報が詰まっています。好評の長期連載「弁証論治トレーニング」では，共通の症例を針と薬の双方からコメンテーターが易しく解説しています。

ご注文はフリーダイヤルＦＡＸで
0120-727-060

東洋学術出版社

〒272-0021　千葉県市川市八幡2-16-15-405
電話：（047）321-4428
E-mail：hanbai@chuui.co.jp
URL：http://www.chuui.co.jp